U0272573

《成都地区常见疾病康复质量控制规范手册》

编委会

名誉主编：徐荣华

主　　编：罗　伦　王　健　曾　勇

副 主 编：徐学君　张　蓓　王德怀　何　睿

　　　　　姚　倩　叶　茜　雷中杰

主　　审：何成奇　周　谦　谢　雪

编　　委：（按姓氏笔画排序）

　　　　　王建春　李　杰　李　攀　吴蔚然

　　　　　沈　鹏　刘　丽　陈云凤　陈　剑

　　　　　陈晓琴　杨　可　杨　磊　肖宗位

　　　　　张　燕　林桂君　罗　权　胡　婷

　　　　　虎琼华　钟建国　姜道新　袁菊莲

　　　　　徐　利　徐治波　唐江岳　陶　飞

　　　　　高　珂　董小丽　覃　旭　程　明

　　　　　雷行华　颜　浩

成都地区
常见疾病康复质量控制
规 范 手 册

Chengdu Diqu Changjian Jibing
Kangfu Zhiliang Kongzhi Guifan Shouce

主编 罗伦 王健 曾勇

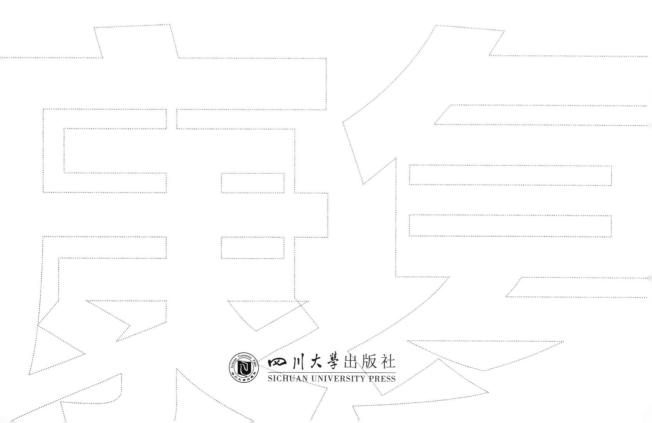

四川大学出版社
SICHUAN UNIVERSITY PRESS

图书在版编目（CIP）数据

成都地区常见疾病康复质量控制规范手册 / 罗伦，
王健，曾勇主编 . — 成都：四川大学出版社，2022.8
　ISBN 978-7-5690-5195-7

　Ⅰ . ①成… Ⅱ . ①罗… ②王… ③曾… Ⅲ . ①常见病
—康复医学—质量控制—成都—手册 Ⅳ . ① R49-62

　中国版本图书馆 CIP 数据核字（2021）第 240529 号

书　　名：成都地区常见疾病康复质量控制规范手册
　　　　　Chengdu Diqu Changjian Jibing Kangfu Zhiliang Kongzhi Guifan Shouce
主　　编：罗 伦 王 健 曾 勇

选题策划：龚娇梅
责任编辑：龚娇梅
责任校对：张 澄
装帧设计：墨创文化
责任印制：王 炜

出版发行：四川大学出版社有限责任公司
　　　　　地址：成都市一环路南一段 24 号（610065）
　　　　　电话：（028）85408311（发行部）、85400276（总编室）
　　　　　电子邮箱：scupress@vip.163.com
　　　　　网址：https://press.scu.edu.cn
印前制作：四川胜翔数码印务设计有限公司
印刷装订：四川煤田地质制图印刷厂

成品尺寸：185mm×260mm
印　　张：17
字　　数：425 千字

版　　次：2022 年 8 月 第 1 版
印　　次：2022 年 8 月 第 1 次印刷
定　　价：68.00 元

扫码查看数字版

四川大学出版社
微信公众号

本社图书如有印装质量问题，请联系发行部调换

前　言

一、背景

2012 年，9 个现代康复诊疗项目在成都地区的 29 家医疗机构（以三级医院为主）纳入医保报销（成人社发〔2012〕34 号）。2008 年"5·12 汶川大地震"推动了康复医学的跨越式发展，然而，现阶段的社会认知及医保支付标准让这个新兴学科在区域内难以实现均衡、整体、稳步、规范的发展。成都市康复医疗质量控制中心 2013—2018 年的大量实地调研发现，绝大部分康复医学科借助中医康复既有的业务基础逐步开启了现代康复医学的发展之路。2016 年 6 月 30 日，国家人力资源和社会保障部发布了新增 20 项康复项目纳入基本医疗保障支付范围的利好消息（人社部发〔2016〕23 号）。由此，部分医院开始重视康复医学科的发展，广大患者及家属对康复医学的认知逐渐提升，社会各界对康复的接纳和需求程度越来越高。2018—2019 年，成都市康复医疗质量控制中心在成都市卫健委的领导下，在四川省康复质量控制中心的精心指导下，根据《四川省康复质量控制标准》（2015 版）全力推动国家人力资源和社会保障部发布的关于新增 20 项康复项目纳入基本医疗保障支付范围的工作，得到了省、市医保部门的积极回应。2020 年 1 月 6 日，成都市医保局发布了《关于部分医疗康复项目纳入基本医疗保障支付范围相关事宜的通知》（成医保发〔2020〕3 号）。尽管新冠肺炎疫情形势严峻，成都市医保局仍十分积极地在 2020 年上半年完成了 29 个康复诊疗项目在成都地区 50 家医疗机构纳入基本医保政策的评审任务。鉴于此，成都市康复医疗质量控制中心将 2020 年拟定为成都地区康复医学高质量发展元年。2020 年 1 月，在请示四川省康复医学质量控制中心主任何成奇教授后，成都市康复医疗质量控制中心组织了 14 个区县的康复质量控制分中心，启动《成都地区常见疾病康复质量控制规范手册》（以下简称《手册》）的编写工作，其间得到了四川省康复质量控制中心主任何成奇教授和成都市康复质量控制中心行政主任徐荣华书记的悉心指导，以及成都市医保局相关专家和领导的大力支持。经多次讨论修改，《手册》于 2021 年初基本完成。

二、编写《手册》的目的和意义

《手册》以汇总成都区域内各专家共识的方式编写，目的是规范本区域内医疗机构的康复服务行为，尤其是有医保定点支持康复诊疗项目（包括中医康复和现代康复）的医疗机构，更应参考国际先进的康复理念和模式，结合本地实际情况开展临床康复诊疗工作；改进康复诊疗观念陈旧、诊治方案不规范的现状；促进成都区域内康复诊疗行为更合理、规范地开展，保障康复服务质量，并且合理控制康复诊疗费用等。同时，《手册》也为康复医学科从目前的按病种（diagnosis related groups，DRGs）付费的支付模式调整到国际的按功能（function related groups，FRGs）付费的支付模式的试点工作做好了充分准备。

《手册》制作参考了内科诊疗手册的编写模式。每个病类包含三部分内容：①PPT版本，方便各级医院、各学科及各治疗专业间进行交流、科普宣教；②文字版本，制作成书，便于随身携带参考；③诊疗收费版本，为现阶段康复诊疗服务的费用结算提供参考，分为医保收费项目版和诊疗规范收费项目版，可供各级医疗机构参考。本手册既适用于康复医学科的医生、治疗师、护士学习；也可供相关临床科室，如神经内科、神经外科、烧伤科、骨科、心血管科、呼吸科等科室的医生、护士等参考。有利于了解并参与配合"以患者为中心"的多学科综合诊疗（multi-disciplinary treatment，MDT）服务模式。

三、编写《手册》的影响

我国的康复医学自20世纪80年代引进至今已近40余年，但其发展时间仍较许多国家短。我们既无法全盘照搬国外的康复服务经验及模式，还要将现代康复医学与中医康复高度融合，探索并推进本土化的康复服务模式。基于此，一本既涵盖国际应有的物理治疗（PT）、作业治疗（OT）、假肢矫形器治疗（P&O）、心理治疗（CP）、社会工作（SW）等专业内容，又包括中国特有的中医康复专业内容的参考书具有重要的意义。该《手册》从"以人为本"的角度诠释了MDT的服务模式和内涵，并收集了近五年相关专业诊断、检查、评定和治疗疾病的文献，不仅对学科建设具有指导作用，也可为专业人员开展工作提供参考，使得医保支付费用或患者自付费用都有据可查，有理可辨。

很遗憾，由于现阶段编者的能力所限，本次出版的《手册》仅为初级版。预计2~3年后将制作升级版，按常见病类的疾病发展过程分期制作，覆盖医疗救治期、医疗稳定期、医疗维持期和医疗依赖期等各阶段的康复治疗措施，这样既可以明确各期的精准规范诊疗项目，也方便了解各期费用的大致范围，为医保政策进一步支持康复服务提供参考；预计3~5年后制作高级版，届时将扩大病类范围，基本涵盖临床各学科需要康复介入的常见疾病，同样按照疾病的发展过程分期制作，使之成为规范而权威的高质量参考手册，配合医保政策在全域或门诊合理覆盖，促进康复医疗服务体系建设和社区康复建立，为"健康成都2030"的实现做出康复人的最大贡献。

主编

2021年12月

目　录

第一篇　神经系统疾病的康复诊疗

第一章　缺血性脑卒中康复诊疗规范…………………………………………（ 3 ）

第一节　缺血性脑卒中概述…………………………………………………（ 3 ）

第二节　缺血性脑卒中的康复评定…………………………………………（ 3 ）

第三节　缺血性脑卒中的治疗………………………………………………（12）

第四节　缺血性脑卒中的特异性治疗………………………………………（13）

第五节　缺血性脑卒中的康复治疗…………………………………………（20）

第二章　脑出血康复诊疗规范……………………………………………（44）

第一节　脑出血概述…………………………………………………………（44）

第二节　脑出血的诊断与评估………………………………………………（45）

第三节　脑出血的康复评定…………………………………………………（49）

第四节　脑出血的治疗………………………………………………………（56）

第五节　脑出血的康复治疗…………………………………………………（61）

第三章　颅脑损伤康复诊疗规范…………………………………………（86）

第一节　颅脑损伤概述………………………………………………………（86）

第二节　颅脑损伤的治疗……………………………………………………（88）

第三节　颅脑损伤的康复评定………………………………………………（88）

第四节　颅脑损伤的康复治疗………………………………………………（91）

第四章　脑性瘫痪康复诊疗规范…………………………………………（110）

第一节　脑性瘫痪概述………………………………………………………（110）

第二节　脑性瘫痪的康复评定………………………………………………（123）

第三节　脑性瘫痪的康复治疗………………………………………………（128）

第五章　特发性面神经麻痹康复诊疗规范………………………………（137）

第一节　特发性面神经麻痹概述……………………………………………（137）

第二节　特发性面神经麻痹的诊断标准……………………………………（138）

第三节　特发性面神经麻痹的康复评定……………………………………（139）

第四节　特发性面神经麻痹的康复治疗……………………………………（140）

第二篇　骨骼肌肉疾病的康复诊疗

第六章　颈椎病康复诊疗规范 ……………………………………………（151）
　第一节　颈椎病概述 ……………………………………………………（151）
　第二节　颈椎病的康复评定 ……………………………………………（158）
　第三节　颈椎病的康复治疗 ……………………………………………（161）

第七章　颈椎病术后康复诊疗规范 ………………………………………（171）
　第一节　颈椎病术后概述 ………………………………………………（171）
　第二节　颈椎病术后的康复评定 ………………………………………（171）
　第三节　颈椎病术后的康复治疗 ………………………………………（175）

第八章　腰椎间盘突出症康复诊疗规范 …………………………………（182）
　第一节　腰椎间盘突出症概述 …………………………………………（182）
　第二节　腰椎间盘突出症的康复评定 …………………………………（184）
　第三节　腰椎间盘突出症的康复治疗 …………………………………（185）

第九章　骨质疏松症的康复诊疗规范 ……………………………………（198）
　第一节　骨质疏松症概述 ………………………………………………（198）
　第二节　骨质疏松症的康复评定 ………………………………………（200）
　第三节　骨质疏松症的康复治疗 ………………………………………（202）

第三篇　慢性阻塞性肺疾病的康复诊疗

第十章　慢性阻塞性肺疾病康复诊疗规范 ………………………………（213）
　第一节　慢性阻塞性肺疾病概述 ………………………………………（213）
　第二节　慢性阻塞性肺疾病的综合评定 ………………………………（216）
　第三节　慢性阻塞性肺疾病的治疗 ……………………………………（218）
　第四节　慢性阻塞性肺疾病的康复治疗 ………………………………（223）

第四篇　其他疾病的康复诊疗

第十一章　烧伤康复诊疗规范 ……………………………………………（237）
　第一节　烧伤概述 ………………………………………………………（237）
　第二节　烧伤的救治 ……………………………………………………（241）
　第三节　烧伤的康复目标、评估及治疗 ………………………………（244）

第十二章　儿童孤独症谱系障碍康复诊疗规范 …………………………（251）
　第一节　儿童孤独症谱系障碍概述 ……………………………………（251）
　第二节　儿童孤独症的评定 ……………………………………………（257）
　第三节　儿童孤独症的康复治疗 ………………………………………（260）

凡　例

　　《手册》针对各项疾病的评估和治疗手段的推荐强度参考了各个疾病指南、专家共识。对每项治疗措施或临床问题，先进行当前研究证据的归纳、分析和评价，确定证据的等级。推荐强度和证据等级标准参考国际指南制定，具体见下表。

表 1　推荐强度与证据等级标准（包括治疗和诊断措施）

推荐强度（分四级，Ⅰ级最强，Ⅳ级最弱）

　Ⅰ级：基于 A 级证据或专家高度一致的共识

　Ⅱ级：基于 B 级证据和专家共识

　Ⅲ级：基于 C 级证据和专家共识

　Ⅳ级：基于 D 级证据和专家共识

治疗措施的证据等级（分四级，A 级最高，D 级最低）

　A 级：基于多个随机对照试验的荟萃分析或系统评价；多个随机对照试验或 1 个样本量足够的随机对照试验（高质量）

　B 级：基于至少 1 个较高质量的随机对照试验

　C 级：基于未随机分组但设计良好的对照试验，或设计良好的队列研究或病例对照研究

　D 级：基于无同期对照的系列病例分析或专家意见

诊断措施的证据等级（分四级，A 级最高，D 级最低）

　A 级：基于多个或 1 个样本量足够、采用了参考（金）标准、盲法评价的前瞻性队列研究（高质量）

　B 级：基于至少 1 个前瞻性队列研究或设计良好的回顾性病例对照研究，采用了金标准和盲法评价（较高质量）

　C 级：基于回顾性、非盲法评价的对照研究

　D 级：基于无同期对照的系列病例分析或专家意见

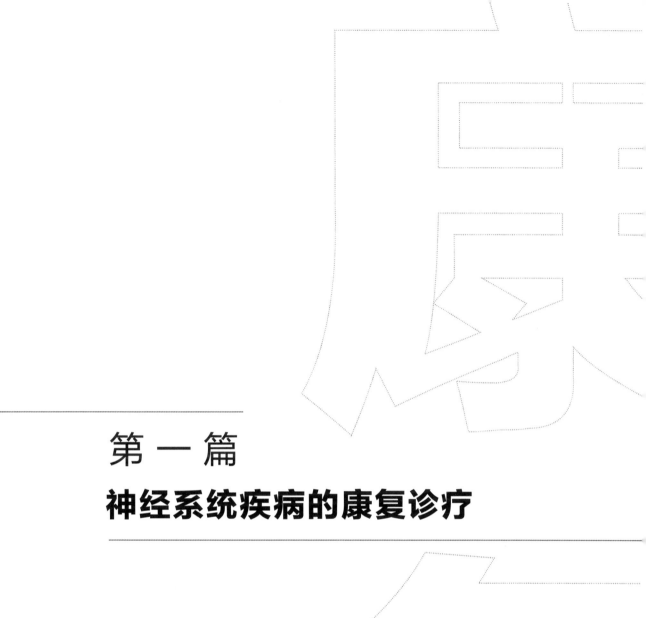

第 一 篇
神经系统疾病的康复诊疗

第一章 缺血性脑卒中康复诊疗规范

第一节 缺血性脑卒中概述

脑卒中（stroke）是指突然发生的、由脑血管病变（破裂或闭塞）引起的局限性或全脑神经功能障碍，持续时间超过 24 小时或致病人死亡。主要分为缺血性脑卒中和出血性脑卒中。缺血性脑卒中包括短暂性脑缺血发作（TIA）、脑梗死、脑栓塞。急性缺血性脑卒中是最常见的脑卒中类型，占我国脑卒中的 69.6%～70.8%。我国住院急性缺血性脑卒中患者发病后 1 个月内病死率为 2.3%～3.2%；3 个月时病死率 9%～9.6%，致死/残疾率为 34.5%～37.1%；1 年病死率为 14.4%～15.4%，致死/残疾率为 33.4%～33.8%。

根据《中国急性缺血性脑卒中诊治指南 2018》的定义，急性缺血性脑卒中诊断需符合如下标准：①急性起病；②局灶神经功能缺损，少数为全面神经功能缺损；③影像学出现责任病灶或体征持续 24 小时以上；④排除非血管性病因；⑤脑 CT/MRI 排除脑出血。

当前国际广泛使用急性卒中 Org10172 治疗试验（TOAST）病因/发病机制分型，将缺血性脑卒中分为五型：大动脉粥样硬化型、心源性栓塞型、小动脉闭塞型、其他明确病因型和不明原因型。其临床表现主要包括：①运动或感觉功能障碍，如偏身感觉障碍（浅、深感觉，本体感觉等）、单侧视野缺失（偏侧忽略）、偏身运动障碍（肌张力异常、运动模式异常等）；②言语功能障碍，如失语症（Broca 失语、命名性失语等）、构音障碍，认知功能障碍，如记忆力障碍、注意力障碍、失认症；③心理障碍，最常见的是抑郁、焦虑等；④其他功能障碍，如吞咽障碍、二便障碍等。

急性缺血性脑卒中的处理包括早期诊治、早期预防再发（二级预防）和早期康复。

第二节 缺血性脑卒中的康复评定

康复评定是康复治疗的基础，贯穿脑卒中患者康复的始终。康复评定有助于明确患者功能障碍情况；指导并确立康复目标；指导制订康复治疗方案；评价治疗效果及预后情况；同时康复评定还有助于患者及家属更直观地了解患者的功能情况及功能恢复的预期状态；帮助治疗师与患者及其家属进行沟通，避免其因期望过高或过低，影响治疗的积极性和配合程度。

治疗师应基于《国际功能、残疾和健康分类》（International Classification of Functioning, Disability and Health, ICF）的分类框架，从身体功能和结构、活动和社会参与三个水平对脑卒中患者进行全面客观的评定。

一、脑损伤严重程度评定

（一）美国国立卫生研究院卒中量表

美国国立卫生研究院卒中量表（the National Institutes of Health stroke scale, NIHSS）是 1989 年 Thmos 等在急性脑卒中的治疗研究中提出的神经功能检查量表。它包含每个主要脑动脉病变可能引起的神经系统问题相关检查项目，对脑卒中病情严重程度的判断可靠性高。该表是一个省时方便、可信、有效且内容较全面的综合性脑卒中评定量表，可评定的神经功能缺损范围最大，所有项目均有预测值。修订版美国国立卫生研究院卒中量表（mNIHSS）包括 11 个条目：意识水平（意识水平提问、意识水平指令）；凝视；视野；面瘫；上肢运动；下肢运动；共济失调；感觉；语言；构音障碍；忽视症。其评分范围为 0~42 分，分值越高，脑卒中神经功能损害程度越严重。此外，NIHSS 评分预测急性缺血性脑卒中颅内大动脉闭塞的有效性呈时间依赖性，评定时间在发病 6 小时内其临床预测价值较高，预测价值随评定时间延后而降低。

（二）中国脑卒中患者临床神经功能缺损程度评分量表

中国脑卒中患者临床神经功能缺损程度评分量表（China stroke scale, CSS）是 1995 年全国第四届脑血管病学术会议通过的，我国对脑卒中患者进行临床神经功能缺损程度进行评估的标准。

（三）格拉斯哥昏迷量表

格拉斯哥昏迷量表（Glasgow coma scale, GCS）主要用于意识障碍评定，其特点是简单易行。该方法通过检查睁眼反应、言语反应和运动反应三项内容来判断患者意识障碍的轻重程度。GCS 总分 15 分，其中 13~15 分为轻度脑损伤，9~12 分为中度脑损伤，≤8 分为重度脑损伤。此外 GCS 对于重度脑损伤的预后有一定的预测价值。

二、运动功能评定

运动功能评定主要包括对肌张力、肌力、运动模式等的标准化评估。

（一）肌张力评定

（1）Ashworth 量表（AS）或改良 Ashworth 量表（MAS）：耗时短、信度好、简

单易行。

（2）改良 Tardieu 量表（modified Tardieu scale，MTS）：简便易用，信度好。

（二）肌力评定

（1）徒手肌力测试（manual muscle test，MMT）：简单易行，但患者不能进行分离运动时，不建议进行 MMT。

（2）手持式测力器测试：定量客观、简单易行、耗时短、信度好。

（三）运动模式评定

（1）Brunnstrom 肢体运动功能评定：简单易行，信度好。

（2）Fugl-Meyer 运动功能评定：简单易用，信度及效度好，但可能存在天花板及地板效应。

（3）上田敏运动功能评定法：较 Brunnstrom 分期更准确，信度好，方便应用。

（4）脑卒中康复运动功能评定量表（stroke rehabilitation assessment of movement，STREAM）：信度好，效度高，方便使用。

（5）Box-Block 测试（box and block test，BBT）：主要用于评价患侧手部灵活性，简单易用，信度及效度高。

（6）上肢动作研究测试（action research arm test，ARAT）：主要用于评价患侧上肢功能，简单易用，信度及效度高。

（7）Wolf 运动功能测试量表（Wolf motor function test，WMFT）：简单易用，信度好，效度高。

（四）综合评定

（1）Chedoke-McMaster 脑卒中评定（Chedoke-McMaster stroke assessment，CMSA）：用于评定卒中患者的躯体损害与功能障碍，从而可根据患者的不同情况选择治疗方法并观察疗效。

（2）Orpington 预后量表（Orpington prognostic scale，OPS）：主要用于评价脑卒中的严重程度和预测患者预后，耗时短，易用，信度好。

三、转移能力评定

临床常用的转移能力评定方法包括：

（1）Wisconsin 步态量表（Wisconsin gait scale，WGS）。

（2）Holden 步行功能分级。

（3）Hoffer 步行功能分级。

（4）Tinetti 平衡及步态量表。

（5）Rivermead 目测步态评定。

（6）三维步态分析：三维步态分析通过专业仪器及设备，使步态分析可视化、更客观。

（7）其他：其他用于转移能力评定的量表还有异常步态分级量表、纽约医学院矫正步态分析量表等。

指南中广泛推荐的是 Holden 步行功能分级、Hoffer 步行功能分级、三维步态分析。

四、平衡功能评定

（一）量表评定

（1）Berg 平衡量表（Berg balance scale，BBS）：应用最普遍。

（2）简易三级平衡量表。

（3）脑卒中患者姿势控制量表（postural assessment scale for stroke patients，PASS）：有天花板效应，适用于患者脑卒中后 3 个月内平衡功能的评定。

（4）起立－步行计时测试（time up and go test，TUG）。

（5）Fugl-Meyer 量表中的平衡功能部分（FM-B）。

（6）Tinetti 平衡及步态量表。

（7）五次站立试验（five-times-sit-to-stand test，FTSST）。

（8）其他：其他对平衡功能的评定包括功能性步态评定（functional gait assessment，FGA）、功能性前伸试验（functional reach test，FRT）等。

（二）仪器评定

（1）静态平衡测试系统。

（2）动态平衡测试系统。

相关指南中广泛推荐的是 Berg 平衡量表和静态平衡测试系统。

五、躯体感觉功能评定

躯体感觉功能包括浅感觉、深感觉和复合感觉。常用的躯体感觉功能评定量表包括 Fugl-Meyer 量表中的感觉功能部分及诺丁汉（Nottingham）感觉功能评价量表。

建议对脑卒中患者进行包括触觉、视觉和听觉在内的感觉障碍评估（Ⅱa 级推荐，B 级证据）。

六、心肺功能评定

（一）肺功能评定

肺功能评定是评定呼吸功能的金标准，其对评定对象的认知功能有要求，对脑卒中患者应用较难。

（二）心肺运动试验

心肺运动试验是评定心肺功能的金标准。但该试验耗时长、难度大、设备贵，且对患者的认知及运动功能有要求。

（三）6分钟步行测试

6分钟步行测试（6 minutes walk test，6MWT）是常用的心肺功能测试工具，但测试结果易受平衡障碍、肌肉痉挛和伸膝能力等因素的影响，不推荐用于脑卒中患者。

七、日常生活活动能力评定

日常生活活动能力评定分为：基础性日常生活活动能力（BADLs）和工具性日常生活活动能力（IADLs），其评定的内容涉及交流能力、体位转移能力、卫生自理能力、行走及乘坐交通工具的能力。

日常生活活动能力评定常用方法有 Barthel 指数（Barthel index，BI）或改良 Barthel 指数（modified Barthel index，MBI）、功能独立性测量（functional independence measure，FIM）。

八、言语－语言功能评定

（一）失语症严重程度的评定

目前国际上普遍采用波士顿诊断性失语症检查（the Boston diagnostic aphasia examination，BDAE）对失语症进行诊断、分类。

（二）西方失语症成套测验

西方失语症成套测验（western aphasia battery，WAB）是波士顿诊断性失语症检查修改后的较短版本，检查时间大约1小时，该测验提供一个总分，称失语商（AQ），可以分辨出患者的言语是否为正常言语，反映失语的严重程度。WAB 还可以测出操作商（PQ）和皮质商（CQ），前者可反映大脑的阅读、书写、运用、结构、计算、推理等多方面的功能，后者可反映大脑的认知功能。该测验还对完全性失语、感觉性失语、经皮质运动性失语、传导性失语等提供解释标准误差和图形描记。

（三）Frenchay 构音障碍评定

Frenchay 构音障碍评定是由河北省人民医院康复中心修改并用于临床的。1998年卫生部医政司主编的《中国康复医学诊疗规范》推荐了这一方法。该法通过量表评估，能为临床动态观察病情变化、诊断分型和疗效判定提供客观依据，并对治疗和预后有较肯定的指导作用。

九、认知功能评定

所有脑卒中患者均应进行认知功能的评定。可应用简明精神状态检查（mini mental status examination，MMSE）量表、蒙特利尔认知评估（The Montreal cognitive assessment，MoCA）量表进行筛查，并评估其对康复和护理的影响，当患者筛查出认知障碍后，应该做更多详细的神经心理学评估，以明确认知的优势方面和障碍所在。

十、吞咽功能评定

吞咽功能评估建议由筛查开始，并作为工作常规，初步判断是否存在吞咽障碍，如果有或高度怀疑，则行进一步的临床吞咽障碍评估和（或）仪器检查。吞咽障碍的评估应在筛查结果异常之后 24 小时内尽快进行，是临床进一步干预决策制订的基础。

（一）筛查

常用的吞咽功能筛查方法包括量表法和检查法，如进食评估问卷调查工具－10（eating-assessment tool－10，EAT－10）、反复唾液吞咽试验、洼田饮水试验；对于意识障碍有气管切开患者，可进行染料测试来判断有无吞咽障碍。筛查并非用于量化吞咽障碍的严重程度或指导吞咽障碍的管理，此二者需通过详细的临床吞咽障碍评估及仪器检查来实现。

（二）临床吞咽障碍评估

评估内容包括病史、口颜面功能和喉部功能评估、试验性吞咽评估三个部分。

1. 病史

病史包括患者与吞咽障碍相关的病史（主诉、现病史和既往史、服药史、疾病转归、医疗程序等一般情况），患者主观状况（精神状态、配合程度、认知、沟通能力、目前营养状况、口腔卫生、呼吸功能、一般运动功能等）、精神状态（清醒程度和意识水平）、依从性的评估。

2. 口颜面功能和喉部功能评估

（1）口颜面功能评估：包括唇、下颌、软腭、舌等与吞咽有关的解剖结构的检查。检查内容包括组织结构的完整性、对称性、感觉敏感度、运动功能等，以及咀嚼肌的力量。

（2）吞咽相关反射功能评估：包括吞咽反射、咽反射、咳嗽反射等检查。

（3）喉功能评估：包括音质、音量的变化、发音控制及范围，主动咳嗽、喉部的清理、喉上抬能力等。

3. 进食能力评估

容积－黏度吞咽测试（volume-viscosity swallow test，V-VST）使用不同容积（5ml、10ml及20ml）和黏度（水、糖浆及布丁状）的食团对患者进行吞咽功能评估，通过判断对患者造成最小风险的食团进食情况来评估吞咽的安全性和有效性。

（1）V-VST吞咽有效性受损相关指标：口腔残留（每次吞咽后口腔存在残留物）；唇部闭合受损（吞咽准备阶段有食团从口腔流出）；分次吞咽（吞咽过程中不能一次完成吞咽动作）；咽部残留（通过询问患者每次吞咽后是否有东西卡住或留在咽喉部来检测咽部是否存在残留物）。

（2）V-VST吞咽安全性受损相关指标：音质的改变（湿嗓音）、咳嗽和血氧饱和度下降（较基础水平降低≥3％是患者吞咽功能安全性受损的征兆）。

十一、其他功能评定

（一）心理功能评定

心理功能评定内容包括自知力、情绪状态、精神症状等。医生可选用适当的量表对患者进行评估，对于无法填写量表的患者，采用行为观察和诊断性面谈的方式进行评估。

（二）社会功能评定

社会功能评定内容包括社会支持、就业情况、生活满意度等。

十二、预后评定

影响预后的因素包括康复介入的时间，患者年龄、伴随疾病，社会、家庭因素，精神、心理因素，以及其他因素等。常用评定方法如下。

（一）神经电生理检查

（1）体感诱发电位（somatosensory evoked potentials，SEP）：可客观评价躯体感觉通路的完整性；发病两周内脑卒中患者SEP单侧或双侧缺失提示预后较差，只有12.5％的SEP双侧缺失患者预后良好（Barthel指数≥50）。

（2）运动诱发电位（motor evoked potentials，MEP）：主要反映锥体束的功能状况。MEP正常者平衡、步行能力的改善优于异常者；左右半球的MEP振幅之比与手功能恢复程度显著相关。

（二）神经功能影像学检查

（1）正电子发射计算机断层显影（positron emission computed tomography，PET）

（2）功能性磁共振成像（functional magnetic resonance imaging，fMRI）

十三、缺血性脑卒中复发风险评定

缺血性脑卒中复发风险评定常用的工具有卒中预测工具－Ⅱ、Essen卒中风险评分量表、RRE－90量表。

1. 卒中预测工具－Ⅱ（SPI－Ⅱ）

卒中预测工具－Ⅰ（stroke prognostic instrument－Ⅰ，SPI－Ⅰ）由Kernan等在1991年提出，用以评估缺血性卒中患者的长期复发风险，2000年在原量表基础上调整了各风险因素的赋分权重，并增加了充血性心力衰竭及脑卒中病史两个危险因素，即SPI－Ⅱ（表1-1）。

表1-1 SPI－Ⅱ

危险因素	分值
年龄>70岁	2
重度高血压	1
糖尿病	3
冠心病	1
充血性心衰	3
既往卒中	3
卒中（非短暂性脑缺血发作）	2
总分	15

注：0~3分为低危，4~7分为中危，8~15分为高危；重度高血压：收缩压≥130mmHg和（或）舒张压≥100mmHg。

国内相关专家对此进行过相关验证，虽然结果一般，但仍对缺血性脑卒中复发风险评估具有一定意义。

2. Essen卒中风险评分量表（ESRS）

基于CAPRIE试验卒中亚组分析开发的卒中风险预测工具——Essen卒中风险评分量表是目前少数基于缺血性卒中人群判断卒中复发风险的预测工具之一，是一个简便、易于临床操作的9分量表（表1-2）。ESRS评分0~2分者为低风险，每年卒中复发风险<4%；ESRS评分≥3分者为高风险，每年卒中复发的风险>4%。ESRS有助于识别高危患者，是评估患者危险分层并知道用药的理想工具。

表 1-2　Essen 卒中风险评分量表

危险因素	分值
＜65 岁	0
65～75 岁	1
＞75 岁	2
高血压	1
糖尿病	1
既往心肌梗死	1
其他心脏病（除外心梗或房颤）	1
外周动脉疾病	1
吸烟	1
既往 TIA 或缺血性卒中病史	1

注：0～2 分，低危；3～6 分，高危；7～9 分，极高危。

3. RRE-90 量表

目前对于 RRE-90 量表的信效度和划界分，国内的研究因样本不同而不同。表 1-3 为 RRE-90 量表评分标准，由于划界分不统一，故暂不列举。

表 1-3　RRE-90 量表评分标准

项目		分值
本次发病前 1 月内有短暂性脑缺血发作（TIA）或脑卒中史		1
多发急性梗死病灶		1
不同循环的急性梗死病灶		1
不同时期的梗死病灶		1
孤立皮质梗死病灶		1
TOAST 病因分型	大动脉粥样硬化型	1
	心源性栓塞型	0
	小动脉闭塞型	0
	其他原因型	1
	其他不明原因型	0

注：总分为 6 分。

对于缺血性卒中长期复发风险的评估，推荐临床应用 ESRS 和 SPI－Ⅱ量表评估缺血性脑卒中长期复发风险，但二者的作用有限；RRE－90 量表尚需进一步国内临床试验的验证；尚需开发适合国人的缺血性脑卒中风险评估工具。

第三节 缺血性脑卒中的治疗

一、吸氧与呼吸支持

必要时吸氧，应维持患者血氧饱和度＞94％。对气道功能严重障碍者应给予气道支持及辅助呼吸。无低氧血症的患者不需常规吸氧。

二、心脏监测与心脏病变处理

患者发生缺血性脑卒中后 24 小时内应常规进行心电图检查，有条件时应持续心电监护 24 小时或以上，以便早期发现阵发性心房纤颤或严重心律失常等心脏病变。避免使用或慎用增加心脏负担的药物。

三、体温控制

（1）对体温升高的患者应及时寻找和处理发热原因，如感染应给予抗感染治疗。
（2）对体温高于 38℃的患者应采取退热措施。

四、血压控制

（一）脑卒中后高血压

约 70％缺血性脑卒中患者急性期血压升高，多数患者在脑卒中后 24 小时内血压自发降低。目前针对脑卒中后早期是否应该立即降压、降压目标值、脑卒中后何时开始恢复原用降压药及降压药物的选择等问题的研究较少，尚缺乏充分可靠的研究证据。国内研究显示，入院后约 1.4％患者收缩压≥220 mmHg（1 mmHg=0.133 kPa），5.6％患者舒张压≥120 mmHg。由于发病后 48 小时或 72 小时内启动降压治疗的获益尚不明确，美国心脏协会/美国卒中协会（AHA/ASA）推荐对收缩压≥200 mmHg 或舒张压≥110 mmHg、未接受静脉溶栓及血管内治疗、无须紧急降压处理的严重合并症的患者，可在发病后 24 小时内将血压降低 15％。中国急性缺血性脑卒中降压试验（the China antihypertensive trial in acute ischemic stroke，CATIS）观察了 4071 例 48 小时内发病缺血性脑卒中急性期（入院 24 小时后）患者接受强化降压治疗对 14 天内、出院时及 3

个月后死亡和严重残疾率的影响，结果提示强化降压组无明显获益，但可能是安全的。

对接受静脉溶栓治疗的患者，血压控制目标较为一致，但对于接受血管内治疗患者的血压管理，尚无高水平临床研究。AHA/ASA 推荐对未接受静脉溶栓而计划进行动脉血管内治疗的患者，手术前应控制血压水平≤180/110 mmHg。血管开通后对于高血压患者控制血压低于基础血压 20~30 mmHg，但不应低于 90/60 mmHg。我国推荐接受血管内取栓治疗患者术前血压控制在 180/105 mmHg 以内。

（二）脑卒中后低血压

缺血性脑卒中后 24 小时内血压降低的患者应谨慎处理。卒中后低血压的患者应积极寻找原因和处理低血压，必要时可采用扩容升压措施。可静脉输注 0.9％氯化钠溶液纠正低血容量，处理可能引起心输出量减少的心脏问题。

五、血糖

血糖超过 10.0 mmol/L 时可给予胰岛素治疗。同时应加强血糖监测，可将高血糖患者血糖控制在 7.8~10.0 mmol/L。

血糖低于 3.3 mmol/L 时，可给予 10％~20％葡萄糖口服或注射治疗。目标是达到正常血糖。

六、营养支持

正常经口进食者无须额外补充营养。不能正常经口进食者可鼻饲，持续时间长者可行胃造口管饲补充营养。

第四节　缺血性脑卒中的特异性治疗

一、改善脑血循环

（一）抗血小板治疗

对于不符合静脉溶栓或血管内取栓适应证且无禁忌证的缺血性脑卒中患者应在发病后尽早给予口服阿司匹林（150~300 mg/d）治疗（Ⅰ级推荐，A 级证据）。急性期后可改为预防剂量（50~300 mg/d）。

接受溶栓治疗者，阿司匹林等抗血小板药物应在溶栓 24 小时后开始使用（Ⅰ级推荐，B 级证据），如果患者存在其他特殊情况（如合并疾病），在评估获益大于风险后可以考虑在阿替普酶静脉溶栓 24 小时内使用抗血小板药物（Ⅲ级推荐，C 级证据）。

对不能耐受阿司匹林者，可考虑选用氯吡格雷等抗血小板治疗（Ⅱ级推荐，C级证据）。

对于未接受静脉溶栓治疗的轻型脑卒中患者（NIHSS评分≤3分），在发病24小时内应尽早启动双重抗血小板治疗（阿司匹林和氯吡格雷）并维持21天，有益于降低发病90天内的脑卒中复发风险，但应密切观察出血风险（Ⅰ级推荐，A级证据）。

血管内机械取栓后24小时内使用抗血小板药物替罗非班的疗效与安全性有待进一步研究，可结合患者情况个体化评估后决策（是否联合静脉溶栓治疗等）（Ⅲ级推荐，C级证据）。

临床研究未证实替格瑞洛治疗轻型脑卒中优于阿司匹林，不推荐替格瑞洛代替阿司匹林用于轻型脑卒中的急性期治疗。替格瑞洛的安全性与阿司匹林相似，可考虑作为有使用阿司匹林禁忌证患者的替代药物（Ⅲ级推荐，B级证据）。

（二）抗凝治疗

对大多数急性缺血性脑卒中患者，不推荐无选择地早期进行抗凝治疗（Ⅰ级推荐，A级证据）。

特殊情况下溶栓后还需抗凝治疗的患者，应在溶栓24小时后使用抗凝剂（Ⅰ级推荐，B级证据）。

（三）降纤治疗

对不适合溶栓并经过严格筛选的缺血性脑卒中患者，特别是高纤维蛋白原血症者可选用降纤治疗（Ⅱ级推荐，B级证据）。

（四）扩容治疗

对大多数缺血性脑卒中患者，不推荐扩容治疗（Ⅱ级推荐，B级证据）。

对于低血压或脑血流低灌注所致的急性缺血性脑卒中，如分水岭梗死，可考虑扩容治疗，但应注意扩容治疗可能加重脑水肿、心功能衰竭等并发症，对有严重脑水肿及心功能衰竭的患者不推荐使用扩容治疗（Ⅱ级推荐，C级证据）。

（五）扩血管治疗

对大多数缺血性脑卒中患者，不推荐扩血管治疗（Ⅱ级推荐，B级证据）。

（六）其他改善脑血循环药物治疗

在临床工作中，依据随机对照试验研究结果，可个体化应用丁基苯酞、人尿激肽原酶（Ⅱ级推荐，B级证据）。

二、他汀类药物治疗

急性缺血性脑卒中发病前服用他汀类药物的患者，可继续使用他汀类药物治疗（Ⅱ

级推荐，B级证据）。

在急性期，根据患者年龄、性别、脑卒中亚型、伴随疾病及耐受性等临床特征，确定他汀类药物治疗的种类及强度（Ⅱ级推荐，C级证据）。

三、神经保护治疗

神经保护剂的疗效与安全性尚需开展更多高质量临床试验进行证实（Ⅰ级推荐，B级证据）。

四、其他疗法

高压氧疗法和亚低温疗法的疗效和安全性还需开展更多高质量的随机对照试验进行证实。

五、传统医药治疗

中成药和针刺治疗急性缺血性脑卒中的疗效尚需更多高质量随机对照试验进行证实。

六、二级预防

（一）控制危险因素

1. 高血压

既往未接受降压治疗的缺血性脑卒中患者，若发病数天后收缩压≥140 mmHg 或舒张压≥90 mmHg，应启动降压治疗（Ⅰ级 推荐，A级证据）。

既往有高血压病史且长期接受降压药物治疗的缺血性脑卒中患者，如果没有绝对禁忌，发病后数天应重新启动降压治疗（Ⅰ级推荐，A级证据）。

由颅内大动脉粥样硬化性狭窄（狭窄率70%～99%）导致的缺血性脑卒中患者，推荐将收缩压降至 140 mmHg 以下，舒张压降至 90 mmHg 以下（Ⅱ级推荐，B级证据）。

降压药物种类和剂量的选择及降压目标值应个体化，应全面考虑药物、脑卒中的特点和患者三方面因素（Ⅱ级推荐，B级证据）。

2. 脂代谢异常

对于非心源性缺血性脑卒中患者，无论是否伴有其他动脉粥样硬化的证据，推荐长期服用高强度他汀类药物以降低脑卒中和心血管事件的风险（Ⅰ级推荐，A级证据）。有证据表明，低密度脂蛋白胆固醇（LDL-C）下降≥50% 或低密度脂蛋白（LDL）≤

1.8 mmol/L 时，二级预防更为有效（Ⅱ级推荐，B 级证据）。

对于 LDL-C≥2.6 mmol/L（100 mg/dL）的非心源性缺血性脑卒中患者，推荐强化他汀类药物治疗以降低脑卒中和心血管事件风险（Ⅰ级推荐，A 级证据）；对于 LDL-C＜2.6 mmol/L（100 mg/dL）的缺血性脑卒中患者，目前尚缺乏证据支持强化他汀类药物治疗（Ⅱ级推荐，C 级证据）。

由颅内大动脉粥样硬化性狭窄（狭窄率 70%～99%）导致的缺血性脑卒中患者，推荐高强度他汀类药物长期治疗以降低脑卒中和心血管事件风险，推荐目标值为 LDL-C≤1.8 mmol/L（Ⅰ级推荐，B 级证据）。颅外大动脉狭窄导致的缺血性脑卒中患者，推荐高强度他汀类药物长期治疗以减少脑卒中和心血管事件（Ⅰ级推荐，B 级证据）。

他汀类药物治疗期间，如果监测指标持续异常并排除其他影响因素，或出现指标异常相应的临床表现，应及时减药或停药观察（参考：肝酶超过 3 倍正常值上限，肌酶超过 5 倍正常值上限，应停药观察）；老年人或合并严重脏器功能不全的患者，初始剂量不宜过大（Ⅱ级推荐，B 级证据）。

3. 糖代谢异常和糖尿病

缺血性脑卒中患者糖代谢异常的患病率高，糖尿病和糖尿病前期是缺血性脑卒中患者脑卒中复发或死亡的独立危险因素，临床医生应提高对缺血性脑卒中患者血糖管理的重视（Ⅱ级推荐，B 级证据）。

缺血性脑卒中患者发病后均应接受空腹血糖、糖化血红蛋白（HbA$_1$c）监测，无明确糖尿病病史的患者在急性期后应常规接受口服葡萄糖耐量试验来筛查糖代谢异常和糖尿病（Ⅱ级推荐，B 级证据）。

对糖尿病或糖尿病前期患者进行生活方式和（或）药物干预能减少缺血性脑卒中事件，推荐 HbA$_1$c 治疗目标为＜7%（Ⅰ级推荐，B 级证据）。降糖方案应充分考虑患者的临床特点和药物的安全性，制订个体化血糖控制目标，警惕低血糖事件带来的危害（Ⅱ级推荐，B 级证据）。

缺血性脑卒中患者在控制血糖水平的同时，还应对患者的其他危险因素进行综合全面的管理（Ⅱ级推荐，B 级证据）。

4. 吸烟

建议有吸烟史的缺血性脑卒中患者戒烟（Ⅰ级推荐，A 级证据）。

建议缺血性脑卒中患者避免被动吸烟，远离吸烟场所（Ⅱ级推荐，B 级证据）。

可能有效的戒烟手段包括劝告、尼古丁替代产品或口服戒烟药物（Ⅱ级推荐，B 级证据）。

5. 睡眠呼吸暂停

鼓励有条件的医疗单位对缺血性脑卒中患者进行睡眠呼吸监测（Ⅱ级推荐，B 级证据）。

使用持续气道正压通气（CPAP）可以改善合并睡眠呼吸暂停的脑卒中患者的预

后，可考虑对这些患者进行 CPAP 治疗（Ⅱ级推荐，B 级证据）。

6. 高同型半胱氨酸血症

近期发生缺血性脑卒中且血同型半胱氨酸轻度到中度增高的患者，补充叶酸、维生素 B_6 及维生素 B_{12} 可降低同型半胱氨酸水平。尚无足够证据支持降低同型半胱氨酸水平能够降低脑卒中复发风险（Ⅱ级推荐，B 级证据）。

(二) 抗血小板药物在非心源性缺血性脑卒中二级预防中的应用

对非心源性栓塞性缺血性脑卒中患者，建议给予口服抗血小板药物而非抗凝药物预防脑卒中复发及其他心血管事件的发生（Ⅰ级推荐，A 级证据）。

阿司匹林（50～325 mg/d）或氯吡格雷（75 mg/d）单药均可以作为首选抗血小板药物（Ⅰ级推荐，A 级证据）。阿司匹林单药抗血小板治疗的最佳剂量为 75～150 mg/d。阿司匹林（25 mg）＋缓释型双嘧达莫（200 mg）2 次/天或西洛他唑（100 mg）2 次/天，均可作为阿司匹林和氯吡格雷的替代治疗药物（Ⅱ级推荐，B 级证据）。抗血小板药应在患者危险因素、费用、耐受性和其他临床特性基础上进行个体化选择（Ⅰ级推荐，C 级证据）。

发病 24 小时内，具有脑卒中高复发风险（ABCD2 评分≥4 分）的轻型缺血性脑卒中患者（NIHSS 评分≤3 分），应尽早给予阿司匹林联合氯吡格雷治疗 21 天（Ⅰ级推荐，A 级证据），但应严密观察出血风险。此后可单用阿司匹林或氯吡格雷作为缺血性脑卒中长期二级预防一线用药（Ⅰ级推荐，A 级证据）。

发病 30 天内伴有症状性颅内动脉严重狭窄（狭窄率 70％～99％）的缺血性脑卒中患者，应尽早给予阿司匹林联合氯吡格雷治疗 90 天（Ⅱ级推荐，B 级证据）。此后阿司匹林或氯吡格雷单用均可作为长期二级预防一线用药（Ⅰ级推荐，A 级证据）。

伴有主动脉弓动脉粥样硬化斑块证据的缺血性脑卒中患者，推荐抗血小板及他汀类药物治疗（Ⅱ级推荐，B 级证据）。口服抗凝药物与阿司匹林联合氯吡格雷治疗效果的比较尚无明确结论（Ⅱ级推荐，B 级证据）。

非心源性栓塞性缺血性脑卒中患者，不推荐常规长期应用阿司匹林联合氯吡格雷抗血小板治疗（Ⅰ级推荐，A 级证据）。

(三) 心源性栓塞的抗栓治疗

伴有急性心肌梗死的缺血性脑卒中患者，影像学检查发现左室附壁血栓形成，推荐给予至少 3 个月的华法林口服抗凝治疗［目标国际标准化比值（INR 值）为 2.5；范围 2.0～3.0；Ⅱ级推荐，B 级证据］。如无左室附壁血栓形成，但发现前壁无运动或异常运动，也应考虑给予 3 个月的华法林口服抗凝治疗（目标 INR 值为 2.5；范围 2.0～3.0；Ⅱ级推荐，B 级证据）。

对于有风湿性二尖瓣病变但无心房颤动及其他危险因素（如颈动脉狭窄）的缺血性脑卒中患者，推荐给予华法林口服抗凝治疗（目标 INR 值为 2.5；范围 2.0～3.0；Ⅱ级推荐，B 级证据）。

对于已使用华法林抗凝治疗的风湿性二尖瓣疾病患者，发生缺血性脑卒中后，不应常规联用抗血小板治疗（Ⅲ级推荐，C级证据）。但在使用足量的华法林治疗过程中仍出现缺血性脑卒中时，可加用阿司匹林抗血小板治疗（Ⅱ级推荐，B级证据）。

不伴有心房颤动的非风湿性二尖瓣病变或其他瓣膜病变（局部主动脉弓、二尖瓣环钙化，二尖瓣脱垂等）的缺血性脑卒中患者，可以考虑抗血小板聚集治疗（Ⅱ级推荐，B级证据）。

对于植入人工心脏瓣膜的缺血性脑卒中患者，推荐给予长期华法林口服抗凝治疗（Ⅱ级推荐，B级证据）。

对于已经植入人工心脏瓣膜的既往有缺血性脑卒中病史的患者，若出血风险低，可在华法林抗凝的基础上加用阿司匹林（Ⅱ级推荐，B级证据）。

（四）症状性大动脉粥样硬化性缺血性脑卒中的非药物治疗

对于6个月内发生缺血性脑卒中合并同侧颈动脉颅外段严重狭窄（70%～99%）的患者，如果预计围手术期死亡和卒中复发率<6%，推荐进行颈动脉内膜剥脱术（CEA）或颈动脉支架成形术（CAS）治疗（Ⅰ类，A级证据）。CEA或CAS的选择应依据患者个体情况确定（Ⅱ级推荐，B级证据）。

对于6个月内发生缺血性脑卒中合并同侧颈动脉颅外段中度狭窄（50%～69%）的患者，如果预计围手术期死亡和卒中复发率<6%，推荐进行CEA或CAS治疗（Ⅰ类，A级证据）。CEA或CAS的选择应依据患者个体情况确定（Ⅱ级推荐，B级证据）。

颈动脉颅外段狭窄程度<50%时，不推荐行CEA或CAS治疗（Ⅰ级，A级证据）。

当缺血性脑卒中患者有CEA或CAS的治疗指征时，如果无早期再通禁忌证，应在2周内进行手术（Ⅱ级推荐，B级证据）。

症状性颅外椎动脉粥样硬化狭窄患者，内科药物治疗无效时，可选择支架置入术作为内科药物治疗辅助技术手段（Ⅱ级推荐，C级证据）。

锁骨下动脉狭窄或闭塞引起后循环缺血症状（锁骨下动脉窃血综合征）的缺血性脑卒中患者，如果行标准内科药物治疗无效，且无手术禁忌，可行支架置入术（Ⅱ级推荐，C级证据）。

七、并发症及其他情况的预防与处理

（一）肺炎

（1）早期评估和处理吞咽困难和误吸问题，对意识障碍患者应特别注意预防肺炎发生（Ⅰ级推荐，C级证据）。

（2）对疑有肺炎的发热患者应根据病因给予抗感染治疗，但不推荐预防性治疗（Ⅱ级推荐，B级证据）。

（二）排尿障碍与尿路感染

（1）有排尿障碍者，应早期评估和进行康复治疗（Ⅱ级推荐，B级证据）。

（2）尿失禁者应尽量避免留置尿管，可定时使用便盆或便壶（Ⅰ级证据）。

（3）尿潴留者应测定膀胱残余尿量，可配合物理按摩、针灸等方法促进恢复排尿功能。必要时可间歇导尿或留置导尿管（Ⅱ级推荐，D级证据）。

（4）对有尿路感染者根据病情给予抗感染治疗，但不推荐预防性治疗（Ⅰ级推荐，D级证据）。

（三）深静脉血栓形成和肺栓塞

（1）鼓励患者尽早活动、抬高下肢，尽量避免下肢静脉输液（Ⅰ级推荐）。

（2）抗凝治疗不能显著改善神经功能及降低病死率，且增加出血风险，不推荐在卧床患者中常规进行预防性抗凝治疗（Ⅰ级推荐，A级证据）。

（3）对于已发生深静脉血栓形成（DVT）及肺栓塞高风险且无禁忌者，可给予低分子量肝素或普通肝素，有抗凝禁忌者给予阿司匹林治疗（Ⅰ级推荐，A级证据）。

（4）可联合加压治疗和药物治疗预防DVT，不推荐常规单独使用加压治疗；但对有抗栓禁忌的缺血性脑卒中患者，推荐单独应用加压治疗预防DVT和肺栓塞（Ⅰ级推荐，A级证据）。

（5）对于无抗凝和溶栓禁忌的DVT或肺栓塞患者，首先建议肝素抗凝治疗，症状无缓解的近端DVT或肺栓塞患者可给予溶栓治疗（Ⅰ级推荐，D级证据）。

（四）压疮

定时翻身，以防止皮肤长时间受压；保持良好的皮肤卫生状况，保持营养充足。易出现压疮的患者建议使用特定的床垫、轮椅坐垫和座椅，直到恢复行动能力（Ⅰ级推荐，C级证据）。

（五）营养支持

（1）患者开始进食前，采用饮水试验进行吞咽功能评估（Ⅱ级推荐，B级证据）。

（2）发病后注意营养支持，急性期伴吞咽困难者，应在发病7天内接受肠内营养支持。

（3）吞咽困难短期内不能恢复者可早期放置鼻胃管进食（Ⅱ级推荐，B级证据），吞咽困难长期不能恢复者可行胃造口进食（Ⅱ级推荐，C级证据）。

（六）卒中后情感障碍

（1）应评估患者心理状态，注意卒中后焦虑与抑郁症状，必要时请心理专科医生协助诊治。

（2）对有卒中后焦虑、抑郁症状的患者应该行相应干预（Ⅱ级推荐，B级证据）。

第五节　缺血性脑卒中的康复治疗

一、缺血性脑卒中的康复分期治疗

（一）急性期

（1）脑卒中急性期患者入住综合医院神经内科或卒中单元后，应立即给予全面的身体状况评估，成立多学科脑卒中康复治疗小组（Ⅰ级推荐，A级证据）。

（2）发病/入院24小时内应用NIHSS评分评价卒中的功能缺损情况，并启动二级预防措施（Ⅰ级推荐，A级证据）。

（3）稳定病情后经康复科或康复中心评估后根据具体情况进行个体化和全面的康复治疗（Ⅰ级推荐，A级证据）。

（4）告知患者及家庭成员/照顾者相关结果，获取家庭支持（Ⅱa级推荐，B级证据）。

（5）急性期患者收入卒中单元药物或手术治疗稳定病情后，应经康复科评估后进行个体化、全面的康复治疗（Ⅰ级推荐，A级证据）。

（6）卒中患者病情稳定（生命体征稳定，症状体征不再进展）后应尽早介入康复治疗，选择循序渐进的训练方式（Ⅰ级推荐，A级证据）。

（7）在卒中发病24小时内开始超早期大量活动会降低3个月时获得良好转归的可能性，目前不推荐（Ⅲ级推荐，B级证据）。

（8）卒中轻到中度患者发病24小时后可以进行床边康复、早期离床期的康复训练，早期采取短时间、多次活动的方式是安全可行的，以循序渐进的方式进行，必要时在监护条件下进行（Ⅰ级推荐，A级证据）。

（9）康复训练强度要个体化，充分考虑患者体力、耐力和心肺功能情况，在条件许可的情况下，开始阶段每天至少45分钟的康复训练，能够改善患者的功能，适当增加训练强度是有益的（Ⅱa级推荐，B级证据）。

（二）恢复期

（1）脑卒中恢复期需要康复治疗的患者，一般应入住综合医院康复科或康复专科医院，由多学科团队所组成的康复团队进行正规治疗与康复指导（Ⅰ类推荐，B级证据）。

（2）建议应用标准有效的量表来评价卒中患者的相关功能障碍、认知功能及神经精神情况，制订个体化治疗方案，确定适当的护理水平，并给予有针对性的康复指导与治疗。评价结果与预期效果应告知患者及家庭成员/照顾者，以获取家庭支持并开展家庭训练（Ⅰ类推荐，B级证据）。

（3）脑卒中恢复期康复的重点应该是全面的功能障碍康复，为患者下一步回归家庭、回归社会打下基础（Ⅰ类推荐，C级证据）。

（三）后遗症期

（1）有条件的社区医院也可以完成二级康复治疗内容（Ⅱa类推荐，B级证据）。要充分考虑患者和照顾者的愿望和要求，在专业机构康复治疗结束后，与患者居住地的康复机构对接，实现三级康复的系统服务，使患者享有终身康复服务（Ⅰ类推荐，A级证据）。

（2）没有足够的证据支持脑卒中后远程康复的有效性的结论（Ⅱa类推荐，B级证据）。

（3）脑卒中患者出院后在社区内进行康复治疗同样具有康复疗效（Ⅰ类推荐，A级证据）。

（4）社区康复中家庭成员参与患者自我管理计划可能是有益的，可以通过患者授权干预或者网络健康管理平台方式加强患者自我管理的效能（Ⅱa类推荐，B级证据）。

（5）推荐在社区康复中采用全科团队式康复管理模式、协同健康管理模式或者群组管理模式以更好地提高康复效果（Ⅰ类推荐，B级证据）。

（6）患者经三级康复，日常生活能力可明显改善，推荐加强日常生活能力治疗（Ⅰ类推荐，A级证据）。

（7）强制性运动治疗有助于改善日常生活能力（Ⅰ类推荐，A级证据）。

二、物理治疗

（一）健康教育

1. 脑卒中照护知识宣传教育

（1）床上良肢位摆放：2小时/次（Ⅰ级推荐，C级证据）。

（2）体位转移：包括床上侧面移动、前后移动、被动健侧翻身、患侧翻身起坐训练、辅助和主动翻身起坐训练、床上桥式运动及床椅转移训练等（Ⅰ级推荐）。

（3）被动关节活动度（ROM）训练：2～3次/天，关节活动范围小于正常关节活动范围10°，在正常关节活动范围的2/3以内，应避免损伤（Ⅰ级推荐）。

（4）脑卒中患者完成正规卒中康复治疗后应参与家庭或社区锻炼或体力活动项目（Ⅰ级推荐，A级证据）。

2. 控制脑卒中相关危险因素

控制脑卒中相关危险因素，如高血压、脂代谢异常、糖代谢异常和糖尿病等。

（二）运动治疗

1. 抗痉挛

（1）抗痉挛应从发病早期开始，痉挛的处理原则应该以提高患者的功能、能力为主要目的（Ⅰ级推荐）。

（2）采用抗痉挛肢位，进行关节活动度训练、肌肉牵伸［Ⅱ/Ⅰ（上肢/下肢）级推荐，B级证据］。

（3）当痉挛影响功能和护理时，局部注射A型肉毒素结合康复训练有助于减轻痉挛，改善肢体功能（Ⅰ级推荐，A级证据）；口服解痉药（Ⅱa级推荐，A级证据），如替扎尼定（B级证据）、丹曲林和巴氯芬（C级证据）、苯二氮卓类（C级证据）。

（4）神经肌肉电刺激（NMES）或痉挛肌肉振动疗法（Ⅱb级推荐，A级证据）。

（5）鞘内注射巴氯芬对其他干预措施无效的严重痉挛性肌张力增高有效（Ⅱb级推荐，A级证据）。

（6）夹板或贴扎可用于预防脑卒中后手腕和手指痉挛状态（Ⅲ级推荐，B级证据）。

（7）夜间或站立时使用踝足矫形器（AFO）可预防踝部挛缩（Ⅱ级推荐，C级证据）。

2. 上肢活动

（1）功能性任务训练：即任务特异性训练。重复训练，定期逐渐提高难度，强化训练（Ⅰ级推荐，A级证据）。

（2）适合患者个体需求并最终转为出院环境的ADL训练（Ⅰ级推荐，A级证据）。

（3）适合患者个体需求并最终转为出院环境的IADL训练（Ⅰ级推荐，B级证据）。

（4）符合条件的患者可进行传统或改良强制诱导运动疗法（CIMT）（Ⅱa级推荐，A级证据）。

（5）机器人疗法，可对中到重度上肢偏瘫患者实施更大强度的训练（Ⅱa级推荐，A级证据）。

（6）NMES用于仅有极小自主活动能力的患者或伴有肩关节半脱位的患者（Ⅱa级推荐，A级证据）。

（7）心理练习作为上肢康复治疗的辅助手段（Ⅱa级推荐，A级证据）。

（8）虚拟现实训练（Ⅱa级推荐，B级证据）。

（9）躯体感觉再训练（Ⅱb级推荐，B级证据）。

（10）双侧训练模式（Ⅱb级推荐，A级证据）。

（11）患者视野范围内的主、被动关节活动度训练（Ⅰ级推荐，C级证据）。

（12）心理想象疗法（B级证据）。

（13）镜像疗法（A级证据）。

（14）感觉刺激、经皮神经电刺激（TENS）、针灸、肌肉刺激、生物反馈、冷热水交替浸泡刺激、运动伴轻拍、毛刷轻擦等刺激（B级证据）。

（15）牵伸训练（A 级证据）。

3. 下肢活动

下肢活动包括步行训练和转移训练。

（1）病情稳定，且 48 小时内病情无进展的患者可借助器械进行早期站立、步行康复训练（Ⅰ级推荐，A 级证据）。

（2）早日进行循序渐进、强化、任务特异性和目标导向性训练可有效改善下肢功能、改善转移技巧和移动能力，如步行距离和坐－站转移（Ⅰ级推荐，A 级证据）。

（3）提高卒中后移动性的关键训练因素：活动特异性和功能性任务，逐渐增加难度和挑战性，足够强度、频率和持续时间，在卒中后的合适时间开始训练，进行强化和重复的移动性任务训练（Ⅰ级推荐，A 级证据）。

（4）可挽救性步态障碍（例如足下垂）患者使用踝足矫形器（Ⅰ级推荐，A 级证据）。

（5）早期抗重力肌训练：患侧下肢负重支撑训练、患侧下肢迈步训练及站立重心转移训练（Ⅱ级推荐，B 级证据）。

（6）团体循环训练治疗（Ⅱ a 级推荐，A 级证据）。

（7）有氧训练结合强化干预（Ⅱ b 级推荐，A 级证据）。

（8）NMES 治疗足下垂（Ⅱ b 级推荐，A 级证据）。

（9）活动平板训练（有或无减重）或平地步行训练结合传统康复治疗（Ⅱ b 级推荐，A 级证据）。

（10）机器人辅助运动训练结合传统康复疗法（Ⅱ b 级推荐，A 级证据）。

（11）早期不能行走或行走能力低下的患者可在减重下进行器械辅助步行（如活动平板训练、机电步态训练仪、机器人设备、伺服电机）（Ⅱ b 级推荐，A 级证据）。

（12）TENS 结合日常活动改善移动性、下肢力量和步态速度（Ⅱ b 级推荐，B 级证据）。

（13）节律性听觉暗示疗法改善步行速度和协调性（Ⅱ b 级推荐，B 级证据）。

（14）肌电生物反馈（Ⅱ b 级推荐，B 级证据）。

（15）虚拟现实训练可作为常规步行训练的辅助疗法（Ⅱ b 级推荐，B 级证据）。

（16）神经生理疗法（如神经发育疗法、本体感觉神经肌肉易化技术）（Ⅱ b 级推荐，B 级证据）。

（17）水疗（Ⅱ b 级推荐，B 级证据）。

（18）对于轻到重度下肢功能障碍患者，亚急性期/慢性期力量训练均有益（Ⅰ级推荐，C/B 级证据），但不可加重疼痛或张力（A 级证据）。

（19）生物反馈训练可作为改善步态及平衡的辅助措施（B 级证据）。

4. 平衡训练

脑卒中后有平衡功能障碍的患者应进行平衡训练（A 级证据）。

（1）进行平衡功能、平衡信心和跌倒风险方面的评估（Ⅰ级推荐，C 级证据）。

（2）提供平衡训练计划（Ⅰ级推荐，A级证据）。

（3）安装辅助装置或矫形器（Ⅰ级推荐，A级证据）。

（4）随意和反馈性平衡控制训练均应进行（Ⅰ级推荐，C及证据）。

（5）躯干/坐位平衡练习、有或无多重感觉干预的任务导向性练习、压力平台生物反馈练习（Ⅰa级证据，A级证据）。

（6）太极、水疗和部分减重训练有助于改善平衡（Ⅰb级推荐，B级证据）。

（7）姿势训练和任务导向疗法（Ⅱb级推荐，C级证据）。

（8）床上各方向的翻身训练及卧位和坐位的转换训练（Ⅱb级推荐，C级证据）。

（三）心脏功能和呼吸功能

（1）卒中后血氧分压、氧饱和度、肺活量、1秒用力呼气量可以用作评价肺功能的监测指标（Ⅱ级推荐，B级证据）。

（2）实施个体化锻炼方案增强心肺功能和降低卒中复发风险（Ⅰ级推荐，A级证据）。

（3）尽早离床接受常规的运动功能康复训练，进行增强心血管适应性方面的训练，如活动平板训练、水疗等（Ⅱ级推荐，B级证据）。

（4）加强床边呼吸道管理和呼吸功能康复（Ⅱ级推荐，B级证据）。

（5）病情稳定后，应进行有氧训练（Ⅰ级推荐）。

（6）患者体力、耐力和心肺功能情况允许的情况下，可进行每天≥45min，每周5天的康复训练（Ⅱ级推荐，B级证据）。

（四）适应性装置、耐用医疗设备、矫形器和轮椅

（1）步行辅助装置（如手杖、助行器）帮助改善步态和平衡障碍（Ⅰ级推荐，B级证据）。

（2）踝足矫形器（AFO）治疗踝关节不稳定或踝背屈无力（Ⅰ级推荐，B级证据）。

（3）不能步行或步行受限的患者使用轮椅（Ⅰ级推荐，C级证据）。

（4）使用适应性和辅助性装置提高安全性和功能（Ⅰ级推荐，C级证据）。

（五）物理因子治疗

恰当的物理因子治疗配合运动疗法可有效改善脑卒中患者的上、下肢功能，改善肢体痉挛状态，减轻疼痛等。临床常用的物理因子治疗手段有经颅磁刺激，电动起立床，下肢减重智能训练系统，功能性电刺激（A级证据），低频、中频和高频电刺激，热疗（如蜡疗）。

三、作业治疗

（一）治疗目标

1. 急性期

（1）预防并发症。

（2）筛查患者功能情况，估计其预后及后续所需康复服务。

（3）维持及提高 ADL 能力。

（4）提高基础功能（感觉、运动、认知等），为进一步的功能训练做准备。

2. 恢复期

（1）预防并发症。

（2）提高基础功能。

（3）最大限度提高 ADL 能力。

（4）提高 IADL 能力。

（5）促进患者适应功能障碍。

（6）照顾者宣教及训练。

（7）促进安全出院。

3. 后遗症期

（1）加强残存和现有功能恢复，最大限度地生活自理。

（2）健侧代偿，适时使用辅具。

（3）防止肌张力减退和挛缩进一步加重，避免废用综合征及骨质疏松等。

（4）环境改造和必备职业技能训练。

（5）加强心理疏导，激发主动参与意识。

（6）发挥家庭和社会的支持作用。

（二）治疗方案

根据患者情况制订个体化治疗方案，个体化的康复计划应该是以患者为中心的，其目标应该由患者、家属、照顾者和康复团队共同决定（C 级证据）。治疗强度和时间应适当，根据患者的需求和耐受程度进行个体化设计（A 级证据）。治疗应包含具有使用重复性和一定强度的患者认可且对其具有挑战性的任务，以使患者获得功能性任务或活动所需的必要技能（A 级证据）。康复团队应在患者住院期间促使其将所学技能应用并转化到日常生活中（A 级证据）。

（三）治疗措施

1. 预防并发症

（1）良肢位摆放。进行良姿位摆放教育，促进躯体正确的对位对线，防止肩关节半脱位及关节畸形。鼓励患侧卧位，适当健侧卧位，尽可能少采用仰卧位，尽量避免半卧位，保持正确的坐姿（Ⅰ级推荐）。休息时应给予患肢支撑并保持良好的姿势（B级证据）。在使用轮椅的过程中保护并支撑好患侧上肢，如使用轮椅手托或枕头（C级证据）。肩吊带尽量在软瘫期使用，因其可能减少患侧上肢的使用、限制其运动，会导致挛缩且影响患者形象（C级证据）。

（2）安全教育。进行安全教育，针对有跌倒风险、感知觉障碍、偏盲、偏侧忽略等的患者，要进行防跌倒、擦伤等安全教育。

（3）静脉血栓和水肿的预防。对于卧床时间较多的患者，可提供压力袜（Ⅲ级推荐，B级证据）或压力手套，防止静脉血栓或水肿。针对性预防深静脉血栓可考虑应用分级弹力袜及间歇气动压力装置作为辅助治疗措施（Ⅱ级推荐，B级证据）。

（4）预防肩关节半脱位和肩痛。

2. 患者及照顾者教育

（1）提高患者和照顾者对疾病的认识。

（2）教会照顾者用安全正确的方法来辅助患者参与日常活动。

（3）对患侧参与 ADL 训练的重要性和技巧进行宣教。

（4）患侧的护理和保护方法宣教。

（5）预防压疮。对患者、家属及照顾者进行宣教（定时翻身，最多不超过两小时翻一次）。

（6）照顾者照顾技巧及自我保护方法宣教。

（7）恰当使用辅助器具来减轻照顾者负担。

（8）处理患者的认知及情绪问题。

3. 肢体功能活动训练

应根据缺血性脑卒中的病因分型和发病机制为患者制订个体化的康复治疗计划。特别是心源性缺血性脑卒中的患者，早期康复应充分考虑其发病机制。①病因为大动脉粥样硬化，发病机制是动脉－动脉栓塞和低灌注或栓子清除功能下降的患者，早期康复治疗应以床上卧位被动运动为主，避免大幅度的体位转换训练、大汗及过度消耗，应遵循少量多次的训练原则，治疗强度循序渐进；②房颤所致的心源性脑卒中患者，在缺血性脑卒中早期康复干预过程中需严密观察其心电监护情况，选择具有针对性的运动方式和适当强度，通常心率需控制在 100 次/分之内，治疗前后血压波动不得超过 30 mmHg。

4. 强制性运动疗法

对符合条件的患者可使用强制性运动疗法或其改良办法（Ⅱa级推荐，A级证据）。

5. 想象疗法

在确定患者可积极参与后，可进行想象疗法来提高上肢的感觉、运动功能（A级证据）。

6. 镜像疗法

对严重偏瘫的患者可考虑使用镜像疗法作为运动疗法的辅助，它可能会提高患者的上肢功能和 ADL 能力（A级证据）。

7. 强化练习

强化练习可作为功能性活动训练的辅助（Ⅱa级推荐，B级证据）。

8. 感觉训练

对于躯体感觉丧失的脑卒中患者，可以考虑进行躯体感觉再训练以改善感觉辨别能力（Ⅱb级推荐，B级证据）。

9. 双边训练模式

可能对上肢治疗有用（Ⅱb级推荐，A级证据），但与单侧上肢训练相比，不建议双侧上肢训练用于改善上肢运动功能（A级证据）。

10. 机器人治疗

机器人治疗可用于给中度至重度脑卒中患者提供加强练习（Ⅱa级推荐，A级证据）。

11. 虚拟现实训练

虚拟现实技术可应用于上肢运动训练（Ⅱa级推荐，B级证据）。虚拟现实技术包括沉浸式技术（如头戴式或人机界面式）和非沉浸式技术（如游戏设备），都可以用作其他康复疗法的辅助工具，以提供更多的让患者能参与和反馈、可重复、具有一定强度和以任务为导向的训练（A级证据）。此外，虚拟现实训练可以考虑用于语言、视觉和空间学习，但它的有效性尚未得到很好的证实（Ⅱb级推荐，C级证据）。

12. 认知功能训练

（1）关注患者的注意力。认知功能康复治疗需重点关注患者的注意力问题，在干预记忆、语言、抽象思维等复杂功能前要尽量保障患者的注意可持续时间。注意力涣散将直接影响患者整体的康复效果。可通过视觉注意训练，根据警觉水平安排训练时间，于警觉水平最高时安排高警觉要求的任务，每日记录治疗维持时间，对患者的进步予以鼓励。

（2）丰富环境刺激。通过丰富的环境刺激来提高患者认知活动参与度（Ⅰ级推荐，A级证据）。

（3）认知训练策略。通过实际的、代偿性的和改良技巧的认知训练策略来提高患者的独立性（Ⅱa级推荐，B级证据）。

（4）代偿性认知策略。包括内部策略（如视觉意象、语义组织、间隔练习）和外部记忆辅助技术（如笔记本、呼唤系统、电脑、其他提醒设备）（Ⅱb级推荐，A级证据）。

（5）无错性学习。无错性学习技术对于有严重记忆障碍的患者学习特定技能或知识可能是有效的，尽管其在转移到新任务或减轻整体功能性记忆问题方面的效果有限（Ⅱb级推荐，B级证据）。

（6）音乐治疗。音乐治疗可能改善言语记忆（Ⅱb级推荐，B级证据）。

13. 运动

运动可作为患者脑卒中后改善认知和记忆的辅助治疗（Ⅱb级推荐，C级证据）。

14. 失用症的康复训练

（1）渐进策略训练（Ⅱb级推荐，B级证据）。
（2）姿势训练（Ⅱb级推荐，B级证据）。
（3）有或无心理预演的任务练习（Ⅱb级推荐，C级证据）。

15. 偏侧忽略训练

（1）宣教。对患者、家属和照顾者进行视空间忽略和治疗建议的宣教（C级证据）。
（2）自上而下和自下而上的重复干预（Ⅱa级推荐，A级证据）。

16. 日常生活活动能力训练

所有脑卒中患者应接受针对个人需求和最终出院环境的ADL培训（Ⅰ级推荐，A级证据）。

（1）最大限度提高患者ADL的功能独立性。
（2）在进行功能活动时尽量多使用正常的运动模式。
（3）在进行功能训练时考虑运动再学习理论。
（4）技能的转化。将所学技能泛化使用到相似的或更难的功能性任务活动中。
（5）代偿性方案。治疗师根据患者自身功能恢复的最大限度及其功能的保留情况，为患者提供代偿的步骤或技巧（如完成ADL的单手技巧）。对于患侧上肢无任何主动活动的患者，应教患者和照顾者使用代偿技巧和辅具来参与基本的ADL（B级证据）。在患者能独立完成ADL或恢复主动运动前，应持续教患者代偿技巧的使用（C级证据）。

17. 工具性日常生活活动能力训练

IADL 训练包括购物训练、家务训练、电话使用及其他交流设备的使用、财务管理、交通工具的使用。

18. 驾驶能力训练

（1）根据安全和当地法律对患者进行认知、知觉、运动功能的评估（Ⅱa 级推荐，B 级证据）。

（2）可通过模拟驾驶评估来推测患者是否适合驾驶（Ⅱb 级推荐，C 级证据）。

（3）未通过驾驶健康测试的患者应进行驾驶康复项目训练（Ⅱa 级推荐，B 级证据）。

（4）对于在驾驶健康测试中有成功表现，可能已准备好重新开始驾驶的患者，应由授权人员进行道路测试（Ⅰ级推荐，C 级证据）。

19. 工作能力训练

（1）最大限度地提高患者的躯体及认知功能，以使其能重返之前的工作或适应新的工作。

（2）工作改造：单手技巧，设备或工作环境改造。

（3）对考虑重返工作的患者进行认知、知觉、运动功能的评估（Ⅱa 级推荐，C 级证据）。

20. 娱乐休闲活动训练

（1）评估患者的兴趣爱好，寻找与其功能及兴趣爱好相匹配的娱乐休闲活动。

（2）挖掘患者新的兴趣爱好或通过改良的方法让患者继续参与之前的兴趣爱好。

（3）通过提供有关保持积极健康生活方式的重要信息，促进患者参与休闲和娱乐活动（Ⅱa 级推荐，B 级证据）。

（4）培养患者解决问题的自我管理技能，以克服参与主动活动的障碍（Ⅱa 级推荐，B 级证据）。

（5）在住院康复期间和出院过渡期间，可开展有关休闲/娱乐活动的教育，培养患者自我管理的技能（Ⅱa 级推荐，B 级证据）。

21. 辅具的使用

（1）治疗师会鼓励患者最大限度地使用已恢复或残留的运动功能来参与日常活动，但当患者的功能恢复停滞不前或很缓慢时，为了提高患者的安全性及功能活动水平，作业治疗师会在提供辅具使用建议前，先给患者推荐代偿技巧（如单手技巧）。

（2）当患者无法使用或学会其他策略来完成功能性活动，或存在安全问题时，出于安全和功能的考虑，应使用改良或辅助性设备（Ⅰ级推荐，C 级证据）。

（3）如有需要可使用移动性辅具（如拐杖、助行器）来辅助步态和克服平衡障碍，也可改善移动效率和安全性（Ⅰ级推荐，B级证据）。

（4）对无法移动或步行的患者可使用轮椅（Ⅰ级推荐，C级证据）。

（5）可提供功能性动态辅具来促使患者完成一些重复性的任务性活动训练（B级证据）。

（6）辅具的使用可避免患者进行较费力或较难的活动，防止导致联合反应和患侧肢体的肌张力升高。

（7）辅具可减轻照顾者的负担。

22. 矫形器和压力治疗

（1）抗痉挛腕手矫形器。

（2）手休息垫。

（3）拇对掌静态或动态矫形器（辅助对指活动）。

（4）肩吊带。

（5）压力治疗。

23. 环境改造

（1）出院前家访。

（2）对照顾者和患者进行防跌倒教育和家居安全教育。

（3）出院后家访。

24. 社会心理调适

（1）提高患者及家属对疾病的适应能力。

（2）提供心理支持和鼓励，让患者和家属通过个人咨询或自我管理小组等促进性小组，体现对住院治疗、生活方式改变、身体形象改变和疾病进展的持续反应。

（3）转介至互助小组。

25. 出院前准备

（1）在患者出院转介到其他机构或重返社区之前应对其转介需求进行评估，以保证平稳过渡（B级证据）。

（2）在患者出院或转介之前，康复团队和/或家属对患者功能障碍导致的安全问题有担忧的，应该由专业人员在出院前进行家访（C级证据）。

（3）对患者的家居环境和辅具及环境改造需求进行评估（C级证据）。

（4）对照顾者进行宣教、训练，并提供帮助患者参与 ADL 训练所需辅助的资源获取途径，以提高患者的独立性（B级证据）。

26. 随访

根据患者的情况，提供以下随访或后续康复服务。

（1）后续康复服务：患者出院后可能需要针对某些问题进行门诊训练，而仍需进一步全面康复训练的患者可以被转介至下级医院或康复医院。

（2）社区服务：患者出院回家后，治疗师有条件可进行家访，以提高照顾者的照顾技能，教给患者家庭训练的方法，确保辅具的恰当使用和环境的恰当改造。

四、言语－语言功能障碍的康复治疗

（一）原则

1. 针对性治疗

注意抓住患者现阶段的主要问题进行针对性治疗，并在不同阶段有所侧重。

2. 渐进性治疗

在治疗过程中，应注意根据患者的实际情况和治疗效果，循序渐进，小步递进，逐渐达到阶段性治疗目标。

3. 个性化治疗

每个患言语障碍的个体都有其不同的语言习惯、年龄、性别特点、言语异常的类型和程度等，应根据言语功能的评估结果，制订个性化的治疗方案，应用适合个体特点的治疗方法进行治疗。

4. 主动式治疗

在言语治疗过程中，治疗师应设计合适的情景，努力调动患者的治疗积极性，在治疗中参与互动。

5. 家庭参与治疗

必须重视家庭治疗的作用。可以在每次治疗后，布置一些与单日训练内容有关的练习，让患者在家人或陪护的帮助下，自行在家庭日常生活中完成，以巩固疗效。

（二）失语症的治疗

失语症的治疗是利用各种方法改善患者的语言功能和交流能力，使患者尽可能像正常人一样生活。原则上所有失语症都是失语症治疗的适应证，但有明显意识障碍、情感、行为异常和精神障碍的患者不适合训练。

脑卒中早期失语症患者的康复目标主要是促进交流的恢复，帮助患者制订交流障碍的代偿方法，以及教育患者周围的人们，促使其与患者积极交流，减少对患者的孤立，满足患者的愿望和需求。

（三）构音障碍的治疗

构音障碍治疗的目的是促进患者发声说话，使构音器官重新获得运动功能。治疗要在安静的场所进行，急性期可以在床旁进行，如果患者能够在轮椅上坚持 30 分钟，可在治疗室内进行。

构音障碍的治疗包括三部分：口部运动治疗、构音运动治疗、构音语音治疗。口部运动治疗是构音障碍治疗的生理基础，掌握目标音位是最终目的。所以构音障碍治疗过程中，构音语音治疗是主线，可根据患者的具体情况辅以口部运动治疗和构音运动治疗。

（1）建议由言语治疗师对存在交流障碍的脑卒中患者从听、说、读、写、复述等几个方面进行评价，针对性地对语音和语义障碍进行治疗（Ⅱ级推荐，C 级证据）。

（2）建议脑卒中后存在交流障碍的患者早期开始语言功能障碍的康复治疗，适当增加语言康复训练强度是有效的（Ⅰ级推荐，A 级证据）。

（3）脑卒中早期可针对患者听、说、读、写、复述等障碍给予相应的简单指令训练、口颜面肌肉发音模仿训练、复述训练，口语理解有严重障碍的患者可以试用文字阅读、书写或交流板进行交流（Ⅱ级推荐，B 级证据）。

五、吞咽障碍的康复治疗

（一）针对不同部位、不同病情的缺血性脑卒中患者应强调个体化治疗

1. 口腔准备期及口腔期吞咽障碍

口腔准备期及口腔期吞咽障碍的康复治疗训练包括：①食物选择上最好采用半流质或菜泥食物；②进食时患者宜头向后仰；③适当改进进食器具，减少食物推送距离；④口颜面肌群训练；⑤唇舌运动训练；⑥适当的电刺激；⑦腭咽闭合训练等。

2. 咽期吞咽障碍

咽期吞咽障碍的康复治疗训练包括：①改变食团大小，性状及味道；②深层咽肌刺激；③呼吸肌训练；④手法训练；⑤吞咽方式改进；⑥声带内收训练等。

3. 治疗性进食

应明确治疗对象的病因、吞咽障碍的程度和清醒水平，以确定是否适宜进行治疗性进食。临床医生需根据评估结果制订适合患者的进食处方。内容包括进食准备（进食环境、食物的选择、餐具的选择）、进食的方式（食物在口中的位置、一口量及进食速度、进食前后处理）、进食体位与姿势等。

（二）注意事项

1. 气管切开患者

吞咽各期必须仔细评估，有气囊患者需注意气囊压力，以采用合适的训练方式，以

及正确吸氧等。

2. 轻度脑神经损伤患者

轻度脑神经损伤患者具有比重度脑神经损伤患者更好的生理恢复基础，医护人员应帮助患者树立信心并采取鼓励措施。

3. 不能行走的患者

不能行走的患者在恢复期所遇到的困难比能独立行走或辅助下行走的患者多，应更注重多学科多部门合作。

4. 预防肺部感染

为预防吸入性肺炎，进食可从果冻状食物开始，逐步过渡到固体、软食、半流质、流质食物。

六、假肢矫形器治疗

矫形器是用于改变神经、肌肉、骨骼系统功能特性或结构的体外装置，有稳定和支持、固定和保护、预防和矫正畸形、控制挛缩和促进康复的功能。

（一）治疗目标

1. 急性期

预防并发症，预防挛缩变形，预防疼痛发生，辅助良肢位摆放，维持患者功能，为后续康复治疗提供保障。

2. 恢复期

预防并发症，预防/矫正挛缩畸形，预防或减轻疼痛，降低肌张力，稳定和支持/固定和保护患者功能，辅助患者功能训练。

3. 后遗症期

预防/矫正挛缩畸形，预防或减轻疼痛，降低肌张力，稳定和支持、固定和保护患者功能，补偿缺失功能，辅助患者进行康复锻炼。

（二）治疗方案

根据患者情况制订个体化的治疗方案，矫形器处方由矫形器技师、康复科医生根据评估结果及患者需求共同制订，用以改善患者肢体功能，辅助患者进行康复锻炼及日常生活活动。

(三) 治疗措施

1. 急性期

(1) 肩部矫形器：应用于患侧肩关节，其作用是预防及治疗肩关节半脱位，缓解肩部疼痛。（Ⅱ级证据，B级推荐）

(2) 休息位腕手矫形器：是应用于患侧腕关节及手部的矫形器，其作用是将腕关节、手指固定于休息位，预防腕关节及患手挛缩变形。（Ⅱ级证据，B级推荐）

(3) 功能位腕手矫形器：与休息位腕手矫形器相似，腕关节背伸25°~30°，掌指关节屈曲<45°，指间关节可稍屈曲。大拇指对掌对指（蚓状抓握）。其作用是改善患侧腕关节和手部的肌张力，预防挛缩变形。（Ⅱ级证据，B级推荐）

(4) 静态踝足矫形器：用于下肢肌力减退，将踝关节固定于功能位，其作用是预防踝关节和足部挛缩。（Ⅱ级证据，B级推荐）

(5) 踝足托：又称防旋鞋，适用于患者早期卧床阶段，能将踝关节固定于功能位，通过可调足底横板控制髋关节内、外旋角度。其作用是预防踝关节挛缩。（Ⅱ级证据，B级推荐）

2. 恢复期

(1) 肩部矫形器：同上。

(2) 功能位腕手矫形器：同上。

(3) 动态肘腕手矫形器：用于肘关节、腕关节及手部的矫形器，带肘铰链，能够控制肘关节屈伸角度，将前臂及手掌置于功能位（功能位腕手矫形器）。其作用是降低肌张力，预防挛缩变形，辅助功能康复训练。

(4) 静态踝足矫形器：同上。

(5) 抗地面反作用力踝足矫形器：在静态踝足矫形器的基础上，胫骨前侧上至髌骨下至胫骨中上段与小腿后侧矫形器连成一体。其作用是稳定膝关节，防止膝关节过伸，并稳定踝关节于功能位。（Ⅱ级证据，B级推荐）

(6) 膝踝足矫形器：用于膝关节、踝关节及足部的矫形器，能够控制膝关节、踝关节及足部，固定和支持下肢。其作用是预防关节变形及辅助康复训练。（Ⅱ级证据，B级推荐）

3. 后遗症期

(1) 功能位腕手矫形器：同上。

(2) 动态腕手矫形器：将腕关节固定于功能位。利用钢丝、橡皮筋或弹簧的弹性，辅助手指伸展，同时手指还可以做屈曲运动。其作用是辅助患侧腕关节和手进行抓握活动，促进康复训练。（Ⅱ级证据，B级推荐）

(3) 肘腕手矫形器：同上。

(4) 静态踝足矫形器：同上。

（5）动态踝足矫形器：在静态踝足矫形器的基础上，将矫形器小腿部与足部分开，中间用踝关节铰链连接，能够保持踝关节的背屈、跖屈功能。其作用是辅助和强化患侧下肢踝关节的功能训练。（Ⅱ级证据，B级推荐）

（6）抗地面反作用力踝足矫形器：同上。

（7）膝踝足矫形器：同上。

七、社会康复治疗

缺血性脑卒中社会康复治疗主要采用康复辅导、社会行为活动训练等方式，协助患者建立合理的康复期望和目标，认识疼痛并掌握疼痛处理方法；出院前给予出院准备指导，提供家庭康复技巧指导、工作安置协调及雇主综合咨询等服务，出院后通过家庭探访、电话跟进等形式进行个案管理服务，对患者工作适应相关的问题进行合理干预或协调，促进患者更好地回归社会。

（1）住院期：主要采用伤残适应小组辅导、医疗依赖者家属辅导及家庭咨询等方式，对患者及其家属的情绪问题提供专业支持，舒缓压力，协助他们建立合理的康复期望和目标，适应及接受生活转变，了解并接受家庭角色的转换。

（2）出院准备期：对患者及家属进行出院准备指导、社会环境适应指导等，促进患者顺利回归社区有助于维持家庭关系。

（3）出院后：对患者及其家属提供持续的个案管理服务。通过重返社区的跟进协调服务，对患者家庭社会适应相关的问题进行合理干预或协调，促进患者更好地融入社会生活，减少照顾者的压力。

八、康复护理

（一）躯体移动障碍

躯体移动障碍与偏瘫或平衡能力降低有关。

护理目标：患者情绪稳定，能配合进行肢体功能的康复训练，躯体活动能力逐步增强。

护理措施：

（1）生活护理，协助患者洗漱、进食、如厕、穿脱衣服。

（2）康复护理，协助患者早期进行肢体被动和主动运动。

（3）安全护理，拉好床栏、扶手，防跌倒。

（4）心理护理，关心、尊重患者，指导其正确面对疾病，增强患者自我照顾的能力与信心。

（二）语言沟通障碍

语言沟通障碍与语言中枢功能受损有关。

护理目标：患者能配合进行语言的康复训练，语言表达能力逐步增强。

护理措施：

（1）给患者足够的信心鼓励其说话，对患者取得的成功给予表扬。

（2）鼓励并指导患者用非语言方式表达自己的需要和情感。

（3）进行语言康复训练，由简单开始，循序渐进，树立患者战胜疾病的信心。

（三）日常生活活动能力受限

日常生活活动能力受限与一侧肢体偏瘫有关。

护理目标：患者卧床期间感到舒适，生活需要得到满足。

护理措施：

（1）协助患者完成自理活动，鼓励患者寻求帮助。

（2）物品放在易取处，一般放于患者健侧。

（3）进行良肢位摆放，指导、协助患者进行肢体功能位锻炼，如屈伸、抬腿等被动运动。

（四）压疮

压疮与一侧肢体偏瘫，长期卧床有关。

护理目标：患者无新压疮形成。

护理措施：预防压疮最有效的方法是定时翻身，按摩受压部位，每2～3小时翻身一次。其他措施还有使用气垫床、骨突处垫软枕、减轻局部受压、保持床位干燥整洁、大小便后及时清洁。

（五）跌倒受伤

跌倒受伤与肢体行动不便及年龄大有关。

护理目标：患者无跌倒受伤发生。

护理措施：

（1）正确评估患者的危险因素，与患者和家属共同制订护理措施。

（2）为意识不清的患者加固床栏，防止患者坠床。走廊安置装扶手，以防跌倒。

（3）家属或护工24小时陪伴。

（六）疾病知识缺乏

疾病知识缺乏与患者受教育程度有关。

护理目标：患者对疾病及其治疗护理措施有一定的了解和掌握。

护理措施：

（1）向患者及其家属介绍疾病的相关知识，使患者及其家属对疾病有一定的了解。

（2）做好健康宣教工作，讲解内容通俗易懂。

（3）向患者及家属介绍本科室的疾病知识宣传栏，鼓励患者家属参加本科室的健康宣教和知识讲座。

（七）焦虑

焦虑与担心疾病预后有关。

护理目标：患者无严重焦虑心理。

护理措施：给予心理护理，与患者多沟通，给患者分享预后较好及其他正面病例，增加患者的自信，树立其战胜疾病的信心。

（八）潜在并发症

潜在并发症包括泌尿系统感染和便秘。

护理目标：无新发或加重的泌尿系统感染和便秘。

护理措施：

（1）保持会阴部清洁干燥，及时更换湿衣裤。

（2）对于留置导尿管的患者，定时为其开放尿管，一般每 2 小时开放一次，尿管护理每日两次，定期更换导尿管；患者翻身时，应将集尿袋固定，高于患者平卧位，导致尿液反流引起泌尿系统感染；严密监测尿量、颜色，如有异常及时通知医生。

（3）防止便秘，建议患者食用含纤维素较多的食物，如新鲜的水果蔬菜，每日早晚进行腹部按摩。

（4）超过 3 天未解大便者可适当给予缓泻剂。

九、心理康复

应重视患者脑卒中后的心理问题并帮助其建立适当的应对策略。根据患者的性格、受教育程度、躯体情况、家庭支持等，采用相关的心理疗法，如认知行为治疗、心理支持治疗、家庭治疗等以帮助患者克服心理问题，增加治疗依从性。心理治疗可以采用多种方式，如个体治疗、团体治疗。对于部分具有严重睡眠障碍及精神障碍症状的患者，应请求精神科医生会诊并进行药物干预。

十、传统康复治疗

（一）辨证论治

1. 中经络

（1）风痰入络证：突然半身不遂，口舌歪斜，偏身麻木，肌肤不仁，头晕目眩。舌黯淡，苔白腻，脉弦滑。多见于缺血性脑卒中的急性期。

（2）风阳上扰证：突然半身不遂，偏身麻木，舌强言謇或不语，或口舌歪斜，心烦易怒。舌红苔薄白，脉弦。多见于缺血性脑卒中急性期。

（3）痰热腑实证：半身不遂，口舌歪斜，言语不利，腹胀，便干便秘，痰多。舌黯红苔黄腻，脉弦滑。

（4）气虚血瘀证：半身不遂，口眼歪斜，面色无华，气短乏力，手足水肿。舌黯淡，苔薄白或白腻，脉沉细。

（5）阴虚风动证：头晕耳鸣，腰膝酸软，突发口眼歪斜，言语不利。舌红，少苔或无苔，脉弦细或弦细数。

2. 中脏腑

（1）阳闭：突然晕倒，不省人事，牙关紧闭，口噤不开，两手握固，面赤身热，躁扰不宁。舌苔黄腻，脉弦滑。

（2）阴闭：突然晕倒，不省人事，牙关紧闭，口噤不开，肢体强痉，静卧不烦，四肢不温。苔白腻，脉沉滑缓。

（3）脱证：突然昏倒，不省人事，目合口张，鼻鼾息微，手撒肢冷，大小便自遗，肢体瘫软。舌痿，脉微欲绝。

辨病分期分型与辨证相结合是中西医结合诊治脑卒中的主要思路。急性期病情轻、中型者，多见于中经络，辨证可为风痰入络证、风阳上扰证等；病情重者多见于中脏腑，辨证可为痰湿、痰热所致的闭证，患者甚至可出现元气败脱等表现。恢复期多见气虚血瘀证、阴虚风动证等。恢复后期及后遗症期多见肝肾亏虚证等。

推荐根据缺血性脑卒中的诊断标准确定诊断并进行分期分型；同时按照中医诊断标准进行病类诊断确定为中经络或中脏腑，然后进行辨证；最后将缺血性脑卒中分期分型与中医辨证相结合，形成缺血性脑卒中分期分型与辨证相结合的中西医结合诊断（Ⅱ级推荐）。

（二）中药治疗

1. 中经络

（1）风痰入络证。治法：熄风化痰，活血通络。推荐方剂：半夏白术天麻汤加减。

（2）风阳上扰证。治法：清肝泻火，熄风潜阳。推荐方剂：天麻钩藤饮加减。

（3）痰热腑实证。治法：化痰通腑。推荐方剂：星蒌承气汤加减。

（4）气虚血瘀证。治法：益气活血，扶正祛邪。推荐方剂：补阳还五汤加减，心悸、胸闷、脉结代者合用生脉散。

（5）阴虚风动证。治法：滋阴潜阳，熄风通络。推荐方剂：镇肝熄风汤加减。

2. 中脏腑

（1）阳闭。治法：清热化痰，开窍醒神。推荐方剂：羚羊角汤和安宫牛黄丸。

（2）阴闭。治法：温阳化痰，开窍醒神。推荐方剂：涤痰汤和苏合香丸。

（3）脱证。治法：回阳固脱。推荐方剂：参附汤合生脉散。

（三）针灸治疗

针灸治疗是中医学治病的重要手段，其疗效独特，操作方便，不良反应少，在我国一直广泛用于缺血性脑卒中的治疗。中医学认为缺血性脑卒中的病机为肝肾阴阳失调，气血逆乱，脑脉痹阻。在治疗上要严格遵循"调和气血，疏通经脉"的原则，采用针灸对该病进行治疗具有独特的优势。

经穴处方的基本原则是循经取穴，即以脏腑经络理论为指导，根据病机和证候，在其所属或相关的经脉上选取腧穴配伍成方。

1. 中经络

重在调神导气，疏通经络，以督脉，手厥阴经、少阴经腧穴为主。

主穴：水沟、内关、三阴交、极泉、尺泽、委中。

配穴：上肢选用肩髃、曲池、外关、合谷等，下肢选用环跳、风市、阳陵泉、阴陵泉、足三里、解溪等。吞咽困难者，加金津、玉液、风池、廉泉等。

2. 中脏腑

重在醒脑开窍，启闭固脱，以督脉、手厥阴经腧穴为主。

主穴：水沟、百会、内关。

配穴：闭证配十二井穴、合谷、太冲；脱证配关元、气海、神阙等。

（四）推拿

对于中经络半身不遂者，推拿手法可采用按法、揉法、擦法、搓法、拿法、捻法、摇法、一指禅推法、抹法、扫散法等。

（五）中药熏洗

脑卒中患者恢复期或后遗症期，可见瘫痪侧手、足肿胀，按之无凹陷，故实胀而非肿。可用复元通络液局部熏洗患肢。

十一、并发症的康复治疗

（一）肩部并发症

1. 肩关节半脱位和/或肩痛

（1）良肢位摆放（B级证据）。

（2）佩戴肩托（C级证据）。

（3）健康教育，对家属及患者进行脑卒中后肩痛和肩部护理方面的教育（A级证据）。

（4）NMES（Ⅱ级推荐，B级证据）。

（5）关节活动度训练，尤其是外旋和外展（Ⅰ级推荐，B级证据）。

（6）纠正肩胛骨后缩，促进三角肌和冈上肌主动收缩（如关节挤压、拍打等）。

（7）肩关节位置保护和保持训练（Ⅱ级推荐，B级证据）。

（8）肩胛下肌和胸大肌注射肉毒杆菌毒素（B级证据）。

（9）局部注射皮质类固醇（B级证据）。

（10）向心性按摩（C级证据）。

（11）手术（肩关节活动度严重受限者）。

（12）其他：如针灸，神经阻滞。

2. 肩手综合征

（1）预防：主动、助动或被动关节活动度练习（C级证据）。

（2）避免用力牵拉患侧肩关节、局部经皮电刺激、持续肩关节活动范围训练、肩关节保护（Ⅱ级推荐，B级证据）。

（3）避免肩关节过度屈曲、外展和双手高举过头的滑轮样动作（Ⅰ级推荐）。

（4）开展适当运动功能训练和物理因子治疗。

（5）抬高患肢配合被动活动，联合应用神经肌肉电刺激（Ⅲ级推荐，C级证据）。

（6）手肿胀明显的患者：外用加压装置（Ⅲ级推荐，C级证据）。

（7）严重肌无力、有肩关节半脱位危险的患者：电刺激联合传统运动疗法（Ⅱ级推荐，B级证据）。

（二）深静脉血栓和肺动脉栓塞

所有脑卒中患者均应评估深静脉血栓（deep venous thrombosis，DVT）风险。

（1）早期下床、康复治疗是预防DVT的有效方法（Ⅰ级推荐）。

（2）DVT或肺动脉栓塞高度危险患者，可给予预防剂量的肝素或低分子量肝素，使用7~10天后进行血小板计数检查（Ⅱ级推荐，B级证据）。

（3）下肢主动、被动活动。

（4）给予下肢肌肉功能性电刺激。

（5）应用分级弹力袜及间歇气动压力装置（Ⅱ级推荐，B级证据）。

（6）存在肺栓塞风险伴抗凝禁忌的患者可安置临时或永久性下腔静脉滤器（Ⅱ级推荐，B级证据）。

（三）肺部感染

主要是吸入性肺炎和坠积性肺炎，可分别进行以下训练。

（1）吞咽功能训练。

（2）呼吸功能训练，主动咳嗽和体位排痰训练。

（四）皮肤破损（如压疮）

（1）定时翻身，2小时/次。

（2）使用充气床垫，保持床面清洁。

（3）定期进行皮肤护理，保持皮肤清洁干燥。

（五）挛缩

（1）良肢位摆放。

（2）佩戴矫形器。

（六）二便障碍

建议入院后 24 小时内拔除尿管；嘱咐患者定时排尿，协助患者进行盆底肌训练。

（七）脑卒中后中枢性疼痛

脑卒中后中枢性疼痛（central post-stroke pain，CPSP）的治疗措施：

（1）个体化药物治疗：小剂量、中枢性镇痛药（Ⅰ级推荐，C级证据）。可使用抗痉挛药作为一线药物，如加巴喷丁和普瑞巴林（Ⅰa级推荐，C级证据），三环类抗抑郁药或S－羟色胺和去甲肾上腺素再摄取抑制剂作为二线药物（Ⅰb级推荐，C级证据）。一、二线药物无用时，可使用阿片类或曲马多（Ⅰc级推荐）。

（2）多学科综合管理（Ⅱ级推荐，C级证据）。

（3）运动皮质刺激：经颅磁刺激、经颅直流电刺激、深部脑刺激。

（八）跌倒

（1）跌倒风险筛查（Ⅰ级推荐，C级证据）。

（2）对患者及家属进行健康教育，包括跌倒危险因素识别，如何预防跌倒等（B级证据）。

（3）安全转移及移动的技巧训练（C级证据）。

（4）家居环境改造、辅具使用等（B级证据）。

（5）平衡训练，太极拳。

（九）癫痫

（1）不推荐预防性应用抗癫痫药物（Ⅰ级推荐，B级证据）。

（2）孤立发作一次或急性期痫性发作控制后，不建议长期使用抗癫痫药物（Ⅱ级推荐，D级证据）。

（3）脑卒中后 2～3 个月再发的癫痫，建议按癫痫常规治疗进行长期药物治疗（Ⅰ级推荐，D级证据）。

（4）脑卒中后癫痫持续状态，建议按癫痫持续状态治疗原则处理（Ⅰ级推荐，D级证据）。

（十）脑卒中后抑郁

（1）药物治疗。

（2）健康教育。

（3）心理干预。

（4）运动锻炼。

（十一）脑卒中后骨质疏松

（1）骨质疏松治疗仪。

（2）主动活动。

（3）补充钙及维生素 D。

参考文献

［1］彭斌，吴波. 中国急性缺血性脑卒中诊治指南 2018 ［J］. 中华神经科杂志，2018，51（9）：666－682.

［2］Adams HPJr，Bendixen BH，Kappelle LJ，et al. Classification of subtype of acute ischemic stroke. Definitions for use in a multicenter clinical trial. TOAST. Trial of Org 10172 in Acute Stroke Treatment ［J］. Stroke，1993，24（1）：35－41.

［3］Winstein CJ，Stein J，Arena R，et al. Guidelines for adult stroke rehabilitation and recovery：a guideline for healthcare professionals from the American Heart Association/American Stroke Association ［J］. Stroke，2016，47（6）：e98－e169.

［4］中国缺血性脑卒中急性期康复专家共识组. 中国缺血性脑卒中急性期康复专家共识 ［J］. 中华物理医学与康复杂志，2016，38（1）：1－6.

［5］中华医学会物理医学与康复学分会，岳寿伟，何成奇. 物理医学与康复学指南与共识 ［M］. 北京：人民卫生出版社，2019.

［6］邹盛国，吴建贤. 脑卒中患者呼吸肌训练的临床研究进展 ［J］. 中华物理医学与康复杂志，2019，41（9）：708－711.

［7］窦祖林. 吞咽障碍评估与治疗 ［M］. 2 版. 北京：人民卫生出版社，2017.

［8］李胜利. 语言治疗学 ［M］. 北京：人民卫生出版社，2016.

［9］王左生. 康复治疗技术：言语治疗与假肢矫形器学分册 ［M］. 北京：高等教育出版社，2010.

［10］张通，赵军. 中国脑卒中早期康复治疗指南 ［J］. 中华神经科杂志，2017，50（6）：405－412.

［11］窦祖林. 吞咽障碍评估与治疗 ［M］. 2 版. 北京：人民卫生出版社，2017.

［12］盛华. 吞咽障碍评估与治疗 ［M］. 台北：心理出版社，1998.

［13］欧阳来祥. 吞咽困难评估与治疗——临床实用手册 ［M］. 台北：心理出版社，2008.

［14］Clav P，Arreola V，Romea M，et al. Accuracy of the volume-viscosity swallow test for clinical screening of oropharyngeal dysphagia and aspiration ［J］. Clin Nutr，2008，27（6）：806－815.

［15］马洪路. 社会康复学 ［M］. 北京：华夏出版社，2003.

［16］中国缺血性脑卒中急性期康复专家共识组，窦祖林，郭铁成. 中国缺血性脑卒中急性期康复专家共识［J］. 中华物理医学与康复学杂志，2016，38（1）：1-6.

［17］杨琼. 肉毒素治疗脑卒中后肢体痉挛的有效性及安全性研究［J］. 癫痫与神经电生理学杂志，2019，28（4）：231-233.

［18］陆如蓝，张成亮，周先举. 重复经颅磁刺激在脑卒中康复中的临床应用进展［J］. 医学综述，2018，24（6）：1097-1102.

［19］Teasell R，Salbach NM，Foley N，et al. Canadian stroke best practice recommendations：rehabilitation，recovery，and community participation following stroke. *Part One：Rehabilitation and Recovery Following Stroke*；6th Edition Update 2019［J］. Int J Stroke，2020，15（7）：763-788.

［20］Arya KN，Pandian S，Puri V. Rehabilitation methods for reducing shoulder subluxation in post-stroke hemiparesis：a systematic review［J］. Top Stroke Rehabil，2018，25（1）：68-81.

［21］许凤娟，倪朝民，刘孟，等. 踝足矫形器对脑卒中偏瘫患者步行时足底压力及步行能力的影响［J］. 中国康复医学杂志. 2019，34（1）67-69.

［22］王思斌，孙莹，顾东辉. 社会工作综合能力（中级）［M］. 北京：中国社会出版社，2019.

［23］韩会，周岩，张晓丽，等. 认知行为疗法对脑卒中后患者抑郁及自我管理行为的干预效果［J］. 山东医药，2015，55（47）：36-38.

［24］王颖. 脑卒中患者主要照顾者的抑郁状况分析及心理支持干预［J］. 中国健康心理学杂志，2019，27（7）：1004-1007.

［25］张瑞红，王宝珠，王叶，等. 萨提尔治疗模式对农村脑卒中患者自尊及家庭关系的影响［J］. 中华现代护理杂志，2011，26（2）：3105-3108.

［26］巴筱梅. 基于问题解决模式的护理管理对脑卒中患者康复效果探讨［J］. 新疆医学，2020，50（9）：971-973.

［27］高颖. 中医临床诊疗指南释义·脑病分册［M］. 北京：中国中医药出版社，2015.

［28］高长玉，张祥建. 中国缺血性脑卒中中西医结合诊治指南（2017）［J］. 中国中西医结合杂志，2018，38（2）：136-144.

［29］吴勉华，王新月. 中医内科学［M］. 9版. 北京：中国中医药出版社，2018.

［30］梁繁荣，王华. 针灸学［M］. 4版. 北京：中国中医药出版社，2016.

［31］杨志新，卞金玲，徐军峰，等. 针刺治疗缺血性脑卒中恢复期神经功能评估的多中心随机对照研究［J］. 上海中医药杂志，2008，42（11）：33-36.

［32］范炳华. 推拿治疗学［M］. 10版. 北京：中国中医药出版社，2016.

［33］许元丰，郝冬琳，曹德峰. 中药熏洗辅助治疗缺血性脑卒中30例临床观测［J］. 中医药导报，2014，20（4）：118-119.

第二章　脑出血康复诊疗规范

第一节　脑出血概述

一、定义

脑出血（intracerebral hemorrhage，ICH）是指非外伤性脑实质内血管破裂引起的出血，在脑卒中各亚型中发病率仅次于缺血性脑卒中，居第 2 位。脑出血发病凶险，病情变化快，致死致残率高，超过 70％的患者发病早期血肿扩大或累及脑室，3 个月内的死亡率为 20％～30％。脑出血导致了沉重的社会经济负担。近年来脑出血的诊疗已经有所进展，早期、积极与合理的救治可以有效改善患者的预后。

二、病因

脑出血的病因很多，其中最常见的是高血压、动脉粥样硬化，其次为先天性脑血管畸形或动脉瘤、血液病、脑外伤、抗凝或溶栓治疗、淀粉样脑血管病等。根据病因可将脑出血进行如下分类：

（1）根据血管病理分类，包括：微血管瘤、脑动静脉畸形（AVM）、淀粉样脑血管病、囊性血管瘤、颅内静脉血栓形成、脑膜动静脉畸形、特异性动脉炎、真菌性动脉炎、烟雾病和动脉解剖变异等。

（2）根据血流动力学分类，包括：高血压，偏头痛，血液因素，抗凝、抗血小板或溶栓治疗，嗜血杆菌感染，白血病，血栓性血小板减少症等。

（3）其他：颅内肿瘤、酒精中毒及交感神经兴奋药物服用史等。

（4）原因不明脑出血：如特发性脑出血。

此外，有些因素与脑血管病的发生有一定的关系，可能是导致脑血管病的诱因：①血压波动，如高血压患者近期未规律服用降压药物，或情绪波动大等引起血压增高，其中以收缩压升高尤为重要；②脾气急躁或情绪紧张，常见于与人争吵后；③有不良嗜好，如吸烟、酗酒，食盐过多、体重过重等；④过度疲劳，如大量体力和脑力劳动、长期熬夜等。

三、流行病学

人群中脑出血的发病率为（12～15）/10万人年。在西方国家中，脑出血约占所有脑卒中的15％，占所有住院脑卒中患者的10％～30％，该比例在我国更高。

四、临床表现

症状突发，多在活动中起病；常表现为头痛、恶心、呕吐、不同程度的意识障碍及肢体瘫痪等。

第二节 脑出血的诊断与评估

脑出血的诊断与评估包括病史与体征、影像学检查、实验室检查、疾病诊断及病因分型等内容。

一、病史与体征

（一）病史采集

病史采集时应重点询问患者或目击者脑卒中发生的时间、症状、当时的活动情况、年龄，以及下述情况：是否有外伤史、高血压病史、脑出血病史、糖尿病史、吸烟及饮酒史、用药史（包括是否服用阿司匹林、氯吡格雷、华法林或其他抗凝药物），有无药物滥用（如可卡因等），是否存在凝血功能障碍或其他诱发出血的内科疾病（如肝病等）。

（二）一般体格检查、神经系统体格检查与病情评估

首先，应对患者生命体征进行评估。在完成气道、呼吸和循环功能评估后，需进行一般体格检查和神经系统体格检查，可借助脑卒中评估量表评估病情严重程度、判断患者预后及指导制订治疗方案。常用的量表有：①格拉斯哥昏迷量表（GCS）；②美国国立卫生研究院卒中量表（NIHSS）；③脑出血评分量表。

二、影像学检查

影像学检查是诊断脑出血的重要手段，尤其是脑CT检查，是诊断早期脑出血的金标准。因此，只要患者病情允许，都应该完善影像学检查以明确诊断，同时有助于了解病因。

（一）脑出血灶检查

1. CT 平扫

CT 平扫可迅速、准确地显示脑出血的部位、出血量、占位效应、是否破入脑室或蛛网膜下腔及周围脑组织受损的情况，是疑似脑出血患者首选的影像学检查方法。CT 扫描示出血灶为高密度影，边界清楚，CT 值为 75~80 Hu；在血肿被吸收后显示为低密度影。通过 CT 影像图谱，可使用公式估算血肿的大小［血肿量＝0.5×最大面积长轴（cm）×最大面积短轴（cm）×层面数，扫描层厚 1 cm］。但对于不规则血肿病灶，则公式估算结果欠准确。

2. 增强 CT 和灌注 CT

需要时，可做此两项检查。增强 CT 扫描显示造影剂外溢到血肿内是提示患者血肿扩大高风险的重要证据。灌注 CT 能够反映脑出血后脑组织的血流动力学变化，可了解血肿周边的血流灌注情况。

3. 标准 MRI

标准 MRI 包括 T1、T2 及质子密度加权序列，在慢性出血及发现血管畸形方面优于 CT，而在急性期脑出血诊断应用上有其局限性，不如 CT 适应性好。

4. 多模式 MRI

多模式 MRI 包括弥散加权成像（DWI）、灌注加权成像（PWI）、液体抑制反转恢复序列（FLAIR）和梯度回波序列（GRE）等，有助于提供更多脑出血相关信息，但一般不作为急诊检查手段。磁敏感加权成像（SWI）对少量或微量脑出血十分敏感。

（二）脑血管检查

脑血管检查有助于了解导致脑出血的血管病变及病因，指导治疗方案选择。常用检查包括数字减影血管造影（DSA）、CT 血管成像（CTA）、磁共振血管成像（MRA）、CT 静脉造影（CTV）、磁共振静脉成像（MRV）、经颅多普勒超声（TCD）等。

1. DSA

DSA 能清晰显示脑血管各级分支及动脉瘤的位置、大小、形态、分布，以及畸形血管的供血动脉及引流静脉，了解血流动力学改变，可为血管内栓塞治疗或外科手术治疗提供可靠的病因病理解剖影像，是当前血管病变检查的金标准。

2. CTA 和 MRA

CTA 和 MRA 是快速、无创性评价颅内、外血管的可靠方法，可用于筛查可能存在的脑血管畸形或动脉瘤，但阴性结果不能完全排除病变的存在。CTA 上出现的"斑点征"（spot sign）是早期血肿扩大的预测因子。如果血肿部位、组织水肿处或颅内静脉窦内存在异常信号提示静脉血栓形成，应该考虑行 MRV 或 CTV 检查。

三、实验室检查

脑出血患者都应进行常规的实验室检查以了解基本状况，排除相关系统疾病。此外，应根据患者病情及医院条件，进行必要的专科检查明确病因。

常规检查通常包括：

（1）血液生化检查：血糖、肝肾功能和电解质。

（2）心电图和心肌缺血标志物。

（3）血常规检查：全血细胞计数，包括血小板计数。

（4）凝血酶原时间、国际标准化比率（INR）和活化部分凝血活酶时间（APTT）。

（5）血氧饱和度。

如疑似颅内感染，可考虑做腰椎穿刺检查，否则一般不需要做，因为无血性脑脊液不能排除脑出血。

四、疾病诊断

脑出血的诊断可根据以下标准做出：

（1）急性起病。

（2）局灶神经功能缺损症状（少数为全面神经功能缺损），常伴有头痛、呕吐、血压升高及不同程度意识障碍。

（3）头颅 CT 或 MRI 显示出血灶。

（4）排除非血管性脑部疾病。

五、脑卒中单元

脑出血早期病情进展迅速，容易出现神经功能恶化，及时的病情评估和诊断至关重要。一项纳入 13 个临床随机对照试验（RCT）的系统评价（包括缺血性和出血性脑卒中共 3570 例）显示，与普通病房相比，进入脑卒中单元监护治疗可减少患者死亡及生活依赖；亚组分析表明，对脑出血患者效果同样显著。

六、分型

目前常用的脑出血分型主要包括按出血部位分型和按病因分型两种。按部位分型使用广泛，而按病因分型尚未得到足够重视。

（一）按部位分型

（1）基底节区出血：①壳核出血；②尾状核头出血。

（2）丘脑出血。

（3）脑叶出血：①额叶出血；②顶叶出血；③颞叶出血；④枕叶出血。

（4）脑干出血：①脑桥出血；②中脑出血；③延髓出血。

（5）垂体出血。

（6）小脑出血。

（7）脑室出血。

（二）按病因分型

（1）原发性脑出血：原发性脑出血主要是指高血压性脑出血（占所有脑出血患者的80％以上），少数为脑淀粉样变性及不明原因的脑出血。

（2）继发性脑出血：是指继发于以下原因的脑出血，如血管畸形、动脉瘤、凝血功能障碍、抗凝或抗血小板药物治疗后、溶栓治疗后、梗死后出血转化、血液病、烟雾病、原发性或转移性肿瘤、静脉窦血栓形成、血管炎、妊娠及其他明确的病因。

七、诊断流程

脑出血诊断流程应包括如下步骤：

第一步，判断是否为脑卒中。

第二步，判断是否为脑出血。行脑 CT 或 MRI 明确诊断。

第三步，判断脑出血的严重程度。根据 GCS 或 NIHSS 评估。

第四步，确定脑出血的分型。结合病史、体征、实验室检查、影像学检查等确定。

推荐意见：

（1）对疑似脑卒中患者应尽快行 CT 或 MRI 检查以明确诊断（Ⅰ级推荐，A 级证据）。

（2）尽早对脑出血患者进行全面评估，包括病史、一般检查、神经系统检查和有关实验室检查，特别是血常规、凝血功能和影像学检查（Ⅰ级推荐，C 级证据）。在病情和条件许可时，应进行必要检查以明确病因（Ⅰ级推荐，C 级证据）

（3）确诊为脑出血的患者，在有条件的情况下尽早收入神经专科病房或神经重症监护病房（Ⅰ级推荐，A 级证据）。

（4）脑出血后数小时内常出现血肿扩大，加重神经功能损伤，应密切监测（Ⅰ级推荐，A 级证据）。CTA 和增强 CT 的"斑点征"（spot sign）有助于预测血肿扩大风险，必要时可行有关评估（Ⅱ级推荐，B 级证据）。

（5）怀疑血管病变（如血管畸形等）或肿瘤者，可选择行 CTA、CTV、增强 CT、增强 MRI、MRA、MRV 或 DSA 检查，以明确诊断（Ⅱ级推荐，B 级证据）。

（6）可应用 GCS 或 NIHSS 等量表评估病情严重程度（Ⅱ级推荐，C 级证据）。

第三节　脑出血的康复评定

康复评定是康复治疗的基础，贯穿脑卒中康复始终。康复评定有助于明确患者功能障碍情况；指导并确立康复目标；指导制订康复治疗方案；评价治疗效果及预后情况；同时康复评定还有助于患者及家属更直观地了解患者的功能情况及功能恢复的预后状态；帮助治疗师与患者及其家属进行沟通，避免其因期望过高或过低，影响治疗的积极性和配合程度。

治疗师应基于《国际功能、残疾和健康分类》（international classification of functioning, disability and health, ICF）的分类框架，从身体功能和结构、活动和社会参与三个层面对脑卒中患者进行全面客观的评定。

一、脑损伤严重程度评定

（一）美国国立卫生研究院卒中量表

美国国立卫生研究院卒中量表（the national institutes of health stroke scale, NIHSS）是1989年Thmos等在急性脑卒中的治疗研究中提出的神经功能检查量表。它包含每个主要脑动脉病变可能引起的神经系统问题相关检查项目，对脑卒中病情严重程度的判断可靠性高。该表是一个省时、方便、可信、有效且内容较全面的综合性脑卒中评定量表，可评定的神经功能缺损范围最大，所有项目均有预测值。修订版美国国立卫生研究院卒中量表（mNIHSS）包括11个条目：意识水平（意识水平提问、意识水平指令）；凝视；视野；面瘫；上肢运动；下肢运动；共济失调；感觉；语言；构音障碍；忽视症。其评分范围为0~42分，分值越高，脑卒中神经功能损害程度越严重。此外，NIHSS评分预测急性缺血性脑卒中颅内大动脉闭塞的有效性呈时间依赖性，评定时间在发病6小时内其临床预测价值较高，预测价值随评定时间延后而降低。

（二）中国脑卒中患者临床神经功能缺损程度评分量表

中国脑卒中患者临床神经功能缺损程度评分量表（China stroke scale, CSS）是1995年全国第四届脑血管病学术会议通过的，我国对脑卒中患者进行临床神经功能缺损程度进行评估的标准。

（三）格拉斯哥昏迷量表

格拉斯哥昏迷量表（Glasgow coma scale, GCS）主要用于意识障碍评定，其特点是简单易行。该方法通过检查睁眼反应、言语反应和运动反应三项内容来判断患者意识障碍的轻重程度。GCS总分15分，其中13~15分为轻度脑损伤，9~12分为中度脑损伤，≤8分为重度脑损伤。此外GCS对于重度脑损伤的预后有一定的预测价值。

二、运动功能评定

运动功能评定包括对肌张力、肌力和运动模式等的标准化评估。

（一）肌张力评定

（1）Ashworth 量表（AS）或改良 Ashworth 量表（MAS）：耗时短、信度好、简单易行。

（2）改良 Tardieu 量表（modified Tardieu scale，MTS）：简便易用，信度好。

（二）肌力评定

（1）徒手肌力测试（manual muscle test，MMT）：简单易行，但患者不能进行分离运动时，不建议进行 MMT。

（2）手持式测力器测试：定量客观、简单易行、耗时短、信度好。

（三）运动模式评定

（1）Brunnstrom 肢体运动功能评定：简单易行，信度好。

（2）Fugl-Meyer 运动功能评定：简单易用，信度及效度高，但可能存在天花板及地板效应。

（3）上田敏运动功能评定法：较 Brunnstrom 分期更准确，信度好，方便应用。

（4）脑卒中康复运动功能评定量表（stroke rehabilitation assessment of movement，STREAM）：信度好，效度高，方便使用。

（5）Box-Block 测试（box and block test，BBT）：主要用于评价患侧手部灵活性，简单易用，信度好，效度高。

（6）上肢动作研究测试（action research arm test，ARAT）：主要用于评价患侧上肢功能，简单易用，信度及效度高。

（7）Wolf 运动功能测试量表（Wolf motor function test，WMFT）：简单易用，信度好，效度高。

（四）综合评定

（1）Chedoke-McMaster 脑卒中评定（Chedoke-McMaster stroke assessment，CMSA）：用于评定卒中患者的躯体损害与功能障碍，从而可根据患者的不同情况选择治疗方法并观察疗效。

（2）Orpington 预后量表（Orpington prognostic scale，OPS）：主要用于评价脑卒中的严重程度和预测患者预后，耗时短，易用，信度好。

三、转移能力评定

临床常用的转移能力评定方法包括：

（1）Wisconsin 步态量表（Wisconsin gait scale，WGS）。

（2）Holden 步行功能分级。

（3）Hoffer 步行功能分级。

（4）Tinetti 平衡及步态量表。

（5）Rivermead 目测步态评定。

（6）三维步态分析：三维步态分析通过专业仪器及设备，使步态分析可视化、更客观。

（7）其他：其他用于转移能力评定的量表还有异常步态分级量表、纽约医学院矫正步态分析量表等。

指南中广泛推荐的是 Holden 步行功能分级、Hoffer 步行功能分级、三维步态分析。

四、平衡功能评定

（一）量表评定

（1）Berg 平衡量表（Berg balance scale，BBS）：应用最普遍。

（2）简易三级平衡量表。

（3）脑卒中患者姿势控制量表（postural assessment scale for stroke patients，PASS）：有天花板效应，适用于患者脑卒中后 3 个月内平衡功能的评定。

（4）起立－步行计时测试（time up and go test，TUG）。

（5）Fugl-Meyer 量表中的平衡功能部分（FM-B）。

（6）Tinetti 平衡及步态量表。

（7）五次站立试验（five-times-sit-to-stand test，FTSST）。

（8）其他：其他对平衡功能的评定包括功能性步态评定（functional gait assessment，FGA）、功能性前伸试验（functional reach test，FRT）等。

（二）仪器评定

（1）静态平衡测试系统。

（2）动态平衡测试系统。

相关指南中广泛推荐的是 Berg 平衡量表和静态平衡测试系统。

五、躯体感觉功能评定

躯体感觉功能包括浅感觉、深感觉和复合感觉。常用的躯体感觉功能评定量表包括 Fugl-Meyer 量表中的感觉功能部分及诺丁汉（Nottingham）感觉评价量表。

建议对脑卒中患者进行包括触觉、视觉和听觉在内的感觉障碍评估（Ⅱa 级推荐，B 级证据）。

六、心肺功能评定

（一）肺功能评定

肺功能评定是评定呼吸功能的金标准，其对评定对象的认知功能有要求，对脑卒中患者应用较难。

（二）心肺运动试验

心肺运动试验是评定心肺功能的金标准。但该试验耗时长、难度大、设备贵，且对患者的认知及运动功能有要求。

（三）6 分钟步行测试

6 分钟步行测试（6 minutes walk test，6MWT）是常用的心肺功能测试工具，但测试结果易受平衡障碍、肌肉痉挛和伸膝能力等因素的影响，不推荐用于脑卒中患者。

七、日常生活活动能力评定

日常生活活动能力评定分为：

基础性日常生活活动能力（BADLs）和工具性日常生活活动能力（IADLs），其评定的内容涉及交流能力、体位转移能力、卫生自理能力、行走及乘坐交通工具的能力。

日常生活活动能力评定常用量表有 Barthel 指数（Barthel index，BI）或改良 Barthel 指数（modified Barthel index，MBI）、功能独立性测量（functional independence measure，FIM）。

八、言语－语言功能评定

（一）失语症严重程度的评定

目前国际上普遍采用波士顿诊断性失语症检查（BDAE）对失语症进行诊断、分类。

（二）西方失语症成套测验

西方失语症成套测验（western aphasia battery，WAB）是波士顿诊断性失语症检查修改后的较短版本，检查时间大约 1 小时，该测验提供一个总分，称失语商（AQ），可以分辨出患者的言语是否为正常言语，反映失语的严重程度。WAB 还可以测出操作商（PQ）和皮质商（CQ），前者可反映大脑的阅读、书写、运用、结构、计算、推理等多方面的功能，后者可反映大脑的认知功能。该测验还对完全性失语、感觉性失语、经皮质运动性失语、传导性失语等提供解释标准误差和图形描记。

（三）Frenchay 构音障碍评定

Frenchay 构音障碍评定是由河北省人民医院康复中心修改并用于临床的。1998 年卫生部医政司主编的《中国康复医学诊疗规范》推荐了这一方法。该法通过量表评估，能为临床动态观察病情变化、诊断分型和疗效判定提供客观依据，并对治疗和预后有较肯定的指导作用。

九、认知功能评定

所有脑卒中患者均应进行认知功能的评定。可应用简明精神状态检查（mini mental status examination，MMSE）量表、蒙特利尔认知评估（The Montreal cognitive assessment，MoCa）量表进行筛查，并评估其对康复和护理的影响，当患者筛查出认知障碍后，应该做更多详细的神经心理学评估，以明确认知的优势方面和障碍所在。

十、吞咽功能评定

吞咽功能评估建议由筛查开始，并作为工作常规，初步判断是否存在吞咽障碍，如果有或高度怀疑，则行进一步的临床吞咽障碍评估和（或）仪器检查。吞咽障碍的评估应在筛查结果异常之后 24 h 内尽快进行，是临床进一步干预决策制订的基础。

（一）筛查

常用的吞咽功能筛查方法包括量表法和检查法，如进食评估问卷调查工具－10（eating-assessment tool－10，EAT－10）、反复唾液吞咽试验、洼田饮水试验；对于意识障碍有气管切开患者，可进行染料测试来判断有无吞咽障碍。筛查并非用于量化吞咽障碍的严重程度或指导吞咽障碍的管理，此二者需通过详细的临床吞咽障碍评估及仪器检查来实现。

（二）临床吞咽障碍评估

评估内容包括病史、口颜面功能和喉部功能评估、试验性吞咽评估三个部分。

1. 病史

病史包括患者与吞咽障碍相关的病史（主诉、现病史和既往史、服药史、疾病转归、医疗程序等一般情况），患者主观状况（精神状态、配合程度、认知、沟通能力、目前营养状况、口腔卫生、呼吸功能、一般运动功能等）、精神状态（清醒程度和意识水平）、依从性的评估。

2. 口颜面功能和喉部功能评估

（1）口颜面功能评估：包括唇、下颌、软腭、舌等与吞咽有关的解剖结构的检查。检查内容包括组织结构的完整性、对称性、感觉敏感度、运动功能等，以及咀嚼肌的力量。

（2）吞咽相关反射功能评估：包括吞咽反射、咽反射、咳嗽反射等检查。

（3）喉功能评估：包括音质、音量的变化、发音控制及范围，主动咳嗽、喉部的清理、喉上抬能力等。

3. 进食能力评估

容积－黏度吞咽测试（volume-viscosity swallow test，V-VST）使用不同容积（5 ml、10 ml 及 20 ml）和黏度（水、糖浆及布丁状）的食团对患者进行吞咽功能评估，通过判断对患者造成最小风险的食团进食情况来评估吞咽的安全性和有效性。

（1）V-VST 吞咽有效性受损相关指标：口腔残留（每次吞咽后口腔存在残留物）；唇部闭合受损（吞咽准备阶段有食团从口腔流出）；分次吞咽（吞咽过程中不能一次完成吞咽动作）；咽部残留（通过询问患者每次吞咽后是否有东西卡住或留在咽喉部来检测咽部是否存在残留物）。

（2）V-VST 吞咽安全性受损相关指标：音质的改变（湿嗓音）、咳嗽和血氧饱和度下降（较基础水平降低≥3％是患者吞咽功能安全性受损的征兆）。

十一、其他功能评定

（一）心理功能评定

心理功能评定内容包括自知力、情绪状态、精神症状等。医生可选用适当的量表对患者进行评估，对于无法填写量表的患者，采用行为观察和诊断性面谈的方式进行评估。

（二）社会功能评定

社会功能评定内容包括社会支持、就业情况、生活满意度等。

十二、预后评定

影响预后的因素包括康复介入的时间，患者年龄、伴随疾病，社会、家庭因素，精神、心理因素，以及其他因素等。常用评定方法如下。

（一）神经电生理检查

（1）体感诱发电位（somatosensory evoked potentials，SEP）：可客观评价躯体感觉通路的完整性；发病两周内脑卒中患者 SEP 单侧或双侧缺失提示预后较差，只有12.5％的 SEP 双侧缺失患者预后良好（Barthel 指数≥50）。

（2）运动诱发电位（motor evoked potentials，MEP）：主要反映锥体束的功能状况。MEP 正常者，平衡、步行能力的改善优于异常者；左右半球的 MEP 振幅之比与手功能恢复程度显著相关。

（二）神经功能影像学检查

（1）正电子发射计算机断层显影（positron emission computed tomography，PET）。

（2）功能性磁共振成像（functional magnetic resonance imaging，fMRI）。

（三）评定量表

（1）原始脑出血评分（original intracerebral hemorrhage score，oICH 评分）：用于预测脑出血患者发病 30 天后的病死率，在功能预后方面的准确性较高；简单实用，认可度高且应用广泛。

（2）Orpington 预后量表（Orpington prognostic scale，OPS）：主要用于评价脑卒中的严重程度和预测患者预后。

（3）其他：新 ICH（new ICH，nICH）量表、脑出血分级评分量表（intracerebral hemorrhage grading scale，ICH-GS）、原发性脑出血功能预后（FUNC）评分、改良脑出血（modified intracerebral hemorrhage，mICH）量表、静脉溶栓后症状性脑出血（SICH）评分量表。

十三、脑出血复发风险评定

脑出血患者的复发风险很高，年复发率为 1％～5％。高血压是脑出血复发的重要危险因素。降低血压可降低脑出血复发的风险，随访期间血压最低的患者卒中复发率最低。SPS3 研究显示收缩压降至 130 mmHg 以内可显著降低脑小血管病患者的脑出血发生风险。但脑出血后启动降压治疗以预防脑出血复发的最佳时间点尚不清楚。在研究中，数小时内将收缩压降至 140 mmHg 以下是安全的，意味着降压治疗可以在脑出血发病后尽快启动。其他危险因素包括阻塞性睡眠呼吸暂停、肥胖和不良生活方式，也应该进行干预。频繁饮酒（每天>2次）和精神药物的使用与血压升高和脑出血相关，应避免。吸烟也与脑出血风险升高相关，应戒烟。

推荐意见：

（1）对患者脑出血复发风险分层评估将影响治疗策略，脑出血复发风险应考虑以下因素：①初发脑出血部位（脑叶）；②高龄；③MRI T2* 加权梯度回波成像（MRI GRE-T2*），SWI序列显示微出血病灶部位及其数量；④正在口服抗凝药物；⑤载脂蛋白 ε2 或 ε4 等位基因的携带者（Ⅱ级推荐，B级证据）。

（2）所有脑出血患者均应控制血压，脑出血发生后应立即给予控制血压的措施（Ⅰ级推荐，A级证据）。长期血压控制目标不超过 130/80 mmHg 是合理的（Ⅱ级推荐，B级证据）。

（3）改变生活方式，包括避免每天饮酒超过2次，避免吸烟和药物滥用，治疗阻塞性睡眠呼吸暂停等可能对预防脑出血复发有益（Ⅱ级推荐，B级证据）。

（4）需要抗栓治疗时，对合并非瓣膜性心房颤动的脑叶出血患者建议避免长期服用华法林抗凝治疗以防增加出血复发风险（Ⅱ级推荐，B级证据）。

（5）当具有应用抗栓药物的明显指征时，非脑叶出血患者可以应用抗凝药物，所有脑出血患者都可应用抗血小板单药治疗（Ⅱ级推荐，B级证据）。

（6）当有明显的抗凝药物使用指征时，抗凝药物相关性脑出血重启抗凝治疗的最佳时间尚不明确。在非机械瓣膜患者中，至少在4周内应避免口服抗凝药物（Ⅱ级推荐，B级证据）。如果有使用指征，脑出血后数天可开始阿司匹林单药治疗，尽管其最佳使用时间尚不清楚（Ⅱ级推荐，B级证据）。

（7）没有足够证据表明在脑出血患者中应限制他汀类药物的使用（Ⅱ级推荐，C级证据）。

第四节　脑出血的治疗

脑出血的治疗包括内科治疗和外科治疗，大多数患者均以内科治疗为主，如果病情危重或发现有继发原因，且有手术适应证者，则应该进行外科治疗。

一、内科治疗

（一）一般治疗

脑出血患者在发病后的最初数天内病情多不稳定，应常规予以持续生命体征监测、神经系统评估、持续心肺监护，包括袖带血压监测、心电图监测、血氧饱和度监测。脑出血患者的吸氧、呼吸支持及心脏病的处理原则同《中国急性脑出血诊治指南2018》。

（二）血压管理

脑出血患者常常出现血压明显升高，且升高幅度通常超过缺血性脑卒中患者，并与死亡、残疾、血肿扩大、神经功能恶化等风险增加相关。研究表明血压升高可能促使血肿周围水肿扩大及再出血，会造成脑出血患者转归不良。

推荐意见：

（1）应综合管理脑出血患者的血压，分析血压升高的原因，再根据血压情况决定是否进行降压治疗（Ⅰ级推荐，C级证据）。

（2）当急性脑出血患者收缩压＞220 mmHg时，应积极使用静脉降压药物降低血压；当患者收缩压＞180 mmHg时，可使用静脉降压药物控制血压，根据患者临床表现调整降压速度，160/90 mmHg可作为参考的降压目标值（Ⅲ级推荐，C级证据）。早期积极降压是安全的，其改善患者预后的有效性还有待进一步验证（Ⅲ级推荐，B级证据）。

（3）降压治疗期间应严密观察血压水平的变化，每隔5～15分钟进行1次血压监测（Ⅰ级推荐，C级证据）。

（三）血糖管理

1. 高血糖

无论既往是否有糖尿病，入院时的高血糖均预示脑出血患者的死亡和不良转归风险增高。

2. 低血糖

低血糖可导致脑缺血损伤及脑水肿，严重时可导致不可逆损害，需密切监测，尽早发现，及时纠正。

推荐意见：

血糖值可控制在7.7～10.0 mmol/L。应加强血糖监测并予相应处理：①血糖超过10 mmol/L时可给予胰岛素治疗；②血糖低于3.3 mmol/L时，可给予10%～20%葡萄糖口服或注射治疗。目标是达到正常血糖水平。

（四）体温管理

脑出血患者早期可出现中枢性发热，特别是大量脑出血、丘脑出血或脑干出血者。入院72小时内发热持续时间与临床转归相关，这为积极治疗发热以使脑出血患者的体温维持在正常水平提供了理论依据。需注意的是，发病3天后，患者可能因感染等原因引起发热，此时应该针对病因治疗。

（五）药物治疗

1. 止血治疗

推荐意见：由于止血药物治疗脑出血的临床疗效尚不确定，且可能增加血栓栓塞的风险，不推荐常规使用（Ⅰ级推荐，A级证据）。

2. 其他药物治疗

推荐意见：神经保护剂、中药制剂的疗效与安全性尚需进行更多高质量临床试验进一步证实（Ⅱ级推荐，C级证据）。

（六）病因治疗

脑出血的病因：口服抗凝药（OACs）相关脑出血；肝素相关脑出血；溶栓治疗相关的脑出血；抗血小板药物相关脑出血。

推荐意见：

（1）使用抗栓药物发生脑出血时，应立即停药（Ⅰ级推荐，B级证据）。

（2）华法林相关性脑出血患者可以考虑将人凝血酶原复合物（PCC）作为新鲜冰冻血浆（FFP）的一种替代选择（Ⅱ级推荐，A级证据）。对新型口服抗凝药物（达比加群、阿哌沙班、利伐沙班）相关脑出血，有条件者可应用相应拮抗药物，如依达赛珠单抗（Ⅱ级推荐，C级证据）。

（3）不推荐重组因子Ⅶ（rFⅦa）单药治疗口服抗凝药相关性脑出血（Ⅳ级推荐，D级证据）。

（4）对普通肝素相关脑出血，推荐使用硫酸鱼精蛋白治疗（Ⅱ级推荐，C级证据）。

（5）对溶栓药物相关脑出血，可选择输注凝血因子和血小板治疗（Ⅱ级推荐，B级证据）。

（6）对于使用抗血小板药物相关性脑出血，不推荐常规输注血小板治疗（Ⅰ级推荐，A级证据）。

（七）其他

针刺治疗的疗效与安全性尚需进行更多高质量临床试验进一步证实（Ⅲ级推荐，C级证据）。

（八）并发症治疗

1. 颅内压增高的处理

颅内压增高者，应卧床，适度抬高床头，严密观察生命体征（Ⅰ级推荐，C级证据）。

需要脱水降低颅内压时，应给予甘露醇静脉滴注，而用量及疗程依个体情况决定（Ⅰ级推荐，C级证据）。

同时，注意监测心、肾功能及电解质情况。必要时，也可用呋塞米、甘油果糖和（或）白蛋白（Ⅱ级推荐，B级证据）。

2. 痫性发作

（1）有癫痫发作者应给予抗癫痫药物治疗（Ⅰ级推荐，A级证据）。

（2）疑似为癫痫发作者，应考虑持续脑电图监测（Ⅱ级推荐，B级证据）。如监测到痫样放电，应给予抗癫痫药物治疗（Ⅲ级推荐，C级证据）。

（3）不推荐预防性应用抗癫痫药物（Ⅱ级推荐，B级证据）。

（4）脑卒中后2～3个月再次出现痫性发作的患者应接受长期、规律的抗癫痫药物治疗（Ⅳ级推荐，D级证据）。

3. 深静脉血栓形成和肺栓塞的防治

（1）卧床患者应注意预防深静脉血栓形成（Ⅰ级推荐，C级证据）。对疑似患者可进行D-二聚体检测及多普勒超声检查（Ⅰ级推荐，C级证据）。

（2）鼓励患者尽早活动、抬高下肢；尽可能避免下肢静脉输液，特别是瘫痪侧肢体（Ⅳ级推荐，D级证据）。

（3）可联合使用弹力袜加间歇性空气压缩装置预防深静脉血栓及相关栓塞事件（Ⅱ级推荐，B级证据）。

（4）对易发生深静脉血栓的高危患者（排除凝血功能障碍所致的脑出血患者），证实出血停止后可考虑皮下注射小剂量低分子量肝素或普通肝素预防深静脉血栓形成，但应注意出血的风险（Ⅱ级推荐，B级证据）。

二、外科治疗

（一）脑实质出血

外科手术以其快速清除血肿、缓解颅内高压、解除机械压迫的优势成为高血压脑出血治疗的重要方法。常见的脑实质出血的外科治疗包括开颅血肿清除术、微创手术（minimal invasive surgery，MIS）、去骨瓣减压术。

推荐意见：

对于大多数原发性脑出血患者，外科治疗的有效性尚不能充分确定，不主张无选择地常规使用外科或微创手术（Ⅱ级推荐，B级证据）。以下临床情况下，可个体化考虑选择外科手术或微创手术治疗：

（1）出现神经功能恶化或脑干受压的小脑出血者，无论有无脑室梗阻致脑积水的表现，都应尽快手术清除血肿（Ⅰ级推荐，B级证据）；不推荐单纯脑室引流而不进行血肿清除（Ⅱ级推荐，C级证据）。

（2）对于脑叶出血超过30 ml且距皮质表面1cm范围内的患者，可考虑标准开颅术清除幕上血肿（Ⅱ级推荐，B级证据）或微创手术清除血肿（Ⅱ级推荐，B级证据）。

（3）发病72小时内、血肿体积20～40 ml、GCS＞9分的幕上高血压脑出血患者，在有条件的医院，经严格选择后可应用微创手术联合或不联合溶栓药物液化引流清除血肿（Ⅱ级推荐，A级证据）。

（4）40 ml以上重症脑出血患者由于血肿占位效应导致意识障碍恶化者，可考虑微创手术清除血肿（Ⅱ级推荐，B级证据）。

（5）病因未明确的脑出血患者行微创手术前应行血管相关检查（CTA/MRA/DSA）排除血管病变，规避和降低再出血风险（Ⅱ级推荐，D级证据）。

（二）脑室出血

1. 脑室引流/纤溶药物治疗

脑室出血后血凝块溶解促进血肿吸收研究（CLEAR）是探讨纤溶治疗脑室出血的国际多中心随机对照试验（RCT），一期研究显示了脑室内纤溶治疗的安全性，三期试验将样本量扩展到500例。纳入标准包括血肿量<30 ml、脑室出血阻塞第三脑室或第四脑室。试验组每8小时经脑室外引流管注射1 mg阿替普酶，最多注射12次，对照组注射等量生理盐水，结果显示，两组神经功能预后良好率相似，但进一步分析后发现，选择合适的患者进行纤溶治疗可能是有效的，如脑室内出血量>20 ml者，应更早更快地清除血肿，将清除80%以上的血肿作为治疗目标。

参考国内研究及治疗经验，依据不同的血肿量进行相应治疗是合理的：①少量到中等量出血，意识清楚，GCS>8分，无梗阻性脑积水，可采用内科治疗或行腰池持续外引流；②出血量较大，超过侧脑室50%，GCS<8分，合并梗阻性脑积水，可行脑室钻孔引流术；③出血量大，超过脑室容积75%，甚至全部脑室血肿铸型，GCS<8分，显著颅内高压，可考虑开颅手术直接清除脑室内血肿。

推荐意见：

脑室外引流可以降低大多数脑室出血患者病死率（Ⅰa级推荐，B级证据）；利用立体定向血肿穿刺联合纤溶药物不能改善脑室出血患者神经功能预后（Ⅰb级推荐，A级证据）。

2. 其他

一些学者还建议使用其他方法治疗脑室出血，如脑内窥镜血肿清除和脑室造口术、脑室腹腔分流术或腰椎穿刺引流术等。

推荐意见：目前缺乏足够循证医学证据推荐治疗脑室内出血的手术治疗方法。脑室内运用组织型纤溶酶原激活剂（rt-PA）治疗方法的有效性有待进一步研究（Ⅱ级推荐，B级证据）。

（三）脑积水

脑室引流是一种降低颅内压的有效方法，尤其是对脑积水患者，其主要风险是感染。对GCS评分≤8分、在临床上有小脑幕切迹疝证据或伴有严重脑室出血或脑积水的脑出血患者，应考虑颅内压监测和脑室引流。

推荐意见：对伴有意识障碍的脑积水患者可行脑室引流以缓解颅内压增高（Ⅱ级推荐，B级证据）。

第五节　脑出血的康复治疗

一、脑出血的分期康复治疗

（一）急性期

（1）脑卒中急性期患者入住综合医院神经内科或卒中单元后，应立即给予全面的身体状况评估，成立多学科脑卒中康复治疗小组（Ⅰ级推荐，A级证据）。

（2）发病/入院24 h内应用NIHSS评分评价卒中的功能缺损情况，并启动二级预防措施（Ⅰ级推荐，A级证据）。

（3）稳定病情后经康复科或康复中心评估后根据具体情况进行个体化和全面的康复治疗（Ⅰ级推荐，A级证据）。

（4）告知患者及家庭成员/照顾者相关结果，获取家庭支持（Ⅱa级推荐，B级证据）。

（5）急性期患者收入卒中单元药物或手术治疗稳定病情后，应经康复科评估后进行个体化、全面的康复治疗（Ⅰ级推荐，A级证据）。

（6）卒中患者病情稳定（生命体征稳定，症状体征不再进展）后应尽早介入康复治疗，选择循序渐进的训练方式（Ⅰ级推荐，A级证据）。

（7）在卒中发病24 h内开始超早期大量活动会降低3个月时获得良好转归的可能性，目前不推荐（Ⅲ级推荐，B级证据）。

（8）卒中轻到中度患者发病24 h后可以进行床边康复、早期离床期的康复训练，早期采取短时间、多次活动的方式是安全可行的，以循序渐进的方式进行，必要时在监护条件下进行（Ⅰ级推荐，A级证据）。

（9）康复训练强度要个体化，充分考虑患者体力、耐力和心肺功能情况，在条件许可的情况下，开始阶段每天至少45分钟的康复训练，能够改善患者的有关功能，适当增加训练强度是有益的（Ⅱa级推荐，B级证据）。

（二）恢复期

（1）脑卒中恢复期需要康复治疗的患者，一般应入住综合医院康复科或康复专科医院，由多学科团队所组成的康复团队进行正规治疗与康复指导（Ⅰ类推荐，B级证据）。

（2）建议应用标准有效的量表来评价卒中患者的相关功能障碍、认知功能及神经精神情况，制订个体化治疗方案，确定适当的护理水平，并给予有针对性的康复指导与治疗。评价结果与预期效果应告知患者及家庭成员/照顾者，以获取家庭支持并开展家庭训练（Ⅰ类推荐，B级证据）。

（3）脑卒中恢复期康复的重点应该是全面的功能障碍康复，为患者下一步回归家庭、回归社会打下基础（Ⅰ类推荐，C级证据）。

（三）后遗症期

（1）有条件的社区医院也可以完成二级康复治疗内容（Ⅱa类推荐，B级证据）。要充分考虑患者和照顾者的愿望和要求，在专业机构康复治疗结束后，与患者居住地的康复机构对接，实现三级康复的系统服务，使患者享有终身康复服务（Ⅰ类推荐，A级证据）。

（2）没有足够的证据支持脑卒中后远程康复的有效性的结论（Ⅱa类推荐，B级证据）。

（3）脑卒中患者出院后在社区内进行康复治疗同样具有康复疗效（Ⅰ类推荐，A级证据）。

（4）社区康复中家庭成员参与患者自我管理计划可能是有益的，可以通过患者授权干预或者网络健康管理平台方式加强患者自我管理的效能（Ⅱa类推荐，B级证据）。

（5）推荐在社区康复中采用全科团队式康复管理模式、协同健康管理模式或者群组管理模式以更好地提高康复效果（Ⅰ类推荐，B级证据）。

（6）患者经三级康复，日常生活能力可明显改善，推荐加强日常生活能力治疗（Ⅰ类推荐，A级证据）。

（7）强制性运动治疗有助于改善日常生活能力（Ⅰ类推荐，A级证据）。

二、物理治疗

（一）健康教育

1. 脑出血照护知识宣传教育

（1）床上良肢位摆放：2小时/次。（Ⅰ级推荐，C级证据）。

（2）体位转移：包括床上侧面移动、前后移动、被动健侧翻身、患侧翻身、起坐训练、辅助和主动翻身起坐训练、床上桥式运动以及床椅转移训练等。（Ⅰ级推荐）。

（3）被动关节活动度训练：2~3次/天，小于正常关节活动范围10°，在正常关节活动范围的2/3以内，应避免不必要的损伤（Ⅰ级推荐）。

（4）脑卒中患者完成正规卒中康复治疗后应参与家庭或社区锻炼或体力活动项目（Ⅰ级推荐，A级证据）。

2. 控制脑出血相关危险因素

控制脑出血相关危险因素，如高血压等。

（二）运动疗法

1. 抗痉挛

（1）抗痉挛从发病早期开始，痉挛的处理原则应该以提高患者的功能、能力为主要目的（Ⅰ级推荐）。

（2）采用抗痉挛肢位，进行关节活动度训练、肌肉牵伸［Ⅱ/Ⅰ（上肢/下肢）级推荐，B级证据］。

（3）当痉挛影响功能和护理时，局部注射A型肉毒素结合康复训练有助于减轻痉挛，改善肢体功能（Ⅰ级推荐，A级证据）；口服解痉药（Ⅱa级推荐，A级证据），如替扎尼定（B级证据）、丹曲林和巴氯芬（C级证据）、苯二氮卓类（C级证据）。

（4）神经肌肉电刺激（NMES）或痉挛肌肉振动疗法（Ⅱb级推荐，A级证据）。

（5）鞘内注射巴氯芬对其他干预措施无效的严重痉挛性肌张力增高有效。（Ⅱb级推荐，A级证据）

（6）夹板或贴扎治疗可用于预防脑卒中后手腕和手指痉挛状态（Ⅲ级推荐；B级证据）。

（7）夜间或站立时使用踝足矫形器可预防踝部挛缩（Ⅱ级推荐，C级证据）。

2. 上肢活动

（1）功能性任务训练：即任务特异性训练。重复训练，定期逐渐提高难度，强化训练（Ⅰ级推荐；A级证据）。

（2）适合患者个体需求并最终转为出院环境的ADL训练（Ⅰ级推荐；A级证据）。

（3）适合患者个体需求并最终转为出院环境的IADL训练（Ⅰ级推荐；B级证据）。

（4）符合条件的患者可进行传统或改良强制性诱导运动疗法（CIMT）（Ⅱa级推荐；A级证据）。

（5）机器人疗法，可对中到重度上肢偏瘫患者实施更大强度的训练（Ⅱa级推荐；A级证据）。

（6）NMES用于仅有极小自主活动能力的患者或伴有肩关节半脱位的患者（Ⅱa级推荐；A级证据）。

（7）心理练习可作为上肢康复治疗的辅助手段（Ⅱa级推荐；A级证据）。

（8）虚拟现实训练（Ⅱa级推荐；B级证据）。

（9）躯体感觉再训练（Ⅱb级推荐；B级证据）。

（10）双侧训练模式（Ⅱb级推荐；A级证据）。

（11）患者视野范围内的主、被动关节活动度训练（Ⅰ级推荐，C级证据）；

（12）心理想象疗法（B级证据）

（13）镜像疗法（A级证据）；

（14）感觉刺激、经皮神经电刺激（TENS）、针灸、肌肉刺激、生物反馈、冷热水交替浸泡刺激、运动伴轻拍、毛刷轻擦等刺激（B级证据）；

（15）牵伸训练（A 级证据）

3. 下肢活动

下肢活动主要包括步行训练和转移训练。

（1）病情稳定，且 48 小时内病情无进展的患者可借助器械进行早期站立、步行康复训练（Ⅰ级推荐，A 级证据）。

（2）早日进行循序渐进、强化、任务特异性和目标导向性训练可有效改善下肢功能、改善转移技巧和移动能力，如步行距离和坐－站转移（Ⅰ级推荐，A 级证据）；

（3）提高卒中后移动能力的关键训练因素：活动特异性和功能性任务，逐渐增加难度和挑战性，足够强度、频率和持续时间，在卒中后的合适时间开始训练，进行强化和重复的移动性任务训练（Ⅰ级推荐；A 级证据）。

（4）可挽救性步态障碍（例如足下垂）患者使用踝足矫形器（AFO）（Ⅰ级推荐，A 级证据）。

（5）早期抗重力肌训练：患侧下肢负重支撑训练、患侧下肢迈步训练及站立重心转移训练（Ⅱ级推荐，B 级证据）。

（6）团体循环训练治疗（Ⅱa 级推荐，A 级证据）。

（7）有氧训练结合强化干预（Ⅱb 级推荐，A 级证据）。

（8）NMES 治疗足下垂（Ⅱb 级推荐，A 级证据）。

（9）活动平板训练（有或无减重）或平地步行训练结合传统康复治疗（Ⅱb 级推荐，A 级证据）。

（10）机器人辅助运动训练结合传统康复疗法（Ⅱb 级推荐，A 级证据）。

（11）早期不能行走或行走能力低下的患者可在减重下进行器械辅助步行，例如活动平板训练、机电步态训练仪、机器人设备、伺服电机（Ⅱb 级推荐，A 级证据）。

（12）TENS 结合日常活动改善移动能力、下肢力量和步态速度（Ⅱb 级推荐，B 级证据）。

（13）节律性听觉暗示疗法改善步行速度和协调性（Ⅱb 级推荐，B 级证据）。

（14）肌电生物反馈（Ⅱb 级推荐，B 级证据）。

（15）虚拟现实训练可作为常规步行训练的辅助疗法（Ⅱb 级推荐，B 级证据）。

（16）神经生理疗法（例如神经发育疗法、本体感觉神经肌肉易化技术）（Ⅱb 级推荐，B 级证据）。

（17）水疗（Ⅱb 级推荐，B 级证据）。

（18）对于轻到重度下肢功能障碍患者，亚急性期/慢性期力量训练均有益（Ⅰ级推荐，C/B 级证据），但不可加重疼痛或张力（A 级证据）。

（19）生物反馈训练可作为改善步态及平衡功能的辅助措施（B 级证据）。

4. 平衡训练

脑卒中后有平衡功能障碍的患者应进行平衡训练（A 级证据）。

（1）进行平衡功能、平衡信心和跌倒风险方面的评估（Ⅰ级推荐，C 级证据）。

（2）提供平衡训练计划（Ⅰ级推荐，A级证据）。

（3）安装辅助装置或矫形器（Ⅰ级推荐，A级证据）。

（4）随意和反馈性平衡控制训练均应进行（Ⅰ级推荐，C及证据）。

（5）躯干/坐位平衡练习、有或无多重感觉干预的任务导向性练习、压力平台生物反馈练习（Ⅰa级证据，A级证据）。

（6）太极、水疗和部分减重训练有助于改善平衡功能（Ⅰb级推荐，B级证据）。

（7）姿势训练和任务导向疗法（Ⅱb级推荐，C级证据）。

（8）床上各方向的翻身训练及卧位和坐位转换训练（Ⅱb级推荐，C级证据）。

（三）心脏功能和呼吸功能

（1）卒中后血氧分压、氧饱和度、肺活量、1秒用力呼气量可以用作评价肺功能的监测指标（Ⅱ级推荐，B级证据）。

（2）实施个体化锻炼方案增强心肺功能和降低卒中复发风险（Ⅰ级推荐；A级证据）。

（3）尽早离床接受常规的运动功能康复训练，进行增强心血管适应性方面的训练，如活动平板训练、水疗等（Ⅱ级推荐，B级证据）。

（4）加强床边呼吸道管理和呼吸功能康复（Ⅱ级推荐，B级证据）。

（5）病情稳定后，应进行有氧训练（Ⅰ级推荐）。

（6）患者体力、耐力和肺功能情况允许的情况下，可进行≥45分钟，每周5天的康复训练（Ⅱ级推荐，B级证据）。

（四）适应性装置、耐用医疗设备、矫形器和轮椅

（1）步行辅助装置（例如手杖、助行器）帮助改善步态和平衡功能（Ⅰ级推荐；B级证据）。

（2）AFO改善踝关节不稳定或踝背屈无力（Ⅰ级推荐；B级证据）。

（3）不能步行或步行受限患者使用轮椅（Ⅰ级推荐；C级证据）。

（4）使用适应性和辅助性装置提高安全性和转移功能（Ⅰ级推荐；C级证据）。

（五）物理因子治疗

恰当的物理因子治疗配合运动疗法可有效改善脑卒中患者的上下肢功能，改善肢体痉挛状态，减轻疼痛等。如：经颅磁刺激，电动起立床，下肢减重智能训练系统，功能性电刺激（A级证据），低频、中频和高频电刺激，热疗（如蜡疗）等。

三、作业治疗

(一) 治疗目标

1. 急性期

(1) 预防并发症。

(2) 筛查患者功能情况,评估其预后及后续所需康复服务。

(3) 维持及提高 ADL 能力。

(4) 提高基础功能(感觉、运动、认知等),为进一步的功能训练做准备。

2. 康复期

(1) 预防并发症。

(2) 提高基础功能。

(3) 最大限度提高 ADL 能力。

(4) 提高 IADL 能力。

(5) 促进患者适应功能障碍。

(6) 照顾者宣教及训练。

(7) 促进安全出院。

3. 后遗症期

(1) 加强残存和现有功能恢复,最大限度地生活自理。

(2) 健侧代偿,适时使用辅具。

(3) 防止肌张力和挛缩进一步加重,避免废用综合征及骨质疏松等。

(4) 环境改造和必备职业技能训练。

(5) 加强心理疏导,激发主动参与意识。

(6) 发挥家庭和社会的支持作用。

(二) 治疗方案

根据患者情况制订个体化的治疗方案,个体化的康复计划应该是以患者为中心的,其目标应该由患者、家属、照顾者和康复团队共同决定(C 级证据)。治疗强度和时间应适当,根据患者的需求和耐受程度而进行个体化设计(A 级证据)。治疗应包含使用重复性和一定强度的患者认可且对其具有挑战性的任务,以使患者获得功能性任务或活动所需的必要技能(A 级证据)。康复团队应在患者住院期间促使其将所学技能转化并应用到日常生活中(A 级证据)。

（三）治疗措施

1. 预防并发症

（1）良肢位摆放。进行良姿位摆放宣教，促进躯体正确的对位对线，防止肩关节半脱位及关节畸形。鼓励患侧卧位，适当健侧卧位，尽可能少采用仰卧位，应尽量避免半卧位，保持正确的坐姿（Ⅰ级推荐）。休息时应给予患肢支撑并保持良好的姿势（B级证据）。在使用轮椅的过程中保护并支撑好患侧上肢，如借助轮椅手托或枕头（C级证据）。肩吊带仅在软瘫期使用，因其可能减少患侧上肢的使用、限制其运动，可能导致挛缩且影响患者形象（C级证据）。

（2）安全教育。针对有跌倒风险、感知觉障碍、偏盲、偏侧忽略等问题的患者，要进行防跌倒、擦伤等安全教育。

（3）静脉血栓和水肿的预防。对于卧床时间较多的患者，可提供压力袜（Ⅲ级推荐，B级证据）或压力手套，防止静脉血栓或水肿。预防深静脉血栓可考虑应用分级弹力袜及间歇气动压力装置作为辅助治疗措施（Ⅱ级推荐，B级证据）。

（4）预防肩关节半脱位和肩痛。

（5）预防压疮。对患者、家属及照顾者进行宣教（如定时翻身，最多不超过两小时翻一次）。

2. 患者及照顾者教育

（1）提高患者和照顾者对疾病的认识。

（2）教会照顾者用安全正确的方法来辅助患者参与日常活动。

（3）对患侧参与ADL的重要性和技巧进行宣教。

（4）患侧的护理和保护方法宣教。

（5）预防压疮。对患者、家属及照顾者进行宣教（定时翻身，最多不超过两小时翻身一次）。

（6）照顾者照顾技巧及自我保护方法宣教。

（7）恰当使用辅助器具减轻照顾者负担。

（8）处理患者因认知障碍及情绪问题导致的心理问题。

3. 强制性运动疗法

对符合条件的患者可使用强制性运动疗法或其改良办法（Ⅱa级推荐，A级证据）。

4. 想象疗法

在确定患者可积极参与后，可进行想象疗法来提高上肢的感觉运动功能（A级证据）。

5. 镜像疗法

对严重偏瘫的患者可考虑使用镜像疗法作为运动疗法的辅助措施，它可能会提高患者的上肢功能和 ADL 能力（A 级证据）。

6. 强化练习

可作为功能性活动训练的辅助措施（Ⅱa 级推荐，B 级证据）。

7. 感觉训练

对于躯体感觉丧失的脑卒中患者，可以考虑进行躯体感觉再训练以改善感觉辨别能力（Ⅱb 级推荐，B 级证据）。

8. 双边训练模式

可能对上肢治疗有用（Ⅱb 级推荐，A 级证据）；但与单侧上肢训练相比，不建议采用双侧上肢训练来改善上肢运动功能（A 级证据）。

9. 机器人治疗

可用于给中度至重度脑卒中患者提供加强练习（Ⅱa 级推荐，A 级证据）。

10. 虚拟现实训练

可应用于上肢运动训练（Ⅱa 级推荐，B 级证据）。包括沉浸式技术（例如头戴式或人机界面式）和非沉浸式技术（例如游戏设备），都可以用作其他康复疗法的辅助工具，以提供更多的、能让患者参与和反馈的、可重复的、具有一定强度和以任务为导向的训练（A 级证据）。虚拟现实训练可以考虑用于语言、视觉和空间学习，但它的有效性尚未得到很好的证实（Ⅱb 级推荐，C 级证据）。

11. 认知功能训练

（1）关注患者的注意力。认知功能康复治疗需重点关注患者的注意力问题，在干预记忆、语言、抽象思维等复杂功能前要尽量保障患者的注意可持续时间。注意力涣散将直接影响患者整体的康复效果。可进行视觉注意训练，根据警觉水平安排训练时间，于警觉水平最高时安排高警觉要求的任务，每日记录治疗维持时间，对患者的进步予以鼓励。

（2）丰富环境刺激。通过丰富的环境来提高患者的认知活动参与度（Ⅰ级推荐，A级证据）。

（3）认知训练策略。通过实际的、代偿性的和改良技巧的认知训练策略来提高患者的独立性（Ⅱa 级推荐，B 级证据）。

（4）代偿性认知策略。包括内部策略（如视觉意象，语义组织，间隔练习）和外部记忆辅助技术（如笔记本，呼唤系统，电脑，其他提醒设备）（Ⅱb 级推荐，A 级证据）。

（5）无错性学习。无错性学习技术对于有严重记忆障碍的患者学习特定技能或知识可能是有效的，尽管将其转移到新任务或对改善整体功能性记忆等效果有限（Ⅱb 级推荐，B 级证据）。

（6）音乐治疗。音乐治疗可能有助于改善言语记忆（Ⅱb 级推荐，B 级证据）。

12. 运动

运动可作为脑卒中后改善认知和记忆的辅助治疗（Ⅱb 级推荐，C 级证据）。

13. 失用症的康复训练

（1）渐进策略训练（Ⅱb 级推荐，B 级证据）。
（2）姿势训练（Ⅱb 级推荐，B 级证据）。
（3）有或无心理预演的任务练习（Ⅱb 级推荐，C 级证据）。

14. 偏侧忽略训练

（1）宣教：对患者、家属和照顾者进行视空间忽略和治疗建议的宣教（C 级证据）。
（2）自上而下和自下而上的重复干预（Ⅱa 级推荐，A 级证据）。

15. 日常生活活动能力训练

所有脑卒中患者均应接受针对个人需求和最终出院环境的 ADL 培训（Ⅰ级推荐，A 级证据）。
（1）最大限度提高患者 ADL 的功能独立性。
（2）在进行功能活动时尽量多使用正常的运动模式。
（3）在进行功能训练时考虑运动再学习理论。
（4）技能的转化：将所学技能泛化使用到相似的或更难的功能性任务活动中。
（5）代偿性方案：治疗师根据患者自身功能恢复的最大限度及其保留的功能情况，为患者提供代偿的步骤或技巧（如完成 ADL 的单手技巧）。对于患侧上肢无任何主动活动的患者，应教会患者和照顾者使用代偿技巧和辅具来参与基本的 ADL 活动（B 级证据）。在患者能独立完成 ADL 或恢复主动运动前，应持续告知患者代偿技巧的使用方式（C 级证据）。

16. 工具性日常生活活动能力训练

IADL 训练包括购物训练；家务训练；电话使用及其他交流设备的使用；财务管理；交通工具的使用。

17. 驾驶能力训练

（1）根据安全和当地法律对患者进行认知、知觉、运动功能的评估（Ⅱa 级推荐，B 级证据）。

（2）可通过模拟驾驶评估来推测患者是否适合驾驶（Ⅱb 级推荐，C 级证据）。

（3）未通过驾驶健康测试的患者应进行驾驶康复项目训练（Ⅱa 级推荐，B 级证据）。

（4）对于在驾驶健康测试中有成功表现，似乎已准备好重新开始驾驶的患者，应由授权人员进行道路测试（Ⅰ级推荐，C 级证据）。

18. 工作能力训练

（1）最大限度地提高患者的躯体及认知功能，以重返之前的工作或适应新的工作。
（2）工作改造：单手技巧，设备或工作环境改造。
（3）对考虑重返工作的患者进行认知、知觉、运动功能的评估（Ⅱa 级推荐，C 级证据）。

19. 娱乐休闲活动训练

（1）评估患者的兴趣爱好，寻找与其功能及兴趣爱好相匹配的娱乐休闲活动。
（2）挖掘新的兴趣爱好或通过改良的方法继续参与之前的兴趣爱好。
（3）提供有关保持积极健康生活方式的重要信息，促进患者参与休闲和娱乐活动（Ⅱa 级推荐，B 级证据）。
（4）培养患者解决问题的自我管理技能，以克服参与主动活动的障碍（Ⅱa 级推荐，B 级证据）。
（5）在住院康复期间和出院过渡期间，可开展有关休闲/娱乐活动的教育和培养自我管理的技能（Ⅱa 级推荐，B 级证据）。

20. 辅具的使用

（1）治疗师会鼓励患者最大限度地使用已恢复或残留的运动功能来参与日常活动，但当患者的功能恢复停滞不前或缓慢时，为了提高患者的安全及功能活动水平，作业治疗师会在提供辅具使用建议前，先给患者推荐代偿技巧（如单手技巧）。
（2）当患者无法使用或学会其他策略来完成功能性活动，或存在安全问题时，出于安全和功能的考虑，应使用改良的或辅助性设备（Ⅰ级推荐，C 级证据）。
（3）如有需要可使用移动性辅具（如拐杖、助行器）来辅助步态和平衡功能，可改善移动效率和安全性（Ⅰ级推荐，B 级证据）。
（4）对无法移动或步行的患者可使用轮椅（Ⅰ级推荐，C 级证据）。
（5）可提供功能性动态辅具来促使患者完成一些重复的任务性活动训练（B 级证据）。
（6）辅具的使用可避免患者进行较费力或较难的活动，防止联合反应和患侧肢体的肌张力升高。
（7）辅具可减轻照顾者的负担。

21. 矫形器和压力治疗

(1) 抗痉挛腕手矫形器。
(2) 手休息垫。
(3) 拇对掌静态或动态矫形器（辅助对指活动）。
(4) 肩吊带。
(5) 压力治疗。

22. 环境改造

(1) 出院前家访。
(2) 照顾者和患者防跌倒教育和家居安全教育。
(3) 出院后家访。

23. 社会心理调适

(1) 提高患者及家属对疾病的适应。
(2) 提供心理支持和鼓励，让患者和家人通过个人咨询或自我管理小组等促进性小组，体现对住院治疗、生活方式改变、身体形象改变和疾病进展的持续反应。
(3) 将患者转介至互助小组。

24. 出院前准备

(1) 在患者出院转介到其他机构或重返社区之前应对其转介需求进行评估，以保证平稳过渡（B级证据）。
(2) 在患者出院或转介之前应进行以下服务：①对于康复团队和/或家属对患者功能障碍产生的安全问题有担忧的，应该由专业人员在出院前进行家访（C级证据）。
(3) 对患者的家居环境辅具及环境改造需求进行评估（C级证据）。
(4) 对照顾者进行宣教、训练，并提供帮助患者参与 ADL 所需的辅助资源获取途径，以提高患者的独立性（B级证据）。

25. 随访

根据患者的情况，提供一下随访或后续康复服务。
(1) 后续康复服务：患者出院后可能需要针对某些问题进行门诊训练，而仍需进一步全面康复训练的患者可能会转介至下级医院或康复医院。
(2) 社区服务：患者出院回家后，治疗师有条件可进行家访，以提高照顾者的照顾技能，教给患者家庭训练方法，确保辅具的恰当使用和环境的恰当改造。

四、言语－语言功能障碍的康复治疗

（一）原则

1. 针对性治疗

注意抓住患者现阶段的主要问题进行针对性治疗，并在不同阶段有所侧重

2. 渐进性治疗

在治疗过程中，应注意根据患者的实际情况和治疗效果，循序渐进，小步递进，逐渐达到阶段性治疗目标。

3. 个性化治疗

每个言语障碍的个体都有其不同的语言习惯、年龄和性别特点，言语异常的类型、程度等，应根据言语功能的评估结果，制订个性化治疗方案，应用适合个体特点的治疗方法进行治疗。

4. 主动式治疗

在言语治疗过程中，治疗师应设计合适的情景，努力调动患者积极性，在治疗中主动参与互动。

5. 家庭参与

必须重视家庭治疗的作用。可在每次治疗后，布置一些与单日训练内容有关的练习，让患者在家人或陪护的帮助下，自行在家庭日常生活中完成，以巩固疗效。

（二）失语症的治疗

失语症治疗是利用各种方法改善患者的语言功能和交流能力，使之尽可能像正常人一样生活。原则上所有失语症都是适应证，但有明显意识障碍，情感、行为异常和精神疾病的患者不适合训练。

脑卒中早期失语症患者的康复目标主要是促进交流的恢复，帮助患者制订交流障碍的代偿方法，以及对患者周围人员宣教，促使其与患者积极交流，减少对患者的孤立，满足患者的合理愿望和需求。

（三）构音障碍的治疗

构音障碍治疗的目的是使构音器官重新获得运动功能，促进患者发声说话。治疗要在安静的场所进行，急性期可以在床旁进行，如果患者能够在轮椅上坚持 30 分钟，可在治疗室内进行。

　　构音障碍的治疗包括三部分：口部运动治疗、构音运动治疗、构音语音治疗。口部运动治疗是构音障碍治疗的生理基础，掌握目标音位是最终目的，所以在构音障碍治疗过程中，构音语音训练是主线，可根据患者的具体情况辅以口部运动治疗和构音运动治疗。

　　（1）建议由言语治疗师对存在交流障碍的卒中患者从听、说、读、写、复述等几个方面进行评价，对语音和语义障碍进行针对性的治疗（Ⅱ级推荐，C级证据）。

　　（2）建议卒中后存在交流障碍的患者早期开始语言功能康复，适当增加语言康复训练强度是有效的（Ⅰ级推荐，A级证据）。

　　（3）卒中早期可针对患者听、说、读、写、复述等障碍给予相应的简单指令训练、口颜面肌肉发音模仿训练、复述训练，口语理解严重障碍的患者可以试用文字、书写或交流板进行交流（Ⅱ级推荐，B级证据）。

五、吞咽障碍的康复治疗

（一）针对不同部位、不同病情脑出血患者应强调个体化治疗

1. 口腔准备期及口腔期吞咽障碍

①食物选择上最好采用半流质食物如菜泥；②进食时患者头宜适度向后仰；③改进进食器具，减少食物推送距离；④口面肌群训练；⑤唇舌运动；⑥适当的电刺激；⑦腭咽闭合训练等。

2. 咽期吞咽障碍

①改变食团大小，性状及味道；②深层咽肌刺激；③呼吸肌训练；④手法训练；⑤吞咽方式改进；⑥声带内收训练等。

3. 治疗性进食

应明确治疗对象的病因、吞咽障碍的程度和清醒水平，以确定是否适宜进行治疗性进食。需根据评估结果制定适合患者的进食处方。内容包括进食准备（进食环境、食物的选择、餐具的选择），进食的方式（食物在口中的位置、一口量及进食速度、进食前后处理），进食体位与姿势等。

（二）注意事项

1. 气管切开患者

必须仔细评估吞咽各期。有气囊患者需注意气囊压力，合适的训练方式，以及正确的吸氧等。

2. 轻度脑神经损伤患者

轻度脑神经损伤患者具有比重度脑神经损伤患者更好的生理恢复基础，应帮助患者树立信心和采取鼓励措施。

3. 不能行走的患者

不能行走的患者在恢复期所遇到的困难要比那些能独立行走或辅助下行走的患者多，应更注重多学科多部门合作。

4. 预防肺部感染

预防吸入性肺炎，从果冻状食物开始，逐步过渡到固体、软食、半流质、流质食物。

六、假肢矫形器治疗

矫形器是用于改变神经、肌肉、骨骼系统功能特性或结构的体外装置，有稳定和支持、固定和保护、预防和矫正畸形、控制挛缩和促进康复的功能。

（一）治疗目标

1. 急性期

预防并发症，预防挛缩变形，预防疼痛发生，辅助良肢位摆放，维持患者功能，为后续康复治疗提供保障。

2. 恢复期

预防并发症，预防/矫正挛缩畸形，预防或减轻疼痛，降低肌张力，稳定和支持/固定和保护患者功能，辅助患者功能训练。

3. 后遗症期

预防/矫正挛缩畸形，预防或减轻疼痛，降低肌张力，稳定和支持、固定和保护患者功能，补偿缺失功能，辅助患者进行康复锻炼。

（二）治疗方案

根据患者情况制订个体化的治疗方案，矫形器处方由矫形器技师、康复科医生根据评估结果及患者需求共同制订，用以改善患者肢体功能，辅助患者进行康复锻炼及日常生活活动。

（三）治疗措施

1. 急性期

（1）肩部矫形器：应用于患侧肩关节，其作用是预防及治疗肩关节半脱位，缓解肩部疼痛。（Ⅱ级证据，B级推荐）

（2）休息位腕手矫形器：是应用于患侧腕关节及手部的矫形器，其作用是将腕关节、手指固定于休息位，预防腕关节及患手挛缩变形。（Ⅱ级证据，B级推荐）

（3）功能位腕手矫形器：与休息位腕手矫形器相似，腕关节背伸 $25°\sim30°$，掌指关节屈曲<45°，指间关节可稍屈曲。大拇指对掌对指（蚓状抓握）。其作用是改善患侧腕关节和手部的肌张力，预防挛缩变形。（Ⅱ级证据，B级推荐）

（4）静态踝足矫形器：用于下肢肌力减退，将踝关节固定于功能位，其作用是预防踝关节和足部挛缩。（Ⅱ级证据，B级推荐）

（5）踝足托：又称防旋鞋，适用于患者早期卧床阶段，能将踝关节固定于功能位，通过可调足底横板控制髋关节内、外旋角度。其作用是预防踝关节挛缩。（Ⅱ级证据，B级推荐）

2. 恢复期

（1）肩部矫形器：同上。

（2）功能位腕手矫形器：同上。

（3）动态肘腕手矫形器：用于肘关节、腕关节及手部的矫形器，带肘铰链，能够控制肘关节屈伸角度，将前臂及手掌置于功能位（功能位腕手矫形器）。其作用是降低肌张力，预防挛缩变形，辅助功能康复训练。

（4）静态踝足矫形器：同上。

（5）抗地面反作用力踝足矫形器：在静态踝足矫形器的基础上，胫骨前侧上至髌骨下至胫骨中上段与小腿后侧矫形器连成一体。其作用是稳定膝关节，防止膝关节过伸，并稳定踝关节于功能位。（Ⅱ级证据，B级推荐）

（6）膝踝足矫形器：用于膝关节、踝关节及足部的矫形器，能够控制膝关节、踝关节及足部，固定和支持下肢。其作用是预防关节变形及辅助康复训练。（Ⅱ级证据，B级推荐）

3. 后遗症期

（1）功能位腕手矫形器：同上。

（2）动态腕手矫形器：将腕关节固定于功能位。利用钢丝、橡皮筋或弹簧的弹性，辅助手指伸展，同时手指还可以做屈曲运动。其作用是辅助患侧腕关节和手进行抓握活动，促进康复训练。（Ⅱ级证据，B级推荐）

（3）肘腕手矫形器：同上。

（4）静态踝足矫形器：同上。

（5）动态踝足矫形器：在静态踝足矫形器的基础上，将矫形器小腿部与足部分开，中间用踝关节铰链连接，能够保持踝关节的背屈、跖屈功能。其作用是辅助和强化患侧下肢踝关节的功能训练。（Ⅱ级证据，B级推荐）

（6）抗地面反作用力踝足矫形器：同上。

（7）膝踝足矫形器：同上。

七、社会康复治疗

主要采用康复辅导、社会行为活动训练等方式，协助患者建立合理的康复期望和目标，认识疼痛及疼痛处理方法；出院前给予出院准备指导，提供家庭康复技巧指导、工作安置协调及雇主综合咨询等服务。出院后通过个案管理服务，采取家庭探访、电话跟进等形式，对患者工作适应相关的范畴进行干预或协调，促进患者更好地回归社会。

（一）住院期

住院期主要采用伤残适应小组辅导、医疗依赖者家属辅导及家庭咨询等方式，对患者家属的伤后情绪问题提供专业支持，舒缓压力，协助他们建立合理的康复期望和目标，适应及接受病后的生活转变，了解并接受家庭角色的转换。

（二）出院准备期

对患者及家属进行出院准备指导、社会环境适应干预等，促进患者顺利回归社区及维持家庭关系。

（三）出院后

出院后对患者及家属提供持续的个案管理服务。通过重返社区的跟进协调服务，对患者家庭社会适应相关的范畴进行干预或协调，促进患者家庭更好地融入社会生活，减少照顾者压力。

八、康复护理

（一）躯体移动障碍

与偏瘫或平衡能力降低有关。

护理目标：稳定患者情绪，积极配合语言和肢体功能的康复训练，促进语言表达能力和躯体活动能力逐步改善。

护理措施：

（1）生活护理，洗漱，进食，如厕，穿脱衣服。

（2）康复护理，早期肢体被动和主动运动。

（3）安全护理，固定好床栏，扶手，防跌倒。

（4）心理护理，关心尊重患者，指导患者及家属正确面对疾病，增强患者自我照顾的能力与信心。

（二）语言沟通障碍

与语言中枢功能受损有关。

护理目标：配合言语康复训练，逐步提高语言表达能力。

护理措施：

（1）增强患者信心，鼓励其说话，对患者取得的成功给予表扬。

（2）鼓励并指导患者用非语言方式表达自己的需要和情感。

（3）进行语言康复训练，由简单开始，循序渐进，树立战胜疾病的信心。

（三）日常生活活动能力受限

日常生活活动能力受限与一侧肢体瘫痪有关。

护理目标：提高患者卧床期间舒适度，满足其生活需要。

护理措施：

（1）协助患者完成自理活动，鼓励患者寻求帮助。

（2）物品放在易取处，一般多放于患者健侧。

（3）进行良肢位摆放，指导协助进行肢体功能位锻炼，如肢体屈伸，抬腿等被动运动。

（四）压疮

与一侧肢体瘫痪，长期卧床有关。

护理目标：患者无新发压疮。

护理措施：预防压疮最有效的方法是定时翻身，按摩受压部位，每2～3小时翻身一次；使用气垫床，骨突处垫软枕，减轻局部受压；保持床位干燥整洁，大小便后及时清洁。

（五）跌倒受伤

与肢体行动不便有关，尤其是老年患者。

护理目标：患者无新发损伤。

护理措施：

（1）正确评估患者的危险因素，与患者和家人共同制定护理措施。

（2）对意识不清的患者加床栏，防止患者坠床，走廊安装扶手，以防跌倒。

（3）家属24小时陪伴。

（六）疾病知识缺乏

与患者受教育程度有关。

护理目标：患者对疾病及其治疗护理措施有一定的了解和掌握。

护理措施：

（1）向患者及家属介绍疾病的相关知识，使患者对疾病有一定的了解。

（2）做好健康宣教工作，讲解内容通俗易懂。

（3）介绍患者及家属参观本科室的宣传栏，鼓励患者家属参加本科室的知识讲座和培训。

（七）焦虑

与担心疾病预后有关。

护理目标：患者无严重焦虑情绪。

护理措施：给予心理护理，与患者多沟通，讲解疾病康复较好的病例给患者听，增加患者的自信，树立其战胜疾病的信心。

（八）潜在并发症

泌尿系感染和便秘。

护理目标：无泌尿系感染和便秘发生。

护理措施：

（1）保持会阴清洁干燥，湿衣裤及时更换。

（2）留置导尿管的患者，定时开放尿管，每2小时开放一次，尿管护理每日两次，导尿管定期更换。患者翻身时，应将集尿袋固定，高于患者平卧位，以免尿液反流引起泌尿系感染，严密监测尿量，颜色，如有异常及时通知医生。

（3）防止便秘，每日给患者吃含纤维素多的食物，新鲜的水果蔬菜，每日早晚给患者按摩腹部。

（4）患者超3天未解大便者可适当给予缓泻剂。

九、心理康复

应重视患者脑出血后的心理问题并帮助其建立适当的应对策略。根据患者的性格、教育水平、躯体情况、家庭支持等，采用相关的心理疗法，如认知行为疗法、心理支持治疗、家庭治疗、问题解决等以帮助患者克服心理问题，增加治疗的依从性；形式可以采用多种方式，如个体治疗、团体治疗。对于部分具有严重睡眠及精神症状的患者，请精神科医生进行药物干预。

十、传统康复治疗

（一）辨证论治

1. 中经络

（1）风痰入络证：突然半身不遂，口舌歪斜，突然偏身麻木，肌肤不仁，头晕目眩。舌暗淡，苔白腻，脉弦滑。多见于脑出血的急性期。

（2）风阳上扰证：突然半身不遂，偏身麻木，舌强言謇或不语，或口舌歪斜，心烦易怒，舌红苔薄白，脉弦。多见于急性期。

（3）痰热腑实：半身不遂，口舌歪斜，言语不利，腹胀便干便秘，痰多，舌暗红苔黄腻，脉弦滑。

（4）气虚血瘀证：半身不遂，口眼歪斜，面色无华，气短乏力，手足水肿，舌暗淡苔薄白或白腻，脉沉细。

（5）阴虚风动证：头晕耳鸣，腰膝酸软，突发口眼歪斜，言语不利，舌暗红少苔或无，脉弦细或弦细数。

2. 中脏腑

（1）阳闭：突然晕倒，不省人事，牙关紧闭，口噤不开，两手握固，面赤身热，躁扰不宁，舌苔黄腻，脉弦滑。

（2）阴闭：突然晕倒，不省人事，牙关紧闭，口噤不开肢体强痉，静卧不烦，四肢不温，苔白腻，脉沉滑缓。

（3）脱证：突然昏倒，不省人事，目合口张，鼻鼾息微，手撒肢冷，大小便自遗，肢体瘫软。舌痿，脉微欲绝。

辨病分期分型与辨证相结合诊断是中西医结合临床诊断的主要思路。急性期病情轻、中型者，多见于中经络，辨证可为风痰阻络证、风阳上扰证等；病情重者多见于中脏腑，辨证可为痰湿、痰热所致的闭证，患者甚至出现元气败脱等表现。恢复期多见气虚血瘀证、阴虚风动证等；恢复后期及后遗症期多见于肝肾亏虚证等。

推荐根据脑出血的诊断标准确定诊断并进行分期分型；同时按照中医诊断标准进行病类诊断确定为中经络、中脏腑，然后进行辨证；最后将脑出血分期分型与中医辨证相结合，形成脑出血分期分型与辨证相结合的中西医结合诊断（Ⅱ级推荐）。

（二）中药治疗

1. 中经络

（1）风痰入络证。治法：熄风化痰，活血通络。推荐方剂：半夏白术天麻汤加减。

（2）风阳上扰证。治法：清肝泻火，熄风潜阳。推荐方剂：天麻钩藤饮加减。

（3）痰热腑实证。治法：治以化痰通腑，推荐方剂：星蒌承气汤加减。

（4）气虚血瘀证。治法：益气活血，扶正祛邪。推荐方药：补阳还五汤加减心悸、胸闷、脉结代者合用生脉散。

（5）阴虚风动证。治法：滋阴潜阳，熄风通络。推荐方剂：镇肝熄风汤加减。

2. 中脏腑

1）阳闭。治法：清热化痰，开窍醒神。推荐方剂：羚羊角汤和安宫牛黄丸。
2）阴闭。治法：温阳化痰，开窍醒神。推荐方剂：涤痰汤和苏合香丸。
3）脱证。治法：回阳固脱。推荐方剂：参附汤合生脉散。

（三）针灸治疗

针灸治疗是中医学治病的重要手段，其疗效独特，操作方便，不良反应少，在我国一直被广泛用于脑出血的治疗。中医学认为出血性中风的病机为肝肾阴阳失调，气血逆乱，脑脉痹阻。在治疗上要严格遵循"调和气血，疏通经脉"的原则，采用针灸对该疾病进行治疗具有独特优势。

经穴处方的基本原则是循经取穴，即以脏腑经络理论为指导，根据病机和证候，在其所属或相关的经脉上选取腧穴配伍成方。

1. 中经络

重在调神导气，疏通经络，以督脉、手厥阴、少阴经穴为主。
主穴：水沟、内关、三阴交、极泉、尺泽、委中。
配穴：上肢选用肩髃、曲池、外关、合谷等；下肢选用环跳、风市、阳陵泉、阴陵泉、足三里、解溪等。吞咽困难者，加金津、玉液、风池、廉泉等。

2. 中脏腑

重在醒脑开窍，启闭固脱，以督脉、手厥阴经穴为主。
主穴：水沟、百会、内关。
配穴：闭证配十二井穴、合谷、太冲；脱证配关元、气海、神阙等。

（四）推拿

对于中经络半身不遂者，手法可采用按法、揉法、擦法、搓法、拿法、捻法、摇法、一指禅推法、抹法、扫散法等。

（五）中药熏洗

恢复期或后遗症期，瘫痪侧手、足肿胀，按之无凹陷，故实胀而非肿。可予复元通络液局部熏洗患肢。

十一、并发症的康复治疗

（一）肩部并发症

1. 肩关节半脱位和/或肩痛

（1）良肢位摆放（B 级证据）。

（2）肩托（C 级证据）。

（3）健康教育，对家属及患者进行卒中后肩痛和肩部护理方面的教育（A 级证据）。

（4）神经肌肉电刺激（NMES）（Ⅱ级推荐，B 级证据）。

（5）关节活动度训练，尤其是外旋和外展（Ⅰ级推荐，B 级证据）。

（6）纠正肩胛骨后缩，促进三角肌和冈上肌主动收缩（如关节挤压、拍打或并刺激）。

（7）肩关节位置保护和保持训练（Ⅱ级推荐，B 级证据）。

（8）肩胛下肌和胸大肌肉毒杆菌毒素（B 级证据）。

（9）局部注射（皮质类固醇）（B 级证据）。

（10）向心性按摩（C 级证据）。

（11）其他：如针灸，神经阻滞。

（12）手术（肩关节关节活动范围严重受限者）。

2. 肩手综合征

（1）肩手综合征预防：主动、助动或被动关节活动度练习（C 级证据）。

（2）避免用力牵拉患侧肩关节；局部经皮电刺激、持续肩关节活动范围训练、肩关节保护（Ⅱ级推荐，B 级证据）。

（3）避免肩关节过度屈曲、外展，和双手高举过头的滑轮样动作（Ⅰ级推荐）。

（4）适当运动功能训练和物理因子治疗。

（5）抬高患肢配合被动活动，联合应用神经肌肉电刺激（Ⅲ级推荐，C 级证据）。

（6）手肿胀明显的患者：外用加压装置（Ⅲ级推荐，C 级证据）。

（7）严重肌无力、有肩关节半脱位危险的患者：电刺激联合传统运动疗法（Ⅱ级推荐，B 级证据）。

（二）深静脉血栓和肺栓塞

（1）所有脑卒中患者均应评估 DVT 风险。

（2）早期下床、康复训练是预防 DVT 的有效方法（Ⅰ级推荐）。

（3）高度 DVT 或肺栓塞危险患者，可给予预防剂量的肝素或低分子肝素，使用7～10d 后进行血小板计数检查（Ⅱ级推荐，B 级证据）。

（4）下肢主、被动活动。

（5）下肢肌肉功能性电刺激。

（6）应用分级弹力袜及间歇气动压力装置（Ⅱ级推荐，B级证据）。

（7）存在肺栓塞风险的患者可安置临时或永久性下腔静脉滤器（Ⅱ级推荐，B级证据）

（三）肺部感染

肺部感染主要是吸入性肺炎和坠积性肺炎，可分别进行：

（1）吞咽功能训练。

（2）呼吸功能训练，主动咳嗽和体位排痰训练。

（四）皮肤破损（如压疮）

（1）定时翻身：2小时/次。

（2）使用充气垫，保持床面清洁。

（3）定期进行皮肤护理，保持皮肤清洁干燥。

（五）挛缩

（1）良肢位摆放。

（2）佩戴矫形器。

（六）二便障碍

建议入院后24小时内拔除尿管；嘱患者定时排尿，协助患者进行盆底肌训练。

（七）卒中后中枢性疼痛

卒中后中枢性疼痛（CPSP）的治疗措施：

（1）个体化药物治疗：小剂量、中枢性镇痛药物（Ⅰ级推荐，C级证据）；可使用抗痉挛药作为一线药物治疗，如加巴喷丁和普瑞巴林（Ⅰa级推荐，C级证据），三环类抗抑郁药或SNRI作为二线药物治疗（Ⅰb级推荐，C级证据）；一、二线药物无用时，可使用阿片类或曲马多（Ⅰ级推荐）。

（2）多学科综合管理（Ⅱ级推荐，C级证据）。

（3）运动皮质刺激（TMS，tDCS），深部脑刺激。

（八）跌倒

（1）跌倒风险筛查（Ⅰ级推荐，C级证据）。

（2）对患者及家属进行健康教育，包括跌倒危险因素，如何预防等（B级证据）。

（3）安全转移及移动的技巧训练（C级证据）。

（4）家居环境改造、辅具使用等（B级证据）。

（5）平衡训练，太极拳。

（九）癫痫

（1）不推荐预防性应用抗癫痫药物（Ⅰ级推荐，B级证据）。

（2）孤立发作一次或急性期痫性发作控制后，不建议长期使用抗癫痫药物（Ⅱ级推荐，D级证据）。

（3）卒中后2~3个月再发的癫痫，建议按癫痫常规治疗进行长期药物治疗（Ⅰ级推荐，D级证据）。

（4）卒中后癫痫持续状态，建议按癫痫持续状态治疗原则处理（Ⅰ级推荐，D级证据）。

（十）卒中后抑郁

（1）药物。
（2）健康教育。
（3）心理干预。
（4）运动锻炼。

（十一）卒中后骨质疏松

（1）骨质疏松治疗仪。
（2）主动活动。
（3）补充钙及维生素D。

参考文献

[1] 吴江，贾建平. 神经病学［M］. 3版. 北京：人民卫生出版社，2010.

[2] Liu M，Wu B，Wang WZ，et al. Stroke in China：epidemiology，prevention，and management strategies［J］. Lancet Neurol，2007，6（5）：456−464.

[3] Van Asch CJ，Luitse MJ，Rinkel GJ，et al. Incidence，case fatality，and functional outcome of intracerebral haemorrhage over time，according to age，sex，and ethnic origin：a systematic review and meta−analysis［J］. Lancet Neurol，2010，9（2）：167−176.

[4] Tsai CF，Thomas B，Sudlow CL. Epidemiology of stroke and its subtypes in Chinese vs. white populations：a systematic review［J］. Neurology，2013，81（3）：264−272.

[5] Wu S，Wu B，Liu M，et al. Stroke in China：advances and challenges in epidemiology，prevention，and management［J］. Lancet Neurol，2019，18（4）：394−405.

[6] 中华医学会神经病学分会，中华医学会神经病学分会脑血管病学组. 中国脑出血诊治指南（2019）［J］. 中华神经科杂志，2019，52（12）：994−1005.

[7] Hemphill JC，Bonovich DC，Besmertis L，et al. The ICH score：a simple，reliable

grading scale for intracerebral hemorrhage [J]. Stroke, 2001, 32 (4): 891-897.

[8] Kidwell CS, Wintermark M. Imaging of intracranial hemorrhage [J]. Lancet Neurol, 2008, 7 (3): 256-267.

[9] Nüssel F, Wegmüller H, Huber P. Comparison of magnetic resonance angiography, magnetic resonance imaging and conventional angiography in cerebral arteriovenous malformation [J]. Neuroradiology, 1991, 33 (1): 56-61.

[10] Yoon HK, Shin HJ, LeeM, et al. MR angiography of moyamoya disease before and after encephaloduroarteriosynangiosis [J]. Am J Roentgenol, 2000, 174 (1): 195-200.

[11] 中国脑出血急性期康复专家共识组. 中国脑出血急性期康复专家共识 [J]. 中华物理医学与康复杂志, 2016, 38 (1): 1-6.

[12] 中华医学会物理医学与康复学分会, 岳寿伟, 何成奇. 物理医学与康复学指南与共识 [M]. 北京: 人民卫生出版社, 2019.

[13] 窦祖林. 吞咽障碍评估与治疗 [M]. 2版. 北京: 人民卫生出版社, 2017.

[14] 李胜利. 语言治疗学 [M]. 北京: 人民卫生出版社, 2016: 98.

[15] 王左生. 康复治疗技术: 言语治疗与假肢矫形器学分册 [M]. 北京: 高等教育出版社, 2010.

[16] 张通, 赵军. 中国脑卒中早期康复治疗指南 [J]. 中华神经科杂志, 2017, 50 (6): 405-412.

[17] Winstein CJ, Stein J, Arena R, et al. Guidelines for adult stroke rehabilitation and recovery: a guideline for healthcare professionals from the American Heart Association/American Stroke Association [J]. Stroke, 2016, 47 (6): e98-e169.

[18] 邹盛国, 吴建贤. 脑卒中患者呼吸肌训练的临床研究进展 [J]. 中华物理医学与康复杂志, 2019, 41 (9): 708-711.

[19] 盛华. 吞咽障碍评估与治疗 [M]. 台北: 心理出版社, 1998.

[20] 欧阳来祥. 吞咽困难评估与治疗——临床实用手册 [M]. 台北: 心理出版社, 2008.

[21] Clavé P, Arreola V, Romea M, et al. Accuracy of the volume-viscosity swallow test for clinical screening of oropharyngeal dysphagia and aspiration [J]. Clin Nutr, 2008, 27 (6): 806-815.

[22] 马洪路. 社会康复学 [M]. 北京: 华夏出版社, 2003.

[23] 中华医学会神经病学分会, 中华医学会神经病学分会脑血管病学组. 中国急性脑出血诊治指南 2018 [J]. 中华神经科杂志, 2018, 51 (9): 666-682.

[24] Rodriguez-Luna D, Piñeiro S, Rubiera M, et al. Impact of blood pressure changes and course on hematoma growth in acute intracerebral hemorrhage [J]. Eur J Neurol, 2013, 20 (9): 1277-1283.

[25] Butcher KS, Jeerakathil T, Hill M, et al. The intracerebral hemorrhage acutely decreasing arterial pressure trial [J]. Stroke, 2013, 44 (3): 620-626.

[26] Schwarz S，Häfner K，Aschoff A，et al. Incidence and prognostic significance of fever following intracerebral hemorrhage [J]. Neurology，2000，54（2）：354－361.

[27] 杨琼. 肉毒素治疗脑卒中后肢体痉挛的有效性及安全性研究 [J]. 癫痫与神经电生理学杂志，2019，28（4）：231－233.

[28] 陆如蓝，张成亮，周先举. 重复经颅磁刺激再脑卒中康复中的临床应用进展 [J]. 医学综述，2018，24（6）：1097－1102.

[29] Teasell R，Salbach NM，Foley N，et al. Canadian stroke best practice recommendations：rehabilitation，recovery，and community participation following stroke. *Part One*：*Rehabilitation and Recovery Following Stroke*；6th Edition Update 2019 [J]. Int J Stroke，2020，15（7）：763－788..

[30] 崔微，徐丽，黄林，等. 镜像疗法对脑卒中偏瘫患者下肢运动功能的影响 [J]. 中华物理医学与康复杂志，2019，41（4）：277－278.

[31] Arya KN，Pandian S，Puri V. Rehabilitation methods for reducing shoulder subluxation in post-stroke hemiparesis：a systematic review [J]. Top Stroke Rehabil，2018，25（1）：68－81.

[32] 许凤娟，倪朝民，刘孟，等. 踝足矫形器对脑卒中偏瘫患者步行时足底压力及步行能力的影响 [J]. 中国康复医学杂志. 2019，34（1）：67－69.

[33] 王思斌，孙莹，顾东辉. 社会工作综合能力（中级）[M]. 北京：中国社会出版社，2019.

[34] 韩会，周岩，张晓丽，等. 认知行为疗法对脑卒中后患者抑郁及自我管理行为的干预效果 [J]. 山东医药，2015，55（47）：36－38.

[35] 王 颖. 脑卒中患者主要照顾者的抑郁状况分析及心理支持干预 [J]. 中国健康心理学杂志，2019，27（7）：1004－1007.

[36] 张瑞红，王宝珠，王叶，等. 萨提尔治疗模式对农村脑卒中患者自尊及家庭关系的影响 [J]. 中华现代护理杂志，2011，26（2）：3105－3108.

[37] 巴筱梅. 基于问题解决模式的护理管理对脑卒中患者康复效果探讨 [J]. 新疆医学，2020，50（9）：971－973..

[38] 高颖. 中医临床诊疗指南释义·脑病分册 [M]. 北京：中国中医药出版社，2015

[39] 高长玉，张祥建. 中国脑出血中西医结合诊治指南（2017）[J]. 中国中西医结合杂志，2018，38（2）：136－144

[40] 吴勉华，王新月. 中医内科学 [M]. 9 版. 北京：中国中医药出版社，2018.

[41] 梁繁荣，王华. 针灸学 [M]. 4 版. 北京：中国中医药出版社，2016.

[42] 杨志新，卞金玲，徐军峰，等. 针刺治疗脑出血恢复期神经功能评估的多中心随机对照研究 [J]. 上海中医药杂志，2008，42（11）：33－36.

[43] 范炳华. 推拿治疗学 [M]. 10 版. 北京：中国中医药出版社，2016.

[44] 许元丰，郝冬琳，曹德峰. 中药熏洗辅助治疗脑出血30例临床观测 [J]. 中医药导报，2014，20（4）：118－119.

第三章　颅脑损伤康复诊疗规范

第一节　颅脑损伤概述

一、定义

颅脑损伤（traumatic brain injury，TBI）是指外界暴力直接或间接作用于头部所造成的损伤，可导致意识丧失、记忆缺失和神经功能障碍，是全球年轻人致死致残的首要原因。颅脑损伤多见于交通、工矿等事故，自然灾害，爆炸，火器伤，坠落，跌倒及各种锐器、钝器对头部的伤害。

二、病因及分类

（一）颅脑损伤病因

颅脑损伤多由暴力直接作用头部或通过躯体传递间接作用于头部引起。平时多由交通事故、高坠伤、挤压伤、刀刃伤、拳击伤等引起；战争时多为火器伤，或由爆炸性武器引起的冲击波所致。

（二）颅脑损伤分类

颅脑损伤的分类按照伤情分为轻型、中型、重型、特重型，按发病时间分为急性期（发病2周以内）、恢复期（2周到6个月）和后遗症期（6个月以后）。

三、流行病学

颅脑损伤的发生率仅次于四肢骨折，占全身各部位创伤的9%～21%，但致死、致残率却处于第一位，在战争时期发生率更高。随着社会经济不断发展，汽车的保有量及使用量逐渐增高，颅脑损伤的发生率近年来也呈持续升高的趋势（这一现象在类似我国这样的中等收入国家中尤为突出），其导致的死亡和终身残疾人数也逐年增多。据世界卫生组织统计，创伤性颅脑损伤将成为 2020 年致残的主要原因。最新数据表明，美国每年约有 23.5 万人因非致命性 TBI 住院治疗，其中 43.3％的患者在接受康复治疗 1 年后仍遗留有不同程度残疾。

四、临床表现

颅脑损伤轻症患者多可以很快地恢复正常，但部分患者会出现不同持续时间的头痛、易疲劳、记忆力差、眩晕、情绪不稳定和烦躁等脑外伤综合征表现，影响正常的工作与生活。严重颅脑损伤的患者则表现为不同程度的意识、运动、感觉、认知、行为和心理等方面的障碍，甚至植物状态，最终引起患者死亡等。

五、诊断标准

（一）中医诊断标准

参考中华人民共和国中医药行业标准《中医病证诊断疗效标准》（ZY/T001.1－94），中医对颅脑损伤的诊断标准如下：
（1）有头部外伤或间接外伤史。
（2）伤后出现神志昏迷，烦躁不宁，头晕头痛，恶心呕吐等症。
（3）结合病史和体征、CT、磁共振检查可确定损伤部位及程度。

（二）西医诊断标准

参考《神经外科学》（人民卫生出版社，2007 年），颅脑损伤的诊断标准如下：

1. 外伤病史

注意受伤部位，致伤方式，受伤着力点，擦伤、挫伤或撕裂伤及血肿、出血等，了解受伤时间、伤后意识改变情况。

2. 神经系统检查

（1）注意检查瞳孔变化、眼球活动；两侧瞳孔散大、眼球固定是病危征象。
（2）检查意识状态，可用格拉斯哥昏迷量表（GCS）动态评估昏迷程度。
（3）检查神经系统定位体征，阳性表现可有锥体束征、肢体抽搐或偏瘫、神经功能缺失或颅神经功能障碍，若损伤位于非功能区，可无阳性体征。
（4）颅内压增高症状和脑膜刺激征。

3. 全身检查

（1）生命体征变化：血压上升，脉搏缓慢，呼吸加深、变慢，提示有颅内压增高；血压忽高忽低、呼吸忽快忽慢、心律不规则及中枢性高热，提示有脑干损伤；呼吸浅而不规则或叹息状，提示中枢性呼吸衰竭。

（2）检查有无合并其他部位损伤。

4. 实验室检查

脑脊液检查可见多量红细胞。

5. 影像学检查

（1）X线摄影：可明确有无颅骨骨折。凹陷性骨折需加摄切线位片。

（2）CT与MRI检查：可了解颅骨、脑组织损伤情况和颅内血肿部位、大小及脑水肿程度，有时需复查CT或MRI以明确有无迟发性血肿。

第二节　颅脑损伤的治疗

一、手术治疗

原发性脑挫裂伤一般不需要手术治疗，但当有继发性损害引起颅内高压甚至脑疝形成时，则有手术必要。伴有颅内血肿30ml以上、CT示占位效应明显、非手术治疗效果欠佳时，或颅内压监护压力超过4.0kPa（30mmHg）或顺应性较差时，应及时施行开颅手术清除血肿。脑挫裂伤严重，因挫裂组织及脑水肿而致进行性颅内压增高，降低颅内压处理无效，颅内压达到5.33 kPa（40mmHg）时，应开颅清除糜烂组织，行内、外减压术，放置脑基底池或脑室引流；脑挫裂伤后并发脑积水时，应先行脑室引流，待查明积水原因后再给予相应处理。

二、保守治疗

颅脑损伤急性期保守治疗包括保持呼吸道通畅，对症处理高热、躁动、癫痫发作、尿潴留等，防治肺部、泌尿系统感染，治疗上消化道溃疡，防治脑水肿及降低颅内压，改善微循环，防治脑血管痉挛等。

第三节　颅脑损伤的康复评定

为进一步明确患者存在的功能障碍、制订康复治疗目标和治疗方案，按照世界卫生组织的《国际功能、残疾和健康分类》（ICF）框架，从身体功能和结构、活动和社会参与三个方面，对颅脑损伤患者进行康复评定。

一、身体功能与结构评定

（一）功能评定

颅脑损伤功能评定的主要内容包括意识水平、运动功能、感觉功能、言语－语言功能、吞咽功能、精神心理等的评定。根据患者具体的病情还应进行二便、认知、知觉等其他功能的评定。

1. 颅脑损伤程度评定

颅脑损伤程度主要通过意识障碍程度来反映，昏迷的深度和持续时间是判断 TBI 严重程度的指标。国际上普遍采用格拉斯哥昏迷量表（GCS）来判断急性期颅脑损伤患者的意识情况。GCS 最高计分 15 分为正常，最低计分 3 分，7 分以下属昏迷，昏迷愈深，伤情越重，得分越少，大于等于 9 分不属昏迷。颅脑损伤分型如下：

轻型：GCS 评分 13~15 分，伤后昏迷 20 分钟以内者。

中型：GCS 评分 9~12 分，伤后昏迷 20 分钟~6 小时。

重型：GCS 评分 6~8 分，伤后昏迷或再次昏迷持续 6 小时以上。

特重型：GCS 评分 3~5 分。

2. 运动功能评定

运动功能评定包括以下几个方面，可根据患者身体情况加以选择。

（1）肌张力及痉挛：可采用临床肌张力分级和改良 Ashworth 量表评估。

（2）肌力：可采用徒手肌力检查法，有条件也可以做等速肌力测定。

（3）平衡功能：可采用平衡量表（如 Berg 平衡量表、Tinnetti 平衡及步态量表）评估，有条件可采用平衡测试仪评估。

（4）步行能力：主要通过临床观察患者在步态周期中不同时相的表现进行分析，也可以用"站起－走"计时测试、6 分钟或 10 分钟步行测试评估，有条件可采用步态分析系统进行测试。

（5）整体运动功能：如 Brunnstrom 肢体功能恢复分期、Fugl－Meyer 运动功能评估。

3. 感觉功能评定

可根据患者的情况采用相应的评定方法予以评估，如 Albert 划杠测验、删字测验（Diller 测验）等。

4. 言语－语言功能评定

（1）失语症严重程度的评定。

目前国际上多采用波士顿诊断性失语症检查法中的失语症严重程度分级。

（2）西方失语症成套测验。

西方失语症成套测验（western aphasia battery，WAB）是较短的波士顿失语症检查版本，检查时间大约1小时，该测验提供一个总分称失语商（AQ），可以分辨出是否为正常言语。WAB还可以测出操作商（PQ）和皮质商（CQ）前者可了解大脑的阅读、书写、运用、结构、计算、推理等功能；后者可了解大脑认知功能。该测验还对完全性失语、感觉性失语、经皮质运动性失语、传导性失语等提供解释标准误差和图形描记。

（3）Frenchay构音障碍评定。

Frenchay构音障碍评定法是由河北省人民医院康复中心修改并用于临床的。卫生部医政司主编的中国康复医学诊疗规范（1998）推荐了这一方法。该法通过量表，能为临床动态观察病情变化、诊断分型和疗效判定提供客观依据，并对治疗和预后有较肯定的指导作用。

5. 吞咽功能评定

（1）筛查。

对颅脑损伤患者常规开展吞咽障碍的筛查。筛查方法包括量表法和检查法。通用的筛查量表是进食评估问卷调查工具－10（eating-assessment tool－10，EAT－10）、反复唾液吞咽试验、洼田饮水试验，对于气管切开患者，可进行染料测试来判断有无吞咽障碍。如患者存在严重的吞咽障碍或需要吞咽障碍的管理指导，还需进行详细的临床吞咽评估及仪器检查。

（2）临床吞咽障碍评估。

评估内容包括全面的病史、口颜面功能和喉部功能评估及试验性吞咽评估三个部分。

1）病史。包括吞咽相关的病史（主诉、病史、服药史、疾病转归、医疗程序等一般情况的评估），以及患者主观状况（精神状态、合作度、认知、沟通能力、目前营养状况、口腔卫生、呼吸功能、一般运动功能等）、精神状态（清醒程度和意识水平）、依从性、简单的认知功能及沟通能力、呼吸功能及一般运动功能的评估。

2）口颜面功能和喉部功能评估。

①口颜面功能评估：包括唇、下颌、软腭、舌等与吞咽有关的解剖结构的检查。包括组织结构的完整性、对称性、感觉敏感度、运动功能及咀嚼肌的力量等。

②吞咽相关反射功能：包括吞咽反射、咽反射、咳嗽反射等检查。

③喉功能评估：喉的评估包括音质、音量的变化，发音控制及范围；主动的咳嗽、喉部的清理、喉上抬能力等。

3）试验性吞咽评估。

容积－黏度吞咽测试（V-VST）主要用于吞咽安全性和有效性的评估。通过给予患者不同容积以及不同稠度的食团，观察患者吞咽情况，通过有效性及安全性的指标判断有无进食风险，帮助患者选择摄取食物最合适的容积和稠度。

测试的相关指标见第一章第二节相应内容。

6. 精神心理评估

存在相关问题者应进行人格评估、情绪评估，存在行为障碍者应进行专业行为障碍评估。

（1）评估内容：心理病史、创伤、情绪、疼痛、睡眠及胃口、环境因素对患者的影响，疾病带给患者的困扰，社会支持、神经心理评估。

（2）评估方式：量表（医院情绪量表、事件影响量表、社会支持量表等）、面谈。

（二）结构评定

（1）X线摄影：可明确有无颅骨骨折，凹陷性骨折需加摄切线位片。

（2）CT与MRI检查：可了解颅骨、脑组织损伤情况和颅内血肿部位、大小及脑水肿程度，有时需根据患者情况复查CT。

二、活动评定

患者功能障碍的程度可以在临床治疗或在临床研究方案执行过程中使用标准化的量表进行评估。标准功能量表的特点是其信度、效度高和对临床变化的反映能力强。这些属性有利于不同患者、不同群体之间的比较。

ADL能力评定：包括对患者进食、穿衣、洗澡、修饰、上下楼梯、大小便控制、如厕、床－椅转移、平地行走等日常生活活动能力进行评定。

三、社会参与评定

社会参与评定一般包括家庭情况评估、自我效能评估、社会与家庭支持评估和社会适应能力评估等。

第四节　颅脑损伤的康复治疗

康复是指利用各种综合康复手段，对患者身体、精神等的功能障碍进行训练，以减轻或消除功能缺陷，使患者最大限度地恢复正常或较正常的生活、劳动能力并参加社会活动。颅脑损伤后的功能恢复不局限于躯体恢复，还包括社会、心理的重整，后者尤其重要。因为患者可能在独立性、认知和行为缺陷方面的表现与机体损伤并不对应。康复治疗的内容包括意识、运动、认知、心理等多个方面，涉及多个学科。目前主张以康复医师为核心，组成由物理治疗师、作业治疗师、言语治疗师、矫形器师、心理治疗师、传统康复治疗师、康复护士和社会工作者等参与的康复医疗组，多专业协作，实行整体的康复治疗。国内流行病学调查数据显示，颅脑损伤患者精神障碍发生率为38.4%～78.4%，其中抑郁最为常见。睡眠障碍是中重度TBI患者受伤1年后的常见病症，经常伴发抑郁、焦虑或者疼痛。目前普遍主张颅脑损伤后康复治疗应尽可能早地介入，患者生命体征稳定，尤其是颅内压持续 24 小时稳定在 2.7 kPa 以内即可进行康复治疗。脑外伤后大约 3 个月恢复曲线是陡峭的，在这个阶段应尽可能多地为患者提供康复训练。

一、物理治疗

（一）运动治疗

1. 急性期康复治疗

此期患者多处于昏迷和无意识状态，康复内容主要为对有恢复意识潜力的患者排除影响意识恢复的障碍，包括保持良好的体位；通过各种感觉刺激，促进脑功能的恢复。常用方法有音乐刺激、穴位刺激、光电刺激、生活护理刺激等。同时宜不断改变刺激形式，如改变声音、灯光的强弱、节律等。同时，防止挛缩、压疮、肺炎、尿路感染、营养不良等各种并发症的发生。

在患者生命体征平稳、意识恢复的情况下，急性期主要进行的康复训练包括床上良肢位摆放、翻身训练、呼吸训练、关节活动度训练（被动活动、牵伸等）、坐位平衡训练、转移训练等。

2. 恢复期康复治疗

运动疗法：主要采用神经发育疗法，包括 Brunnstrom 技术、Rood 技术、Bobath 技术、神经肌肉本体促进技术及运动再学习技术（详见"脑出血"部分）。

恢复期继续进行关节主动、被动活动训练，牵伸训练，呼吸训练，体位变换训练等。同时可根据患者功能情况进行患侧肢体的运动控制训练，转移训练，站立床治疗，坐、跪、站立的平衡训练，步行训练等。

3. 后遗症期康复治疗

患者在经过临床处理和正规的急性期和恢复期的康复治疗后，各种功能已有不同程度的改善，大多可回到社区或家庭。但部分患者仍遗留有不同程度的功能障碍。

后遗症期康复目标：除了继续进一步改善和提高运动、言语、认知功能外，还要使患者学会用新的方法来代偿损伤或不能恢复的功能，增强患者在各种环境中的独立和适应能力，使患者能回归社会。

后遗症期在继续加强前期治疗基础上，可根据患者运动控制能力、肌力、平衡功能等情况，循序渐进地进行减重步行、辅助步行、独立步行、步态训练、上下台阶训练等治疗。

（二）物理因子治疗

可根据患者的功能情况选用合适的物理因子治疗，包括短波治疗、超短波治疗、传导热治疗、超声波治疗、电磁波治疗、神经肌肉电刺激（NMES）、痉挛肌电刺激、经皮神经电刺激（TENS）、功能性电刺激（FES）、肌电生物反馈治疗等。

二、作业治疗

（一）宣教

宣教以单独或小组形式开展，以加强患者和照顾者对 TBI 后功能障碍的认识，提高患者的自我管理能力。宣教的内容包括：

（1）提高患者和照顾者对疾病的认识。

（2）教会照顾者用安全正确的方法来辅助患者参与日常活动。

（3）对患者患侧参与日常生活活动的重要性和技巧进行宣教。

（4）患者患侧的护理和保护方法宣教。

（5）防压疮教育。

（6）防跌倒教育。

（7）照顾者照顾技巧及自我保护方法宣教。

（8）恰当使用辅助器具来减轻照顾者负担。

（9）处理患者因认知及情绪问题导致的心理问题。

（二）促醒

1. 综合感觉刺激治疗

对于生命体征稳定、颅内无活动性出血的患者应早期进行综合感觉刺激促醒治疗。给予患者听觉、视觉、味觉、触觉刺激及关节挤压刺激等，通过加强各种感觉的传入，促进意识水平的改善，如选择播放患者曾经熟悉喜欢的音乐，并观察其面部表情、脉搏、呼吸等的变化，从而了解患者对音乐的反应。

2. 对家属进行健康宣教

意识障碍患者的促醒治疗不仅仅需要临床治疗和康复干预，家庭成员的适时参与也非常重要。长期照顾者要充分了解与患者交流对于促醒的重要性，考虑患者的感受并尊重患者的人格，积极向医务人员提供患者病前的兴趣、爱好等信息，为患者营造更适宜恢复的外部环境。

（三）躯体功能康复

躯体功能康复的主要内容包括：

（1）预防并发症及在日常活动中形成的代偿运动模式。

（2）强制性运动疗法。

（3）重复的、针对特定任务的训练可提高功能性能力（如精细运动控制或坐、站技能）（Ⅱ级证据）。

    （4）促使控制肌张力。

    （5）根据偏瘫上肢功能分级逐步训练上肢及手功能。

    （6）感觉训练。

    （7）通过使用辅具来提高日常生活活动能力及减少代偿模式。

    （8）防止肩关节半脱位：良肢位摆放、使用辅具。

（四）提高自我意识

    TBI 患者在自我意识和主观幸福感方面往往存在缺陷，提高患者自我意识对于改善其他认知领域的功能至关重要，因为患者需要认识到他们的缺陷，才能主动配合去改善这些缺陷。视频和口头反馈相结合可以在不增加情绪困扰的情况下提高患者的自我意识。行为干预、反馈（Ⅱ级推荐）和团体治疗（Ⅲ级推荐）可提高患者的自我意识和洞察力。

（五）认知康复

1. 记忆力障碍康复

    代偿策略、内部和外部策略（Ⅲ级和Ⅳ级推荐）；学习技巧（Ⅱ级推荐）；视觉表象是改善 TBI 后前瞻性记忆障碍的有效工具；记忆笔记本是 TBI 后记忆障碍康复的最有效干预措施之一。

2. 注意力障碍康复

    具体的功能技能训练可通过在日常活动中的重复和练习提高注意力（Ⅱ级推荐）；注意过程训练（APT）通过逐渐增加注意需求来提高 TBI 患者的选择性注意。

3. 执行功能障碍康复

    执行功能障碍的康复措施包括：元认知策略（Ⅰ级推荐）；采用虚拟现实环境为患者重新融入社区做准备；目标管理训练（GMT），是一种很有潜力的改善执行功能缺陷的方法，通常用于中重度 TBI 患者。

4. 偏侧忽略训练

    视觉空间扫描技术（Ⅰ级推荐）；增加对视觉空间忽视区域的注意和提示。

5. 虚拟现实训练

    应用计算机辅助认知训练系统可使患者注意力、记忆力、视空间知觉和时序性等方面获得不同程度的改善，长期预后较好。运用虚拟现实训练改善 TBI 患者注意力的效果、优于其他方法，且对偏侧忽略的改善效果较显著，此外虚拟现实系统具有同时可以改善注意和记忆障碍的双重效果。

6. 认知补偿策略

大多数补偿策略试图促进个体日常活动的改善，而不是专门针对认知功能进行训练。通常，认知补偿策略包括使用辅助技术（AT），AT 可以改善 TBI 成年患者的日常工作表现。

（六）视觉康复

建议使用低视力辅助设备、棱镜、单眼眼罩、补偿性视觉策略和基于计算机的综合训练对 TBI 患者进行视觉康复。

（七）日常生活活动能力训练

（1）最大限度地提高患者日常生活活动的独立性。
（2）使用正常的运动模式来进行日常生活活动。
（3）根据患者的恢复情况及预后选择代偿方案来完成日常生活活动。

（八）工具性日常生活活动能力训练

工具性日常生活活动能力训练的内容包括：
（1）购物训练。
（2）家务训练。
（3）电话使用及其他交流设备的使用。
（4）财务管理。
（5）交通工具的使用。

（九）职业康复与重返驾驶

（1）最大限度地提高患者的躯体及认知功能，以使其重返之前的工作或适应新的工作。
（2）工作改造：推荐单手技巧，设备或工作环境改造。
（3）虚拟现实驾驶康复计划。

（十）娱乐休闲活动训练

（1）挖掘新的兴趣爱好或通过改良的方法继续参与之前的兴趣爱好。
（2）评估患者的兴趣爱好，寻找与其功能及兴趣爱好相匹配的娱乐休闲活动。

（十一）睡眠障碍康复

（1）建议非危害性治疗：睡眠教育（如睡眠卫生、刺激控制等）、心理干预（如认知行为疗法）、饮食改良、体育活动和改善睡眠环境。
（2）对轻度 TBI 患者推荐放松疗法。

（十二）创伤后躁动的康复

TBI 患者一旦诊断为创伤后躁动，应使用客观的测量手段，如焦虑行为量表（ABS）来描述和量化每一次的躁动。

环境管理往往作为创伤后躁动的初始治疗方法，因为许多治疗攻击性的药物可能对正在恢复的大脑有害。环境管理的目标是提供一个支持性环境，同时保证患者和护理人员的安全。患者应该被安置在一个安静的房间里，以减少环境刺激输入。来自电视、广播、医院警报甚至访客的视觉和听觉刺激应该受到限制。应避免约束患者，因为约束常常会使攻击行为升级。使用专用的落地床、网床，或者在没有其他选择的情况下将床垫放在地板上，可以保护患者不跌伤，但不限制他们的肢体活动。不能静坐的患者应该被允许踱步和言语爆发，只要他们没有对自己或他人造成伤害。需要经常调整患者的位置和周围环境，并确保他们在一个安全的地方。理想情况下，应该由患者已经熟悉的单一照护者与其进行所有对话。

（十三）辅具适配

（1）治疗师一般会鼓励患者最大限度地使用已恢复或残留的运动功能来参与日常活动，但当患者的功能恢复停滞不前或很缓慢时，为了提高患者的安全及功能活动水平，作业治疗师会在提供辅具使用建议前，先给患者推荐代偿技巧（如单手技巧）。

（2）为患者提供方便使用的辅具。

（3）辅具的使用有助于患者进行较费力或较难的活动，防止诱发联合反应和患侧肢体肌张力升高。

（4）辅具可减轻照顾者的负担。

（十四）矫形器和压力治疗

（1）抗痉挛腕手矫形器。

（2）手休息垫。

（3）拇对掌静态或动态矫形器（辅助对指活动）。

（4）肩吊带。

（5）压力治疗：上肢及手部套筒可控制水肿及预防肩手综合征；压力袜可改善体位性低血压及预防静脉血栓。

（十五）环境改造

（1）如有必要和条件可进行出院前家访：评估家居环境，提供家居环境改造建议，分析环境中潜在的安全隐患；在实际环境中进行照顾者训练；提供辅具选择建议。

（2）照顾者和患者防跌倒教育。

（3）出院后家访：针对有条件的患者，若出院回家后存在安全隐患或辅具使用问题等，治疗师可对其进行出院后家访，以提高其 ADL 和 IADL 能力。

三、吞咽障碍的康复治疗

针对不同部位、不同病情颅脑损伤患者应强调制订个体化治疗措施。

（一）口腔准备期及口腔期吞咽障碍

口腔准备期及口腔期吞咽障碍康复的内容包括：①食物选择上最好采用半流质食物或菜泥；②进食时患者头宜向后仰；③适当时改进进食器具，减少食物推送距离；④口面肌群训练；⑤唇舌运动；⑥适当的电刺激；⑦腭咽闭合训练等。

（二）咽期吞咽障碍

咽期吞咽障碍的康复训练包括：①改变食团大小，性状及味道；②深层咽肌刺激；③呼吸肌训练；④手法训练；⑤吞咽方式改进；⑥声带内收训练等。

（三）治疗性进食

首先，应明确治疗对象的病因、吞咽障碍的程度和清醒水平，确定是否适宜进行治疗性进食。其次，需根据评估结果制订适合患者的进食处方，内容包括进食准备（进食环境、食物的选择、餐具的选择）、进食的方式（食物在口中的位置、一口量及进食速度、进食前后处理）、进食体位与姿势等。

（四）注意事项

（1）对气管切开患者，必须仔细评估吞咽各期，有气囊患者需注意气囊压力，采取合适的训练方式，以及正确的吸氧等。

（2）轻度脑神经损伤患者具有比重度脑神经损伤患者更好的生理恢复基础，应采取鼓励措施树立患者的信心。

（3）不能行走的患者，在恢复期所遇到的困难要比那些能独立行走或在辅助下行走的患者多，应更注重多学科、多部门合作。

（4）肺部感染：对此类患者应预防吸入性肺炎。进食应从果冻状食物开始，逐步过渡到固体、软食、半流质、流质食物。

四、言语－语言功能障碍的康复治疗

（一）失语症的康复治疗

失语症的康复治疗是利用各种方法改善患者的语言功能和交流能力，使之尽可能恢复正常的生活方式。原则上所有失语症患者都可进行康复治疗，但有明显意识障碍、情感、行为异常和精神病的患者不适合训练。

颅脑损伤早期失语症患者的康复目标主要是促进交流的恢复，帮助患者制订交流障

碍的代偿方法，以及教育患者周围人员，促进其与患者积极交流，减少对患者的孤立，满足患者的愿望和需求。

（二）构音障碍的康复治疗

构音障碍的治疗目的是使构音器官重新获得运动功能，促进患者发声说话。治疗要在安静的场所进行，急性期可以在床边进行，如果能够在轮椅上坚持 30 分钟，可在治疗室内进行。

构音障碍的治疗包括三部分：口部运动治疗、构音运动治疗、构音语音治疗。口部运动治疗是构音障碍治疗的生理基础，掌握目标音位是最终目的，所以构音障碍治疗过程中，构音语音训练是主线，可根据患者的具体情况辅以口部运动治疗和构音运动治疗。

推荐意见：

（1）建议言语治疗师对存在交流障碍的颅脑损伤患者从听、说、读、写、复述等几个方面进行评价，针对性地对语音和语义障碍进行治疗（Ⅱ级推荐，C 级证据）。

（2）建议颅脑损伤后交流障碍的患者早期开始语言功能障碍的康复，适当增加语言康复训练强度是有效的（Ⅰ级推荐，A 级证据）。

（3）颅脑损伤早期可针对患者听、说、读、写、复述等障碍给予相应的简单指令训练、口颜面肌肉发音模仿训练、复述训练，口语理解严重障碍的患者可以试用文字阅读、书写或交流板进行交流（Ⅱ级推荐，B 级证据）。

五、传统康复治疗

《灵枢·邪气脏腑病形第四》云："有所坠堕，恶血留内。"颅脑损伤根据其临床表现，归属于传统中医学中"头部内伤""外伤性脑病""脑伤""打仆损伤""跌仆""颠顶骨伤""金创"等范畴。颅脑损伤发病急，头为诸阳之首，遭受暴力可致脉络破损、血离经脉，离经之血便是瘀血，瘀阻脑络，清窍失其清灵，元神被扰而生诸症。

纵观中医伤科两千多年的发展史，颅脑损伤并未形成一个独立的专门学科，也未发现脑伤证治中医古籍专著。然而，仍有散在关于脑伤证治的记载可见，且已有不少学者用中医药介入颅脑损伤救治。研究表明，针刺、按摩、中药等传统康复手段均有助于患者改善机体微循环，阻断疾病的病理生理环节，从而减少获得性神经性肌肉疾病的发生。

（一）中医药治疗

1. 急性期（发病 2 周以内）

（1）气滞血瘀证。

临床表现：外来暴力伤及脑络之后，头痛、头晕或伴呕恶、目眩、耳鸣。舌淡红，脉弦细而涩。一般多见于脑震荡、脑挫伤等轻度颅脑损伤。

治法：行气活血。

方药：血府逐瘀汤加减。

（2）瘀阻清窍证。

临床表现：颅脑外伤后患者昏迷、牙关紧闭、肢体强痉、抽搐、呕吐，或四肢痿软、神志昏蒙、胡言乱语，或清醒后头痛剧烈、痛处固定如针刺，或伴头面部或全身多处青紫瘀肿。舌黯红，脉弦或涩。

治法：活血化瘀，开窍醒脑。

方药：通窍活血汤加减。

（3）痰瘀热结证。

临床表现：神志昏蒙、牙关紧闭、肢体强痉或躁扰不宁，发热甚至高热，气粗，喉中痰鸣，面红赤，大便秘结不通，舌苔厚，黄燥或黄腻，舌质红，脉弦滑数或弦数有力。

治法：活血化瘀，清热豁痰。

方药：菖芩Ⅰ号。

2. 恢复期（发病2周至6个月）

（1）气虚血瘀证。

临床表现：伤后仍昏迷或清醒后眩晕、乏力，神疲倦怠，半身不遂，口角歪斜，言语不利，肢体麻木。舌淡紫或有瘀斑、苔薄白，脉细涩。

治法：益气活血，化瘀通络。

方药：补阳还五汤加减。

（2）痰瘀蒙窍证。

临床表现：伤后有意识障碍或精神异常，神情恍惚，或伴手舞足蹈、骂詈喊叫，或清醒但见眩晕、头痛、沉重如裹，胸脘满闷、纳少、恶心、身倦肢重、口舌歪斜或舌强语謇、言语不利、口角流涎，可伴肢体麻木、四肢僵直、不言不食，甚至出现失明、失声、失聪，或抽搐、口吐涎沫，舌质黯，舌苔厚腻，脉弦滑或涩。

治法：涤痰祛瘀，通络开窍。

方药：通窍活血汤合二陈汤加减。

（3）肝肾亏虚证。

临床表现：伤后昏迷或清醒后眩晕耳鸣，视物模糊，健忘少寐，神疲，语音低怯，可伴舌暗不语，智能减退，肢体痿软无力，足难任地，肢体强直震颤或癫痫。舌红苔少，脉弦细。

治法：滋补肝肾，填精补髓。

方药：杞菊地黄丸加减。

（二）针灸治疗

1. 体针治疗

体针治疗可选用肩髃、曲池、足三里、外关、合谷、环跳、阳陵泉、解溪、绝骨等穴位。

2. 头针治疗

半身不遂患者取健侧运动区；感觉障碍患者加健侧感觉区；运动性失语患者加健侧运动区；命名性失语患者加健侧语言二区；感觉性失语患者加健侧语言三区。

3. 醒脑开窍针法

取督脉、十二井穴为主穴，用毫针泻法。穴位：人中、十二井、内关、太冲、丰隆、合谷。

4. 艾灸治疗

患者出现脱证时，治疗宜艾灸任脉经穴以回阳固脱，可选用神阙、关元等穴位。

5. 耳穴贴压

耳穴贴压包括促醒（取脑干、脑点、皮质下及交感穴等），并根据患者不同瘫痪部位加用耳部肢体穴，用王不留行籽贴压穴位。

6. 药物穴位注射

选穴原则同普通针刺选穴，每次选两处穴位。用药可据窍闭神昏、气虚、血虚分别选用麝香注射液、黄芪注射液、当归注射液。

7. 芒针治疗

肌张力低者可选用芒针治疗，一般在阳明经循经透刺。

（三）推拿按摩

治疗以疏通经脉、调和气血、促进功能的恢复为目标，同时应避免对痉挛肌肉群的强刺激。

（1）头部操作。取穴及部位：印堂、神庭、百会、四神聪、运动区。主要手法：推法、按法、拿法、擦法。

（2）上肢操作。取穴：肩井、肩髃、曲池、手三里。主要手法：揉法、滚法、按法、摇法、捻法、搓法。

（3）下肢操作。取穴：阳陵、风市、梁丘、血海、委中、足三里、膝眼、三阴交、太冲。主要手法：推法、滚法、按法、揉法、捻法、搓法、摇法、拿法。

（四）其他中医疗法

1. 中药吸入治疗

意识障碍者可选用药物吹鼻促醒。用药主要包括：猪牙皂、丁香、牛黄或冰片，通过雾化吸入疗法让患者吸入。

2. 中药外洗、外敷、熏蒸

针对恢复期病情稳定伴肢体关节疼痛、麻痹、痿软无力、挛缩、活动不利的患者，以威灵仙、宽筋藤、千斤拨、乳香、没药、细辛、桂枝为基本方，随证加减，进行煎汤外洗、外敷、熏蒸。

3. 中医药熨疗法

针对存在肢体关节筋肉疼痛、肿胀、麻木、瘫痪、挛缩和僵硬等病变的患者，用羌活、宽筋藤、透骨草、姜黄、秦艽、桂枝、川椒、艾叶、麻黄、川芎各 30g，将药物碾成粗末搅拌，加等量粗盐，置入锅内翻炒，炒热后装入药裹袋。将药熨袋放在患处或相应的穴位上用力来回推熨。

4. 药酒涂擦

对于肌张力增高、半身不遂、肢体疼痛卧床的患者，治以活血通络，可外用药酒。可用十一方药酒外擦关节僵硬部位和骶尾部及患肢。

六、假肢矫形器治疗

矫形器是用于改变神经、肌肉、骨骼系统功能特性或结构的体外装置，有稳定和支持、固定和保护、预防和矫正畸形、控制挛缩和促进康复的功能。

（一）治疗目标

1. 急性期

预防并发症，预防挛缩变形，预防疼痛发生，辅助患者良肢位摆放，维持患者功能，为后续康复治疗提供保障。

2. 恢复期

预防并发症，预防/矫正挛缩畸形，预防或减轻疼痛，降低肌张力，稳定和支持/固定和保护患者功能，辅助患者功能训练。

3. 后遗症期

预防/矫正挛缩畸形，预防或减轻疼痛，降低肌张力，稳定和支持、固定和保护患者功能，补偿缺失功能，辅助患者康复功能锻炼。

（二）治疗方案

根据患者情况制订个体化的治疗方案，矫形器处方由矫形器技师、康复科医生根据评估结果及患者的需求共同制订，用以改善患者肢体功能，辅助患者进行康复锻炼及日常生活活动。

（三）治疗措施

1. 急性期

（1）肩部矫形器：应用于患者患侧肩关节，其作用是预防及治疗肩关节半脱位，缓解肩部疼痛。（Ⅱ级证据，B级推荐）

（2）休息位腕手矫形器：是应用于患侧腕关节及手部的矫形器，其作用是将腕关节、手指固定于休息位，预防腕关节及患手挛缩变形。（Ⅱ级证据，B级推荐）

（3）功能位腕手矫形器：与休息位腕手矫形器相似，腕关节背伸25°～30°，掌指关节屈曲<45°，指间关节可稍屈曲。大拇指对掌对指（蚓状抓握）。其作用是改善患侧腕关节和手部的肌张力，预防挛缩变形。（Ⅱ级证据，B级推荐）

（4）静态踝足矫形器：用于下肢肌力减退，将踝关节固定于功能位，其作用是预防踝关节和足部挛缩。（Ⅱ级证据，B级推荐）

（5）踝足托：又称防旋鞋，适用于患者早期卧床阶段，能将踝关节固定于功能位，通过可调足底横板控制髋关节内、外旋角度。其作用是预防踝关节挛缩。（Ⅱ级证据，B级推荐）

2. 恢复期

（1）肩部矫形器：同上。

（2）功能位腕手矫形器：同上。

（3）动态肘腕手矫形器：用于肘关节、腕关节及手部的矫形器，带肘铰链，能够控制肘关节屈伸角度，将前臂及手掌部置于功能位（功能位腕手矫形器）。其作用是降低肌张力，预防挛缩变形，辅助康复功能训练。

（4）静态踝足矫形器：同上。

（5）抗地面反作用力踝足矫形器：在静态踝足矫形器的基础上，胫骨前侧上至髌骨下至胫骨中上段与小腿后侧矫形器连成一体。其作用是稳定膝关节，防止膝关节过伸，并稳定踝关节于功能位。（Ⅱ级证据，B级推荐）

（6）膝踝足矫形器：用于膝关节、踝关节及足部的矫形器，能够控制膝关节、踝关节及足部，固定和支持下肢。其作用是预防关节变形及辅助康复训练。（Ⅱ级证据，B级推荐）

3. 后遗症期

（1）功能位腕手矫形器：同上。

（2）动态腕手矫形器：将腕关节固定于功能位。利用钢丝、橡皮筋或弹簧的弹性，辅助手指伸展，同时手指还可以屈曲运动。其作用是辅助患侧腕关节和手进行抓握活动，促进康复训练。（Ⅱ级证据，B级推荐）

（3）肘腕手矫形器：同上。

（4）静态踝足矫形器：同上。

（5）动态踝足矫形器：在静态踝足矫形器的基础上，将矫形器小腿部与足部分开，中间用踝关节铰链连接，能够保持踝关节的背屈、跖屈功能。其作用是辅助和强化患侧下肢踝关节的功能训练。（Ⅱ级证据，B级推荐）

（6）抗地面反作用力踝足矫形器：同上。

（7）膝踝足矫形器：同上。

七、康复护理

（一）康复护理目标

（1）稳定病情，并保留患者身体的整合能力；定期检查和定量评估患者的状态。

（2）实施相应的康复护理措施，调整患者心理状态，发现极为轻微的进步也应当重视，以此鼓励患者，增强患者康复的信心。

（3）指导、督促功能训练，促进功能恢复，使患者具有较好的独立生活能力。

（4）防治各种并发症，最大限度地降低死亡率、致残率，使患者少依赖或不依赖别人，提高日常生活活动能力，使患者具有较好的生命质量，重归家庭和社会。

（二）护理诊断

（1）疼痛：与头皮损伤有关。

（2）知识缺乏：缺乏有关颅脑外伤护理和康复的知识。

（3）潜在并发症：感染、失血性休克。

（4）自我形象紊乱：与头皮撕脱伤后致头皮缺失有关。

（三）康复护理措施

1. 预防性康复护理

（1）预防压疮：颅脑损伤患者的皮肤保护包括两个方面，一是预防压疮，护理时可应用特殊的病床，如气垫床、水垫床等，给患者定时翻身，保持床单清洁、平整、干燥，骨突出和受压部位要垫以棉垫，一旦发现皮肤发红或发生压疮，应及时处理或治疗；二是避免因患者躁动造成的皮肤擦伤，必要时踝部应使用有良好衬垫的石膏夹板进行保护。

（2）预防挛缩：及早进行关节的主动和被动活动，并维持良好的肢位功能位。

（3）鼓励活动：鼓励患者尽早参与自我照顾活动，如在床上进行翻身训练，及早下床等，有利于增强肌力，恢复心肺功能，防止挛缩畸形和缓解皮肤受压等。

（4）预防并发症的康复护理：早期进行功能训练，进行被动运动和按摩肢体，预防关节挛缩、肩－手综合征、肩关节半脱位、直立性低血压、深静脉血栓形成、肺部感染等并发症。

2. 综合康复护理

（1）维持营养：保持水、电解质平衡，增强体质。

（2）维持合理体位：头部位置不宜过低，以利于颅内静脉血回流。肢体置于功能位，尤其注意防止下肢屈曲挛缩和足下垂畸形。

（3）肢体被动活动和按摩：定时活动肢体各关节，被动活动时，动作轻柔。

（4）患者的促醒：对昏迷患者进行有计划的感觉刺激，可在患者耳边播放其平时喜爱的音乐、戏剧。

（5）日常生活练习：如穿脱衣裤、洗脸、刷牙、梳头、洗澡及自主进食等。

3. 心理康复护理

护理人员应多与患者交谈，在情感上给予患者支持和同情，鼓励患者积极面对现实，树立信心，以积极的态度配合治疗，共同努力恢复和代偿其失去的功能，早日回归家庭和社会。对患者进行行为矫正疗法，通过不断地再学习消除病态行为、建立健康行为，使患者能面对现实，学会放松，逐步消除恐惧、焦虑与抑郁。鼓励患者尽可能做力所能及的事情，逐步学会生活自理。

（四）健康教育

1. 急性期

颅脑损伤是因外界暴力作用于头部而引起的，由于发病突然，患者多有不同程度的意识障碍，家属难以接受现状，表现为急躁、恐慌和不知所措。另外，多数颅脑损伤患者均有不同程度的原发性昏迷，表现为失去表达、接受能力，故教育对象主要是家属。

健康教育内容：颅脑损伤疾病的相关知识、病情观察合作要点、饮食指导、体位指导、气管切开护理指导、各种管道护理指导、康复训练指导、输液指导、用药指导及对可能出现并发症的预防和处理等。

2. 恢复期

（1）帮助家属及患者树立战胜疾病的信心，正确面对现实，积极配合康复训练，争取早日康复。

（2）在训练过程中讲解相关训练技巧、方法，使患者了解功能康复是一个缓慢渐进的过程，需要有足够的信心、耐心。家属及患者应主动配合医护人员实施康复训练，提高患者的康复质量和生活质量。

（3）指导患者进行自我健康维护，指导患者及家属掌握日常生活自理方面的护理技能，积极进行关节活动训练、言语训练、吞咽训练，学习生活自理，如自己洗脸、刷牙、梳头、洗澡等。

（五）饮食指导

指导合理营养，为患者安排清淡、高蛋白、高热能、低脂肪、易消化、富含维生素的膳食，提高患者的抵抗力，减少并发症，促进康复。

（六）体位管理

正确的体位与肢体摆放可以起到抗痉挛、维持关节活动度、促进分离运动出现等的作用。针对颅脑损伤患者多采用仰卧位、患者患侧及健侧卧位交替的体位管理方法。

1. 患侧卧位

患侧在下，健侧在上，头下垫以合适高度（一般为 10～12cm）的软枕，躯干稍向后旋转，后背用枕头支撑。患侧肩关节稍向外拉出，避免受压和后缩，患侧上肢肩关节前屈不超过 90°，肘关节伸展，前臂旋后，掌心向上。患侧下肢膝关节微屈，髋关节伸直，足背伸 90°。健侧肢体充分屈髋屈膝，腿下放一软枕支撑。

2. 健侧卧位

患侧在上，健侧在下，头部垫枕。胸前放一软枕，患侧肩充分前伸，患侧肘关节伸展，腕、指关节伸展放在枕上，掌心向下。患侧髋关节和膝关节尽量前屈 90°，置于体前另一软枕上，注意患侧踝关节不能内翻悬在软枕边缘，以防止足内翻下垂。

3. 仰卧位

患侧肩下垫一厚软枕，患侧上臂外旋稍外展，肘腕关节伸直，掌心朝上，手指伸直并分开，整个患侧上肢放置于枕头上。患侧髋下放一软枕，使髋稍内旋，患侧臀部、大腿外侧下放一枕头。足底不放任何东西。

4. 床上坐位

背后给予多个软枕垫实，使脊柱伸展。髋关节屈曲近 90°，患侧肘及前臂下垫软枕，将患侧上肢放在软枕上。

（七）出院指导

（1）指导患者出院后继续加强功能锻炼，增强体质，保持良好的心态，指导家属给予心理支持。鼓励患者参加有益的社会活动，树立积极的人生观，促进身心全面康复。

（2）告知患者康复训练过程艰苦而漫长，或终身伴随，需要有信心、耐心、恒心，应在康复医生指导下循序渐进，持之以恒。

（3）在训练过程中，要注意安全，防止意外损伤。对直立性低血压患者，应加配腰围，增加腹压。也可用弹力绷带包扎下肢，改善静脉回流，增加回心血量。

（4）定期随访。

八、心理康复

根据患者的性格、教育水平、躯体情况、家庭支持等，可采用相关的心理疗法对其进行心理康复治疗，如认知行为疗法、心理支持治疗、家庭治疗等，帮助患者克服心理问题，增加治疗的依从性。心理康复治疗的形式可以采用多种方式，如个体治疗、团体治疗。对于部分具有严重睡眠及精神症状的患者，可请精神科医生会诊进行药物干预。

九、社会康复治疗

主要采用康复辅导、社会行为活动训练等方式，协助患者建立合理的康复期望和目标，认识疼痛及疼痛处理方法。

住院期：主要采用伤残适应小组辅导、医疗依赖者家属辅导及家庭咨询等，对患者家属的伤后情绪问题提供专业支持，舒缓压力，协助他们建立合理的康复期望和目标，适应及接受伤后的生活转变，了解并接受家庭角色的转换。

出院前：给予出院准备指导、提供家庭康复技巧指导、工作安置协调及雇主综合咨询等服务。

出院准备期：对患者家属进行出院准备指导、社会环境适应干预等，促进患者顺利回归社区及家庭关系的维持。

出院后：出院后对患者及家属提供持续的个案管理服务。采用家庭探访、电话跟进等形式，对患者社会角色的恢复情况进行调查或干预，通过重返社区的跟进协调服务，对患者家庭社会适应相关的范畴进行干预或协调，促进患者家庭更好融入社会生活，减少照顾者的压力。

参考文献

[1] Giacino JT, Trott CT. Rehabilitative management of patients with disorders of consciousness: grand rounds [J]. J Head Trauma Rehabil, 2004, 19 (3): 254-265.

[2] Joshipura M, Mock C, Goosen J, et al. Essential trauma care: strengthening trauma systems round the world [J]. Injury, 2004, 35 (9): 841-845.

[3] Stocchetti N. Traumatic brain injury: problems and opportunities [J]. Lancet Neurol, 2014, 13 (1): 14-16.

[4] Hyder A A, Wunderlich C A, Puvanachandra P, et al. The impact of traumatic brain injuries: a global perspective [J]. Neuro Rehabilitation, 2007, 22 (5): 341-353.

［5］ Corrigan J D，Selassie A W，Orman J A. The epidemiology of traumatie brain injury［J］. J Head Trauma Rehabil，2010 25（2）：72－80.

［6］ 焦保华，赵宗茂.《美国重型颅脑损伤诊疗指南》解读［J］. 河北医科大学学报，2018，39（2）：125－128.

［7］ 刘长文，王剑荣. 严重颅脑创伤处理指南解读（ICU 部分）［J］. 现代实用医学，2012，24（1）：5－7.

［8］ 杨艳萍. 格拉斯哥昏迷评分在颅脑损伤观察中的应用［J］. 实用医技杂志，2007，14（10）：1326－1327.

［9］ 中华医学会. 临床诊疗指南：物理医学与康复分册［M］. 北京：人民卫生出版社，2005.

［10］ 杨华中，张叶，廖才平. 物理治疗对早期颅脑损伤的疗效分析［C］. //首届全国脑外伤治疗与康复学术大会论文汇编（下）.［出版者不详］，2011：80.

［11］ 中华医学会神经病学分会神经康复学组，中华医学会神经病学分会脑血管病学组，卫生部脑卒中筛查与防治工程委员会办公室. 中国脑卒中康复治疗指南（2011完全版）［J］. 中国医学前沿杂志，2012，4（6）：64－65.

［12］ 李胜利. 语言治疗学［M］. 北京：人民卫生出版社，2016.

［13］ 王左生. 康复治疗技术. 言语治疗与假肢矫形器学分册［M］. 北京：高等教育出版社，2010.

［14］ 中国吞咽障碍康复评估与治疗专家共识组. 中国吞咽障碍评估与治疗专家共识（2017 年版）［J］. 中华物理医学与康复杂志 2017，39（12）：881－887.

［15］ 卓大宏. 中国康复医学［M］. 北京：华夏出版社，2003.

［16］ 窦祖林. 吞咽障碍评估与治疗［M］. 2 版. 北京：人民卫生出版社，2017.

［17］ Khan F，Baguley I J，Cam ron ID. Rehabilitation after traumatic brain injury［J］. Med J Aust，2003，178（6）：290－295.

［18］ Novack T A，Bush B A，Meythaler J M，et a1. Outcome after traumatic brain injury：pathway analysis of contributions from premorbid，injury severity，and recovery variables［J］. Arch Phys Med Rehabil，2001，82（3）：300－305.

［19］ Barnes M P. Rehabilitation after traumatic brain injury［J］. Br Med Bull，1999，55（4）：927－943.

［20］ 中华医学会神经外科学分会，中国神经外科重症管理协作组. 中国重型颅脑创伤早期康复管理专家共识（2017）［J］. 中华医学杂志，2017，97（21）：1616－1618.

［21］ Lee SY，Amatya B，Judson R，et al. Clinical practice guidelines for rehabilitation in traumatic brain injury：a critical appraisal［J］. Brain Injury，2019：4－7.

［22］ Stephens JA，Williamson K，Berryhill M E. Evidence-based practice for traumatic brain injury a cognitive rehabilitation reference for occupational therapists［J］. OTJR（Thorofare N J），2015，35（1）：3－7.

［23］ Tsaousides T，Gordon W A. Cognitive rehabilitation following traumatic brain injury：assessment to treatment［J］. Mount Sinai Journal of Medicine，2009，76

（2）：173－178.

[24] Marklund N，Bellander B，Godbolt A，et al. Treatments and rehabilitation in the acute and chronic state of traumatic brain injury ［J］. Journal of Internal Medicine，2019，285：619－620.

[25] Mary A I，Sauabha B，Ross Z. Rehabilitation after traumatic brain injury ［J］ Handbook of Clinical Neurology. 2015，127：413－415.

[26] 范小璇，赵晓平，张毅，等. 颅脑损伤相关疾病中医病名的规范性 ［J］. 西部中医药，2016，29（7）：54－57.

[27] 李展. 颅脑损伤中医辨证思维初探 ［J］. 辽宁中医药大学学报，2009，11（7）：12－14.

[28] 倪莹莹，王首红，宋为群，等. 神经重症康复中国专家共识（下）［J］. 中国康复医学杂志，2018，33（3）：264－268.

[29] 凌江红，黄李平，黄熙，等. 颅脑损伤中医诊疗方案 ［J］. 中医杂志，2015，56（10）：836－840.

[30] 卢淑金，倪云培，磨飞鸿. 颅脑损伤患者的辨证施护 ［J］. 现代中西医结合杂志，2008，17（34）：5384－5385.

[31] 罗杰坤，王杨，张海男，等. 菖芩Ⅰ号对重型颅脑外伤昏迷患者促醒的疗效观察 ［J］. 世界科学技术（中医药现代化），2012，14（1）：1294－1296.

[32] 张毅敏. 针灸治疗颅脑损伤及其后遗症的概况 ［J］. 中国临床康复，2006，10（7）：135－137.

[33] 杨颖，王照浩. 头针治疗闭合性颅脑外伤的临床观察 ［J］. 针灸临床杂志，1999，15（5）：31－33.

[34] 刘水生，唐尤佳，郭秋霞，等. 醒脑开窍针法在颅脑损伤昏迷患者促苏醒治疗中的应用 ［J］. 实用临床医学，2006，7（10）：93－95.

[35] 高智颖. 醒脑开窍针刺法结合耳穴贴压治疗颅脑外伤临床观察 ［J］. 新中医，2007，39（3）：29－30.

[36] 刘顺宜. 针灸推拿加穴位注射治疗颅脑外伤引起的偏瘫临床观察 ［J］. 中国当代医药，2011，18（24）：122－123.

[37] 吴志刚，杨兆钢. 芒针临床应用与实验研究概况 ［J］. 针灸临床杂志，2007，23（6）：55－57.

[38] 郭泽新，陈卫华. 缓解中风偏瘫痉挛状态推拿手法及其机理探讨 ［J］. 按摩与导引，2003，19（1）：2－3.

[39] 陈霄，李省让，高青铭，等. 中医综合方案促醒持续植物状态的临床研究 ［J］. 中医药学报，2012，40（5）：71－74.

[40] 卢淑金，黄李平，苏金玲，等. 冰片雾化吸入对重型颅脑损伤促醒作用的临床观察 ［J］. 中国保健营养（中旬刊），2013，2（11）：167－168.

[41] 王道刚，张钰琴，张光荣，等. 冰片对麻醉大鼠海马 GABA、GLU 和 β－EP 表达的影响 ［J］. 时珍国医国药，2010，21（8）：1913－1915.

[42] 吴永兰. 中药外敷加功能锻炼护理治疗偏瘫 26 例 ［J］. 安徽中医临床杂志，

2000，12（4）：268.

［43］吴名波，沈鹰. 中药熏蒸在痹证中的应用历史沿革［J］. 云南中医学院学报，2009，32（1）：59－61，67.

［44］罗彩花，贺青涛，王慧. 药熨的临床应用及其在社区护理发展前景［J］. 吉林中医药，2007，27（7）：67－69.

［45］田元春，伍小燕. 十一方药酒的临床应用及实验研究概况［J］. 广西中医药，2010，33（4）：1－2.

［46］Arya K N，Pandian S，Puri V. Rehabilitation methods for reducing shoulder subluxation in post－stroke hemiparesis：a systematic review［J］. Top Stroke rehabilitation，2018，25（1）：68－81.

［47］许凤娟，倪朝民，刘孟，等. 踝足矫形器对脑卒中偏瘫患者步行时足底压力及步行能力的影响［J］. 中国康复医学杂志，2019，34（1）67－69.

［48］韩会，周岩，张晓丽，等. 认知行为疗法对脑卒中后患者抑郁及自我管理行为的干预效果［J］. 山东医药，2015，55（47）：36－38.

［49］王颖. 脑卒中患者主要照顾者的抑郁状况分析及心理支持干预［J］. 中国健康心理学杂志，2019，27（7）：1004－1007.

［50］张瑞红，王宝珠，王叶，等. 萨提尔治疗模式对农村脑卒中患者自尊及家庭关系的影响［J］. 中华现代护理杂志，2011，26（2）：3105－3108.

［51］巴筱梅. 基于问题解决模式的护理管理对脑卒中患者康复效果探讨［J］. 新疆医学，2020，50（9）：971－973

［52］王思斌，孙莹，顾东辉. 社会工作综合能力（中级）［M］. 北京：中国社会出版社，2019.

第四章　脑性瘫痪康复诊疗规范

第一节　脑性瘫痪概述

一、定义

依据 2006 版国际脑瘫定义的原则，第六届全国儿童康复、第十三届全国脑瘫康复学术会议于 2014 年 4 月通过了我国脑性瘫痪定义：脑性瘫痪（cerebral palsy，CP）是一组持续存在的中枢性运动和姿势发育障碍、活动受限症候群，这种症候群是由于发育中的胎儿或婴幼儿脑部非进行性损伤所致。脑性瘫痪的运动障碍常伴有感觉、知觉、认知、交流和行为障碍，以及癫痫和继发性肌肉、骨骼问题。患病率为每 1000 活产儿中有 2.0～3.5 名。

二、病因、病理

（一）病因及危险因素

引起脑瘫的原因很多，根据产程划分为产前因素、围生期因素、产后因素。其中产前因素最为常见，包括遗传和染色体疾病、先天性感染、脑发育畸形或发育不良、胎儿脑缺血缺氧导致脑室周围白质软化或基底节受损等。围生期因素包括发生在从分娩开始到产后 1 周内的脑损伤，如脑水肿、新生儿休克、脑内出血、败血症或中枢神经系统感染、缺血缺氧性脑病等。产后因素包括生后 1 周至 3 岁间婴幼儿发生的中枢神经系统感染、脑血管病、头颅外伤等引发的非进行性脑损伤。此外，早产和宫内发育迟缓是脑瘫的危险因素。

不同的病因对发育中的脑可造成不同程度的损伤。妊娠早期致病因素主要引起神经元增殖和移行异常，可发生无脑回、巨脑回、多小脑回、脑裂畸形及神经元异位。早产儿脑部最常见的病变是脑室周围白质软化和脑室周围出血性梗死。足月儿中的脑瘫病理类型更为复杂，常与缺血缺氧性脑损伤有关。脑瘫的危险因素见表 4-1。

表 4-1　脑瘫的危险因素

产前危险因素	围生期危险因素	产后危险因素
大部分 CP 病例（70％～80％）发生在产前。危险因素列举如下： (1) 产前颅内出血：预后取决于相关脑组织的损伤程度 (2) 胎盘并发症； (3) 妊娠期毒素： • 碘缺乏会导致双瘫 • 有机汞中毒会导致四肢瘫 (4) 妊娠期接触致畸药物； (5) 先天性脑畸形和胎儿期脑血管闭塞； (6) 获得性先天性感染（TORCH）： • 弓形虫 • 风疹病毒 • 巨细胞病毒 • 疱疹病毒 (7) 母体因素： • 痫性发作 • 甲状腺功能亢进 • 智力发育迟缓 (8) 社会经济因素； (9) 生殖率低； (10) 下述因素造成的产前缺血缺氧性损伤： • 特发性（最常见） • 多次妊娠 • 母体出血 • 母体用药 注：产前因素会导致胎儿未发育成熟就出生，或导致足月儿和早产儿宫内生长受限	(1) 早产并发症； (2) 妊娠 32 周前出生； (3) 出生时低体重，低于 2500 g； (4) 早产仍是 CP 最常见的先决因素（由以下因素综合作用造成 CP）： • 发育不成熟 • 脑血管系统易受损 • 物理应力作用于不成熟的脑部，使患儿容易出现脑血流量不足 • 在胚胎基质的毛细血管中，位于侧脑室旁分水岭区的血管特别容易受到损伤 (5) 足月儿并发症： • 胎盘前置 • 胎盘早剥 • 胎粪吸入，导致新生儿窒息 (6) 高胆红素血症： • Rh 血型不相容性 • 葡萄糖-6-磷酸脱氢酶缺陷 • ABO 血型不相容性 • 胆红素在颅神经核和基底节沉积导致胆红素性脑病，造成后续的手足徐动型 CP (7) 难产/产伤：典型者是分娩时硬膜下血肿导致大脑受到机械性外伤，从而导致 CP（痉挛性偏瘫型） (8) 感染： • 病毒 • 细菌 (9) 痫性发作； (10) 心动过缓和缺氧； (11) 围生期颅内出血：预后取决于相关脑实质损伤的程度	(1) 外伤： • 跌倒 • 虐待儿童（如婴儿摇晃综合征，寻找有无视网膜出血） (2) 毒素： • 重金属，尤其是铅 • 有机磷酸盐 (3) 造成表现为偏瘫的脑卒中综合征的原因： • 镰状细胞贫血 • 动静脉畸形破裂 • 先天性心脏病（尤其是法洛四联征） (4) 感染： • 细菌 • 病毒 (5) 肿瘤性疾病； (6) 缺氧：如近乎溺死会导致缺氧性脑病； (7) 颅内出血

（二）病理改变

脑瘫的脑部病理改变主要由脑白质损伤、脑部发育异常、颅内出血、脑部缺氧引起的脑损伤等引起。

痉挛型双瘫以脑室周围白质软化改变为主，多见于早产儿；不随意运动型可见基底核病变或脑室周围白质软化；共济失调型大部分为先天性小脑发育不全；痉挛型偏瘫主要涉及对侧脑损伤。病变可累及语言中枢、听觉中枢或视觉中枢及传导路，患者可伴有语言障碍、听觉障碍或视觉障碍。从病因分析，病理变化主要有：发育障碍和脑损伤，中枢神经系统发育障碍或损伤主要累及锥体系、锥体外系和小脑三大体系。

1. 中枢神经系统发育障碍及先天畸形脑发育不全

中枢神经系统发育障碍及先天畸形脑发育不全常见于额叶、颞叶、脑室周围胼胝体、脑白质等。先天畸形主要有神经管闭合不全而形成的无脑畸形，脑膜膨出和脑膜脑膨出，中脑水管畸形等；脑泡演化发育障碍导致全前脑畸形，小脑扁桃体下疝畸形等；神经元移行及脑回形成障碍导致神经元异常，平脑回或无脑回畸形，巨脑回畸形，多小脑回畸形等；联合障碍或中线结构异常可有胼胝体缺如或发育不全、透明隔缺如或发育不全等。

2. 缺血缺氧性脑病

缺血缺氧性脑病常导致大脑皮质梗死，丘脑、基底节和间脑等部位深部灰质核坏死，脑干坏死，脑室周围或脑室内出血及白质软化或（和）变性，可见坏死变性区及囊腔改变。经过内囊的支配下肢的神经纤维常受累，锥体束常有变性。

3. 脑室周围白质软化

近年来有研究注意到早产儿缺血缺氧致侧脑室周围白质软化（periventricular-leukomalacia，PVL），是指侧脑室旁的分水岭区（Watershed）脑白质的损伤，该病变的原因是这一部位血液供应丰富，在缺氧状态下易发生血液分布减少，缺血致脑组织坏死囊变，该症85％见于低出生体重（900～2200 g）而存活的早产儿，是这类患儿脑损伤的主要神经病理改变，也是存活患儿出现神经发育和行为障碍的主要原因。其发生机制为未成熟儿脑室旁白质供血动脉发育不完善，终动脉侧支循环尚未建立，缺氧缺血所致。

4. 产伤

产伤是指分娩过程导致的脑损伤，产伤可分为颅外产伤、颅骨产伤和颅内产伤。颅内产伤主要为硬脑膜撕裂、硬膜下血肿、脑缺血性梗死等，与脑瘫关系密切的主要是后两种。

5. 分娩窒息

分娩窒息常导致脑组织内髓鞘形成异常，形成显微镜下的大理石斑纹状态（status marmoratus），病灶主要在新纹状体，特别是尾状核的外侧和豆状核壳的背外侧。上述改变常见于新生儿窒息及分娩时窒息的脑性瘫痪患儿。大理石斑纹状态是由出生后异常的神经纤维再生和髓鞘形成过多形成的修复状态。

6. 胆红素脑病

胆红素脑病为游离胆红素通过血脑屏障进入大脑，损害中枢神经系统的某些神经核，引起神经系统异常的临床和亚临床表现。病变的特点是基底节、海马、脑下部齿状核等被染成亮黄色或深黄色。上述部位可有神经元变性、坏死，神经胶质细胞增生等变化。

7. 先天性感染

先天性感染目前已被认为是主要致畸因素，不仅可以引起中枢神经系统畸形，感染本身也可造成小儿脑瘫。1987 年 Nachmias 首先把能导致先天性宫内感染引起畸形的病原体概括为 TORCH，T 为弓形虫（toxoplasma），R 指风疹病毒（rubella virus），C 指巨细胞病毒（cytomegalovirus），H 指单纯疱疹病毒（herpes simplex virus），O 指其他（other）病原体。

（三）脑损伤部位与脑性瘫痪类型的关系

1. 锥体系损伤

从大脑额叶的皮质运动区开始，经过脑干，至颈髓最上端的各个水平的锥体系损伤，可引起随意运动障碍，主要见于痉挛型患者。

2. 锥体外系损伤

锥体外系结构十分复杂，包括大脑皮质、纹状体、背侧丘脑、底丘脑、红核、黑质、脑桥核、前庭核、小脑与脑干网状结构等以及它们的纤维联系，最后经红核脊髓束、网状脊髓束等中继下行终止于脑神经运动核和脊髓前角运动细胞。锥体外系的主要功能是调节肌张力、协调肌肉活动、维持体态姿势和习惯动作。锥体外系路径损伤，引起异常的不随意运动，且在临床上，肌紧张异常亢进与运动过多两者常混合存在。
（1）肌紧张异常亢进：强直型脑性瘫痪、活动减少或不活动。
（2）运动过多：震颤、舞蹈症、手足徐动症、肌阵挛。

3. 小脑损伤

小脑损伤可引起以肌张力的异常低下、意向性震颤、共济失调等为主要症状的小脑性脑性瘫痪，即共济失调型脑性瘫痪。

三、流行病学

国外先后进行数次脑瘫流行病学调查，结果显示不同国家不同地区的脑瘫发病率差异较大，脑瘫的发病率介于 1.5‰～3.6‰。Forni（2018）研究发现，瑞士近 5 年的脑瘫发病率 1.9‰左右。Salavati（2018）研究发现波斯湾附近阿拉伯国家脑瘫发病率为 4.14‰。李晓捷（2018）调研了黑龙江、北京、河南、山东、山西、陕西、安徽、湖南、广西、广东、重庆、青海，调查例数达 320000 人，结果显示脑瘫发病率为 2.48‰。不同地区脑瘫发病率有所不同，青海省发病率最高，为 5.40‰，山东省发病率最低，为 1.04‰。脑瘫男性发病率为 2.64‰，女性发病率为 2.25‰，男性发病率高于女性。以上研究表明脑瘫发病率不仅在地区分布上存在差异，在男女性别分布上也存在差异。

四、临床分型及分级

(一) 临床分型

参考 2006 版国际脑性瘫痪定义、分型和分级标准，《国际疾病分类》（ICD－10）和近几年的国外文献，第六届全国儿童康复、第十三届全国小儿脑瘫康复学术会议于2014 年 4 月制定我国脑性瘫痪新的临床分型、分级标准。

1. 痉挛型四肢瘫

痉挛型四肢瘫（spastic quadriplegia）以锥体系受损为主，包括皮质运动区损伤。牵张反射亢进是本型的特征。患者存在四肢肌张力增高，上肢背伸、内收、内旋，拇指内收，躯干前屈，下肢内收、内旋、交叉、膝关节屈曲、剪刀步、尖足、足内外翻，拱背坐，腱反射亢进、踝阵挛、折刀征和锥体束征等。

2. 痉挛型双瘫

痉挛型双瘫（spastic diplegia）症状同痉挛型四肢瘫，主要表现为双下肢痉挛及功能障碍重于双上肢。

3. 痉挛型偏瘫

痉挛型偏瘫（spastic hemiplegia）症状同痉挛型四肢瘫，表现在一侧肢体。

4. 不随意运动型

不随意运动型（dyskinetic）以锥体外系受损为主，主要包括舞蹈性手足徐动（choreoathetosis）和肌张力障碍（dystonia）。该型最明显的特征是非对称性姿势，头部和四肢出现不随意运动，即进行某种动作时常夹杂许多多余动作，四肢、头部不停地晃动，难以自我控制。该型肌张力可高可低，可随年龄改变。腱反射正常，紧张性迷路反射（TLR）阳性、非对称性紧张性颈反射（ATNR）阳性。静止时肌张力低下，随意运动时增强。对刺激敏感，表情奇特，挤眉弄眼，颈部不稳定，构音与发音障碍，流涎、摄食困难。婴儿期多表现为肌张力低下。

5. 共济失调型

共济失调型（ataxia）以小脑受损为主，还可能存在锥体系、锥体外系损伤。主要特点是由运动感觉和平衡感觉障碍造成的不协调运动。为获得平衡，两脚左右分离较远，步态蹒跚，方向性差。运动笨拙、不协调，可有意向性震颤及眼球震颤、平衡障碍、站立时重心在足跟部、基底宽、醉汉步态、身体僵硬。肌张力可偏低、运动速度慢、头部活动少、分离动作差。闭目难立征（＋）、指鼻试验（＋）、腱反射正常。

6. 混合型

混合型（mixed types）具有两型以上的特点。

（二）改良的神经分类

目前的分类法尝试将功能作为基础进行分类。随着患儿年龄的增长，CP 的临床表现会出现相应变化。改良的神经分类将患者分成下述类型：痉挛型（锥体系）脑瘫、不随意运动型（锥体外系）脑瘫和混合型（锥体系联合锥体外系）脑瘫。

1. 痉挛型脑瘫

痉挛型 CP（占所有脑瘫的 75%）患儿表现出明显的上运动神经元（UMN）受累体征，如肌肉表现为痉挛状态和反射亢进、阵挛，巴宾斯基征（2 岁以上仍存在为异常）或存在，同时伴有其他持续存在的原始反射。痉挛型可进一步分为 5 个亚型，根据所受累的肢体进行命名。

（1）痉挛型单瘫。

这一类型极为罕见。患儿的单个上肢或下肢受累，临床表现通常较轻。

（2）痉挛型双瘫（最常见的 CP）。

在罹患 CP 的早产儿中，75% 为痉挛型双瘫。存在早产史的患儿中，下肢受累远多于上肢。

·在痉挛状态出现之前，患儿早期存在肌张力低下，同时也存在发育延迟，通常是粗大运动功能的发育迟缓。

·脑室内出血也是典型表现，尤其见于妊娠的第 28 周至 32 周。MRI 可示脑室周围白质软化或出血后脑穿通畸形。

·下肢痉挛状态由内囊区的锥体束纤维受到损害引起。常见的受累肌肉包括屈髋肌、内收肌和腓肠肌。挛缩继发于长期痉挛状态。

·双瘫步态包括典型的剪刀步，伴足尖点地。

·上肢存在轻度的协调问题，下肢存在 UMN 受累体征。

·眼部表现包括斜视（50% 的患儿）和视力缺陷（63% 的患儿）。

·20%~25% 的患儿存在痫性发作，30% 的患儿存在认知障碍。

（3）痉挛型三肢瘫。

·存在三个肢体受累，通常为双下肢和一侧的上肢。

·受累肢体表现为痉挛状态，未受累肢体存在轻度的协调障碍。

·可观察到特征性的剪刀步，伴足尖点地。

（4）痉挛型四肢瘫。

·所有的肢体都受累。

·表现为躯干肌张力低下，四肢肌张力增高，或全身肌张力增高。

·常存在难产史，存在围生期窒息的证据。

·50% 的患儿为产前因素导致，30% 为围生期因素导致，20% 为产后因素致。

· 早产儿的 MRI 提示脑室周围白质软化。

· 婴儿期或出现角弓反张姿势，在重度患儿中常持续存在。患儿还存在口部运动障碍、假性延髓性麻痹，进食时存在误吸风险，可能需要留置胃管。

· 认知功能受累常导致智力发育迟滞。

· 50％的患儿存在痫性发作。

· 痉挛状态和持续存在的原始反射，使得此类患儿成为 CP 患者中受累程度最重的一型。

（5）痉挛型偏瘫。

· 一侧肢体受累，上肢重于下肢。

· 70％～90％为先天性。

· 10％～30％为后天获得性，继发于血管因素、炎症或外伤性因素。

· 在 66％的患者中，MRI 显示大脑单侧病变。

· 在足月儿中，病因常继发于产前相关事件。

· 在早产儿中，常见的病因是不对称性的脑室周围白质软化。

· 偏瘫在 4—6 月龄时较为明显，首先表现为肌张力低下，其症状包括过早出现优势手。

· 右侧肢体受累的发病率略高于左侧。

· 步行的平均年龄为 24 月。

· 颅神经或受累（面肌无力）。

· 除相关的痉挛状态外，患侧生长迟缓也很常见。

· 68％的患儿存在同侧感觉障碍。

· 25％的偏瘫患儿存在视力障碍，28％存在认知障碍，3％存在痫性发作。

· 知觉运动缺陷常见，可导致学习障碍。

2. 不随意运动型脑瘫

不随意运动型脑瘫的特征是异常的锥体外系运动模式，继发肌张力调节障碍、姿势控制障碍和协调障碍。

· 手足徐动症：缓慢扭转的不随意运动，常见于肢体的远端。

· 舞蹈症：突然出现的不规则的急速运动，通常出现在头部、颈部和肢体。

· 舞蹈样手足徐动症：联合了手足徐动和舞蹈样运动。主导运动模式是手足徐动型运动，伴有间歇的大幅度的不自主运动。

· 肌张力障碍：缓慢节律性的运动，常伴躯干和肢体的肌张力变化，同时伴有姿势异常。

· 共济失调：不协调的运动，常伴眼球震颤、辨距障碍和宽大步态。

经典的运动模式在 1～3 岁中的某个时间点出现。重度患儿存在持续的肌张力低下。有压力或进行目的性活动时，异常运动模式也随之增加。睡眠时，患儿肌张力正常，不自主运动停止。

假性延髓性麻痹表现为构音障碍、吞咽障碍、流涎和口部运动障碍。78％的患儿智力正常。

感觉神经性听力丧失的发病率高，其发生与高胆红素血症、新生儿黄疸相关。

3. 混合型脑瘫

混合型 CP 的临床体征为痉挛型 CP 和不随意运动型 CP 运动模式的结合。最常见的混合型 CP 是痉挛型手足徐动症（主要表现为不随意运动模式，包含痉挛状态成分在内）。

（三）临床分级

目前多采用脑粗大运动功能分级系统（gross motor function classification system，GMFCS），该系统是 Palisano 等于 1997 年在长期临床经验基础上，根据脑瘫患儿运动功能随年龄变化的规律所设计的一套分级系统，能较为客观地反映脑瘫患儿粗大运动功能发育情况。该系统将脑瘫患儿分为 4 个年龄组，每个年龄组又根据患儿运动功能的表现分为 5 个级别，Ⅰ级为最高，Ⅴ级为最低。

Ⅰ级：步行不受限；但在更高级的粗大运动技巧上受限。

Ⅱ级：无需辅助设备即能行走，室外步行和社区步行受限。

Ⅲ级：需在辅助移动设备帮助下步行；室外步行和社区步行受限。

Ⅳ级：自我移动受限；在室外和社区活动需借助交通运输工具或动力型工具移动。

Ⅴ级：即使应用辅助设备，自我移动也重度受限。

五、临床表现

（一）痉挛型四肢瘫

当脑损伤在锥体束损害基础上又有基底核及脑干损伤时，可出现伴强直的痉挛型患者，称之为强直痉挛型四肢瘫。这类患儿在被动运动时表现出锥体外系损害的症状，即关节伸展与屈曲时有双相抵抗。重度痉挛型四肢瘫患儿由于有非对称性紧张性颈反射等原始反射的支配，无法随意活动，呈持续的非对称体位，产生重度的脊柱侧弯、胸廓变形。此类型患儿常合并癫痫与智力障碍。

痉挛型患儿由于牵张反射及相反性神经抑制的障碍，矫正反应与平衡反应的形成受影响，体轴不能充分回旋，运动发育明显迟滞，爬、坐、行走都明显迟于同发育阶段的正常儿童。另外上述的各种异常体位与变形，若长期固定，往往进一步造成关节的挛缩与短缩及变形。

（二）痉挛型双瘫

由于受损伤的脑所支配部位的肌肉紧张性增高，导致运动功能障碍。这种肌肉紧张性的增高即肌张力增高，主要表现在髋内收肌群、股四头肌、小腿三头肌、前臂屈肌等。这些抗重力肌群的痉挛，可导致患者姿势、运动的明显异常。

1. 剪刀步态、尖足

临床检查见锥体束征：腱反射亢进、踝阵挛、折刀现象阳性、Babinski 征阳性。由于这类患儿立位时躯干前屈和髋关节屈曲、内收，再加上膝关节屈曲及小腿三头肌痉挛，所以站立时呈尖足，步行时出现剪刀步态。若在婴幼儿时负荷体重，则形成外翻扁平足。有时有意识矫正尖足状态而用整足底支持体重，则会继发膝过伸。在临床上检查股角与足背屈角时，可见股角<70°，足背屈角>20°。

2. 坐位异常

由于头、颈及躯干的障碍较轻，这类型患儿一般能稳定坐位。

在伸腿坐位时，由于髋关节的内收、屈曲，加上腹肌及大腿后侧肌群的痉挛，致使骨盆后倾。所以在伸腿坐位时出现圆背，是脊柱不能充分伸展的表现。同时坐位支点不在坐骨结节，而在骶髂关节，使身体不能竖直。由于髋关节内收、内旋，患儿常取"W"状坐位。这种坐位基底面积大，较稳定，但长期维持这一坐位姿势会加重异常姿势。

3. 上肢异常

这类型患儿上肢表现为前臂旋前，手指关节掌屈，拇指内收，手指尺侧偏位。

另外，由于肩胛带的外展与内旋，而呈现上肢后伸的状态。这类型患儿上肢的功能一般可维持在能完成日常生活动作的水平。

（三）痉挛型偏瘫

痉挛型偏瘫患儿一般发现较晚，往往到1～2周岁时因发现一侧上、下肢的笨拙始来就诊，或是行走时单下肢拖曳，也有的家长因发现患儿只用一只手够物或抓握而觉察到患儿的异常。痉挛型偏瘫患儿的异常体位在患儿使用健侧手时，因联合运动而表现得更为明显。障碍侧上、下肢可见肌张力增高，腱反射亢进，折刀现象阳性等锥体束征。同时由于一侧下肢的障碍，步行时呈明显的拖拽步态。患侧手也出现拇指内收、腕关节掌屈，因而影响功能。

（四）不随意运动型

不随意运动型临床表现的主要特点是由于锥体外系的损害而出现肌张力异常，以及持续的不随意运动等。由新生儿重症黄疸和核黄疸后遗症，即基底核损伤而致的不随意运动型脑瘫常常表现为单纯的不随意运动。

1. 婴儿期多表现为肌张力低下

肌张力低下的突出表现是竖颈发育明显延迟；肩被牵拉向后方，呈肩胛带内收状态，并因患儿常呈现角弓反张状态而难以抱住；侧弯反射等原始反射残存，躯干难以稳定。

2. 肌张力变动性

肌张力安静、睡眠时正常，紧张与哭闹及做主动运动和兴奋时增强。随年龄的增长，不随意运动逐渐明显。由于精神的兴奋，姿势反射及其他不定的原因，而产生全身与局部的紧张，根据这种紧张的强度往往将不随意运动型患儿区分为紧张性与非紧张性，这种紧张随年龄增长而增强。但在婴儿期很难做出此分类，因为有许多患儿在婴儿时为非紧张性，而至年长儿时变为紧张性。

3. 不随意运动

不随意运动常出现于颜面、手、手指、足等末梢部位，3 岁左右症状明显。这种不随意运动可由随意运动及精神紧张而增强，并且常因姿势反应及各种感觉刺激而发生变化，出现躯干或四肢的舞蹈样动作或者低紧张的姿势异常。

4. 构音与发声困难

障碍涉及舌、喉肌肉及咽等部位，发生构音与发声困难。在各年龄组出现不同程度的喉鸣、摄食障碍、流涎。另外，在用力时张口是本型的特征性症状。

5. 过剩的相反抑制

缺乏主动肌与拮抗肌的共同收缩，致关节不稳定。由于主动动作受不必要的活动所妨碍，而要付出更大的努力，从而使紧张与不随意运动逐渐增强。

6. 难以保持一定的姿势

由于肌张力的变动性，患儿很难保持一定的姿势，也因此很少产生变形与挛缩。但是，因 ATNR 的残存，保持于左右非对称的体位上常引起脊柱侧弯。

（五）共济失调型

共济失调型多因小脑损伤引起，但是有学者认为共济失调型为小脑先天形成时出现障碍所致。临床可见肌张力低下，被动性增强，躯干可见粗大的摇摆动作。存在平衡障碍，立位、步行的发育延迟，立位时以两下肢外展、基底面加宽来保持稳定。行走时步态蹒跚不稳，左右摇摆。语言表达不连贯，呈断续性语言。检查时可见上肢意向性震颤，眼球震颤，闭目难立征阳性，指鼻试验、睁眼、闭眼都不能完成，轮替动作缓慢、不协调，跟膝胫试验动作不稳或失败，而深部腱反射正常。如果出现亢进，则可能合并锥体束征。

六、辅助检查

(一) 直接相关检查

1. 头颅影像学检查

MRI、CT 和 B 超是脑瘫诊断有力的支持（Ⅰ级证据）。MRI 在病因学诊断上优于 CT（Ⅰ级证据）。

2. 凝血机制检查

影像学检查发现不易解释的脑梗死可做凝血机制检查，但凝血机制的检查不作为脑瘫的常规检查项目（Ⅲ级证据）。

(二) 伴随症状及共患病的相关检查

70%脑瘫患儿有其他伴随症状及共患病，包括智力发育障碍（52%）、癫痫（45%）、语言障碍（38%）、视觉障碍（28%，严重视觉障碍8%）、听力障碍（12%）及吞咽障碍等。

1. 脑电图

合并有癫痫发作时进行脑电图（electroencephalogram，EEG）检查，EEG 背景波可帮助判断脑发育情况，但不作为脑瘫病因学诊断的常规检查项目（Ⅰ级证据）。

2. 肌电图

肌电图可区分肌源性和神经源性瘫痪，特别是对诊断上运动神经元损伤还是下运动神经元损伤具有鉴别意义（Ⅱ级证据）。

3. 脑干听、视觉诱发电位

疑有听觉损害者，行脑干听觉诱发电位检查；疑有视觉损害者，行脑干视觉诱发电位检查（Ⅰ级证据）。

4. 智力及语言等相关检查

有智力发育、语言、营养、生长和吞咽等障碍者进行智商/发育商及语言量表测试等相关检查（Ⅰ级证据）。

5. 遗传代谢病的检查

有脑畸形或不能确定某一特定的结构异常，或有面容异常，高度怀疑遗传代谢病，应考虑遗传代谢方面的检查（Ⅳ级证据）。

《中国脑性瘫痪康复指南（2015）：第一部分》推荐根据患儿病情特点和需要选择应用上述相关检查（凝血机制的检查：推荐强度 C 级；遗传代谢检查：D 级推荐；其余项目：A 级推荐）。

七、诊断

（一）必备条件

（1）中枢性运动障碍持续存在。

婴幼儿脑发育早期（不成熟期）发生抬头、翻身、坐、爬、站和走等粗大运动功能和精细运动功能障碍，或显著发育落后。功能障碍并非一成不变，轻症可逐渐缓解，重症可逐渐加重，最后可致肌肉、关节的继发性损伤。

（2）运动和姿势发育异常。

运动和姿势发育异常包括动态和静态，以及俯卧位、仰卧位、坐位和立位时的姿势异常，应根据不同年龄段姿势发育情况判断。

（3）反射发育异常。

反射发育异常的主要表现有原始反射延缓消失和立直反射（如保护性伸展反射）及平衡反射的延迟出现或不出现，可有病理性反射阳性。

（4）肌力及肌张力异常。

大多数脑瘫患儿的肌力降低。痉挛型脑瘫患儿肌张力增高，不随意运动型脑瘫患儿肌张力存在变化（在兴奋或运动时增高，安静时减低）。可通过检查腱反射、静止性肌张力、姿势性肌张力和运动性肌张力来判断。主要通过检查肌肉硬度、手掌屈角、双下肢内收肌角、腘窝角、肢体运动幅度、关节伸展度、足背屈角、围巾征和跟耳试验等确定（4 个 I 级证据，4 个 II 级证据）。

（二）参考条件

脑瘫诊断的参考条件包括：
（1）有引起脑瘫的病因学依据。
（2）有头颅影像学佐证：MRI、CT 和 B 超可为脑瘫诊断提供有力的支持，MRI 在病因学诊断上优于 CT（I 级证据）。

脑性瘫痪的诊断应当具备上述 4 项必备条件，同时借助参考条件帮助寻找病因（A 级推荐）。

八、鉴别诊断

诊断脑性瘫痪应排除发育落后/障碍性疾病、骨骼疾病、脊髓疾病、内分泌疾病、自身免疫性疾病和遗传性疾病等（专家共识）。

（一）运动发育落后/障碍性疾病

1. 发育指标/里程碑延迟

发育指标/里程碑延迟包括单纯的运动发育落后、语言发育落后或认知发育落后。运动发育落后包括粗大运动和精细运动。小儿6周龄时对声音和视觉刺激无反应、3月龄时无社交反应、6月龄时头控仍差、9月龄时不会坐、12月龄时不会用手指物、18月龄时不会走路和不会说单字、2岁时不会跑和不能说词语、3岁时不能爬楼梯或进行简单的语句交流时应进行评估。爬的动作可能因小孩不需要进行而脱漏，故不应作为发育里程碑的标志。90％单纯一个方面发育落后的小儿不需要进行医疗干预，将来可以发育正常。大约10％的患儿需要进行医疗干预。

2. 全面性发育落后

5岁以下处于发育早期的儿童，存在多个发育里程碑的落后，因年龄过小而不能完成标准化智力功能的系统性测试，病情的严重性等级不能确切地被评估，则诊断全面性发育落后（global development delay，GOD），但过一段时间后应再次进行评估。

3. 发育协调障碍

发育协调障碍表现为运动协调性和执行力低于正常同龄人，动作笨拙、缓慢、不精确，这种运动障碍会持续而明显地影响日常生活和学业、工作，甚至娱乐。障碍在发育早期出现，运动技能的缺失不能用智力低下或视觉障碍解释，也不是脑瘫、肌营养不良和退行性疾病引起的运动障碍所致。

（二）骨骼疾病

1. 发育性先天性髋关节脱臼

是由于遗传、臀位产、捆腿等因素造成单侧或双侧髋关节不稳定，股骨头与髋臼对位不良的一种疾病。患者智力和上肢运动功能正常、站立困难。骨盆X线片、CT和MRI均可诊断。

2. 先天性韧带松弛症

粗大运动发育落后，独立行走延迟、走不稳、易摔倒、下楼费力，关节活动范围明显增大及过伸、内收或外展，肌力正常、腱反射正常、无病理性反射、无惊厥、智力正常，可有家族史。随年龄增大症状逐渐好转。

（三）脊髓疾病

应排除小婴儿脊髓灰质炎和脊髓炎遗留的下肢瘫痪，必要时做脊髓MRI排除脊髓空洞症、脊髓压迫症和脊髓性肌萎缩等。

（四）内分泌疾病

先天性甲状腺功能减退症：存在反应低、哭声低微、体温低、呼吸脉搏慢、智力低下和肌张力低下等生理功能低下的表现，因运动发育落后容易与脑瘫相混淆。特殊面容、血清游离甲状腺素降低、TSH 增高和骨龄落后可鉴别。

（五）自身免疫病

多发性硬化：是以中枢神经系统白质炎性脱髓鞘病变为主要特点的自身免疫病。本病最常累及的部位为脑室周围白质、视神经、脊髓、脑干和小脑，主要临床特点为中枢神经系统白质散在分布的多病灶与病程中呈现的缓解和复发，症状和体征存在空间多发性和病程的时间多发性。

运动发育异常的 5 个早期信号：①身体发软；②踢蹬动作明显少；③行走时步态异常；④两侧运动不对称；⑤不会准确抓握。

（六）常见的遗传性疾病

有些遗传性疾病有运动障碍、姿势异常和肌张力改变，容易误诊为脑瘫，如强制性肌营养不良、杜氏肌营养不良、21-三体综合征、婴儿型进行性脊髓性肌萎缩、精氨酸酶缺乏症、易染性脑白质营养不良、肾上腺脑白质营养不良、家族性（遗传性）痉挛性截瘫、多巴敏感性肌张力不全、戊二酸尿症Ⅰ型、丙酮酸脱氢酶复合物缺乏症、雷特（Rett）综合征、神经元蜡样脂褐质沉积症、家族性脑白质病/先天性皮质外轴索再生障碍症、共济失调性毛细血管扩张症、GM1 神经节苷脂病Ⅰ型、脊髓性小脑共济失调、尼曼－皮克病 C 型、线粒体肌病和前岛盖综合征等。

第二节　脑性瘫痪的康复评定

脑瘫的评定是脑瘫康复的重要环节，通过评定可以全面了解患儿的生理功能、心理功能和社会功能，分析患儿运动功能状况、潜在能力，明确障碍所在，设计合理的康复治疗方案，为判定康复治疗效果提供依据。脑瘫的康复评定还可以确定脑瘫发病高危因素，了解患儿发育水平及与年龄相对应的功能水平状态，明确脑瘫的严重程度，从而制订规范化、个体化的康复计划。脑瘫的康复评定主要包括：①小儿发育水平测定；②躯体功能评定；③心理、智力及行为评定；④言语功能评定；⑤感觉、知觉功能评定；⑥日常生活活动能力及功能独立能力的评定。

2007 年世界卫生组织（WHO）颁布了《国际功能、残疾和健康分类：儿童和青少年版》（International Classification of Functioning，Disability and Health for Children and Youth，ICF－CY）。这是一个结合儿童身心发展特点的关于儿童健康及健康相关因素的分类体系，包括了身体功能和结构、活动和社会参与因素，还纳入了环境和个人因素，强调疾病、功能、个人和环境间的交互作用，并从正向的观点描述个人的健康状况。ICF-CY 在国家医疗政策制定、健康管理、疾病监控、学科交流和教育康复等方面起到了重要的作用。根据 ICF-CY 的分类，脑瘫患儿的康复评定包括以下方面的内容。

一、身体功能和结构评定

（一）精神功能评定

1. 韦氏智力量表

智力是最难定义、最难测量的心理功能之一，也是最具有争议的心理功能之一。智力是一个抽象概念，无法直接测量，只能通过个体的行为和成就进行观察。智力具有非常广泛的内涵，任何一个心理测验仅能反映整个智力概念的一部分。关于智力水平的表达，包括智力年龄、比值智商、离均差智商。目前临床智力评定常使用的韦氏智力量表，可用于脑瘫患儿的智力评定。用于儿童的韦氏智力量表包括两种：韦氏幼儿智力量表（Wechsler preschool and primary scale of intelligence，WPPSI），适用于 3~6 岁儿童；韦氏儿童智力量表（Wechsler intelligence scale for children，WSC），适用于 6~16 岁儿童。（Ⅱ级证据）韦氏儿童智力量表用于评价四大指标：言语理解、知觉推理、工作记忆、加工速度。

2. 贝利婴幼儿发展量表

贝利婴幼儿发展量表（Bayley scales of infant development，BSID）是一种综合性量表，适用于出生至 30 月龄的婴幼儿，该量表包括运动量表、智力量表和行为记录三部分，运动量表得分称"心理运动发展指数"，智力量表得分称"智力发展指数"。其得分相当于离差智商。本量表还附有一个社会—情感适应性行为量表，由家长或监护人填写，以了解被评测婴幼儿已达到的适应性行为水平，用于婴幼儿临床发育评定。本量表可用于脑瘫患儿的早期智力评定，也常被用作评定脑瘫治疗效果的指标（4 个Ⅲ级证据）。

（二）感觉功能和疼痛评定

1. 儿童感觉统合发展评定量表

儿童感觉统合发展评定量表可用于评定脑瘫患儿感觉统合功能。本量表适用于 3 岁以上儿童的前庭功能、本体感觉功能和触觉功能等的评定（Ⅰ级证据），可以敏感地反映儿童的辅助感觉功能障碍（Ⅱ级证据）。

2. 儿童疼痛行为量表

儿童疼痛行为量表可用于评定脑瘫患儿的疼痛行为。脑瘫患儿存在预示身体某处受到潜在或实际损害而感到不舒服的感觉，如髋关节疼痛、颈椎疼痛等（Ⅲ级证据）。本量表主要应用于 2 月龄~7 岁的儿童，根据儿童哭闹和体态动作等判断疼痛的存在（Ⅱ级证据）。

（三）发声和语言功能评定

1．S—S 语言发育迟缓评定

S—S 语言发育迟缓评定可用于评定脑瘫患儿的语言发育迟缓（Ⅱ级证据）。S—S 语言发育迟缓评定以言语符号与指示内容的关系评价为核心，按标准分为 5 个阶段。将评定结果与同年龄段正常儿童水平相比较，可发现脑瘫患儿是否存在语言发育迟缓（Ⅰ级证据）。

2．构音障碍评定

构音障碍评定可对脑瘫患儿的构音障碍进行评定。由中国康复研究中心研制的"构音障碍评定法"包括构音器官检查和构音检查，主要用于构音障碍的评定（Ⅰ级证据）。通过此方法可以检测出脑瘫患儿是否存在运动性构音障碍及其严重程度，对康复治疗计划的制订具有重要的指导作用（Ⅰ级证据）。

（四）痉挛程度评定

常用于脑瘫患儿痉挛程度评定的量表包括：改良 Ashworth 量表（Ⅰ级证据，A 级推荐）；综合痉挛量表（Ⅱ级证据，B 级推荐）。

（五）运动功能评定

1．运动反射功能评定

根据患儿情况，选择进行深反射、由不良刺激引起的反射、原始反射及病理反射评定。其中深反射包括肱二头肌反射、肱三头肌反射、桡骨膜反射、膝腱反射、跟腱反射、髌阵挛和踝阵挛；由不良刺激引起的反射包括逃避反射、腹壁反射和提睾反射；原始反射包括阳性支持反射、自动步态反射、侧弯反射、手握持反射、足握持反射、拥抱反射、手和足安置反射；病理反射包括 Babinski 征、Oppenheim 征、Gordon 征和 Hoffmann 征。

2．不随意运动反应功能评定

根据患儿情况，进行姿势反射、矫正反射、保护性伸展反射及平衡反应的评定。

3．平衡功能评定

根据脑瘫患儿需求，选择应用以下方法：
（1）静态平衡和动态平衡评定（C 级推荐）。

（2）简易平衡评定法，Fugl-Meyer 平衡功能评定（A 级推荐）。

（3）Carr-Shepherd 平衡评定（C 级推荐）。

（4）Semans 平衡障碍分级（C 级推荐）。

（5）人体平衡测试仪评定（C 级推荐）。

4. 步态功能评定

脑瘫患儿存在步行、跑步或其他全身运动类型的功能障碍，通过评定可了解障碍程度。步态功能的常用评定方法包括：

（1）应用三维步态分析系统进行评定（Ⅱ级证据，C 级推荐）。

（2）选择足印法进行评定（Ⅲ级证据，C 级推荐）。

（3）使用电子步态垫进行测评（Ⅲ级证据，C 级推荐）。

（六）结构评定

结构评定是应用运动学和运动解剖学知识结合临床表现进行评定的一种方法，评定内容包括发声和言语结构、与运动功能有关的结构。

二、活动和社会参与评定

（一）交流能力评定

（1）格塞尔发育诊断量表（Gesell developmental diagnosis schedules，GDDS）。该量表适用于 0～6 岁儿童发展水平的测定。本量表是美国儿童心理学家 A. Gesell 在研究婴幼儿行为发育模式的基础上设计的，并提出了发育商的概念，以测得的成熟年龄和实际年龄之比来表示。测试内容包括适应性行为（测试幼儿对外界刺激分析综合以顺应新情境的能力，如对物体和环境的精细感觉、解决实际问题时协调运动器官的能力等）、大运动（评定幼儿身体的姿势、头的平衡，以及坐、立、爬、走、跑、跳的能力）、精细运动（测试幼儿手的动作）、语言（测试幼儿语言理解和表达的水平）和个人－社会性行为（评定幼儿与周围人们的交往能力和生活自理能力）等五个方面。（Ⅲ级证据）

（2）贝利婴幼儿发展智力量表。

（3）S－S 语言发育迟缓评定。

（二）粗大运动功能评定

（1）粗大运动功能分级系统（gross motor function classification system，GMFCS）。该系统是根据脑瘫患儿运动功能受限随年龄变化的规律所设计的一套分级系统，能客观地反映脑瘫患儿粗大运动功能发育情况（Ⅰ级证据）。GMFCS 将脑瘫患儿分为 5 个年龄组，每个年龄组根据患儿运动功能表现分为 5 个级别，Ⅰ级为最高，Ⅴ级为最低，分级在 2 岁以后具有良好的稳定性（Ⅰ级证据）。GMFCS 可以用于评定脑瘫患儿粗大运动功能发育障碍程度（A 级推荐）。

（2）粗大运动功能评定量表。该量表用于评定脑瘫患儿粗大运动状况随着时间或干预而出现的运动功能的改变，是目前公认的、使用最广泛的脑瘫患儿粗大运动功能评定量表。目前通用的有 88 项和 66 项两个版本（GMFM−88 和 GMFM−66），每项采用 4 级评分法，动作还没有出现的迹象评为 0 分，动作开始出现但只能完成整个动作的 10% 以下评为 1 分，部分完成动作，可以完成整个动作的 10%～90% 评为 2 分，整个动作可以全部完成评为 3 分。GMFM−88 项分为五个分区：A 区为卧位和翻身，总共 17 项总分 51；B 区为坐位，总共 20 项总分 60 分；C 区为爬和跪，总共 14 项总分 42 分；D 区为站位，总共 13 项总分 39 分；E 区为走、跑和跳，总共 24 项总分 72 分。评定结果包括五个分区的原始分和百分数，以及目标区域百分数和总百分数。GMFM−66 具有四个特点：①属于等距量表，提高了能力分值并改变了分值的可理解性；②确定了测试项目的难度顺序；③删除了部分不适合项目，增加了评定的单维性；④符合心理测量学意义上的信度和效度。可采用 GMFM−88 和 GMFM−66 对脑瘫患儿的粗大运动功能进行评定（B 级推荐）。

（3）Peabody 运动发育评定量表（PDMS）粗大运动功能评定部分。该量表适用于评定 6—72 月龄的所有儿童的运动发育水平，是目前在国外康复界和儿童早期干预领域中被广泛应用的运动发育评定量表，由粗大运动评定量表和精细运动评定量表两部分组成。前者包括反射、固定、移动和物体控制四个方面；后者包括抓握和视觉−运动统合两个方面。每个项目计分都采用三分制，如果被试者能够全部完成特定动作，记为 2 分；如果有明确的意愿去做，但没有能够完成动作，记为 1 分；如果根本没有完成动作的意识，也没有迹象表明这个动作正在发展出来，记为 0 分。本量表可以给出五种分数：原始分、相当年龄、百分位、标准分及发育商。发育商用来评定被试儿童相对于同龄儿童的粗大和精细运动发育水平，可以有效地鉴定运动发育正常儿童和迟缓儿童。可采用 PDMS 粗大运动部分对脑瘫患儿运动发育水平进行评定（A 级推荐）。

（三）精细运动功能评定

（1）精细运动功能评定量表（fine motor function measure scale，FMFM）。FMFM 应用于脑瘫患儿的精细运动功能的评定，可以合理判断脑瘫患儿的精细运动功能水平（Ⅰ级证据）。本量表可以区分不同类型脑瘫患儿精细运动功能的差别，为制订康复计划提供依据（Ⅰ级证据）；通过评定脑瘫患儿精细运动功能随月龄增长而出现的变化情况，有助于对脑瘫患儿精细运动功能发育状况做进一步研究，也为脑瘫患儿作业治疗的疗效评定提供了依据（Ⅰ级证据）。该量表分为 5 个方面，共有 61 个项目，包括视觉追踪 5 项、上肢关节活动能力 9 项、抓握能力 10 项、操作能力 13 项、手眼协调能力 24 项，采用 0～3 分的四级评分法，原始分满分为 183 分，通过查表可以得出具有等距特性的精细运动能力分值，得分范围在 0～100 分。建议应用 FMFM 对脑瘫患儿的精细运动功能进行评定（A 级推荐）。

（2）上肢技能质量评定量表（quality of upper extremity skills test，QUEST）。上肢技能质量评定量表用于脑瘫患儿上肢运动技能质量评定（B 级推荐）。

（3）精细运动分级（bimanual fine motor function，BFMF）。BFMF 适用于各个年

龄段的脑瘫患儿精细运动功能的评估，主要特点是可以同时判断单手和双手的功能（Ⅰ级证据，A 级推荐）。

（4）墨尔本评定量表（Melbourne assessment of unilateral up limb function，MA）。墨尔本评定量表用于脑瘫患儿上肢运动质量评定和疗效评价（A 级推荐）。

（四）日常生活活动功能评定

Wee 儿童功能独立性评定（functional independence measure，WeeFIM）量表可评定脑瘫患儿的综合活动能力，包括躯体、言语、认知和社会功能（A 级推荐）。

（五）主要生活领域评定

教育评定可以了解患儿受教育情况，给予相应的教育条件。经济生活评定可以了解患儿参与活动，使用玩具、物品等能力（A 级推荐）。

（六）预后判断

在新确诊的脑瘫患儿中，预后是家长最常问及的问题。患儿能否步行有数个相关因素。对患儿将来表现的最佳提示因素，就是患儿目前的表现，预后判断的具体情况可参考本章相应内容。

（1）坐：Molnar 指出，在 2 岁前若能独坐，步行功能的预后良好。

（2）爬：Badell 认为，在 1.5~2.5 岁时存在手膝爬行能力，是预后良好的征象。

（3）原始反射：在 18~24 月龄时，存在 3 个及 3 个以上的原始反射，是预后不良的征象。

（4）预后还取决于患儿 CP 的类型。

第三节　脑性瘫痪的康复治疗

一、治疗基本原则

（一）早期发现、早期干预

0~1 岁是大脑发育最迅速和代偿能力较强的时期，目前公认对脑损伤的治疗和干预越早越好。早期发现异常表现、早期干预是取得最佳康复效果的关键。进行早期康复训练能使大部分脑损伤康复，也可减轻脑瘫患儿伤残程度。

（二）综合性康复

综合性康复是以患儿为中心，组织各科专家、治疗师、护士、教师等共同制订全面的康复训练计划，进行相互配合，以促进患儿身心健康的康复治疗。小儿脑瘫康复治疗复杂，见效慢、时间长，需要综合、协调地应用各种治疗方法和技术，才能使患儿的运动、言语和智力等功能达到最佳状态。

（三）与日常生活相结合

脑瘫患儿的病程长，多伴有不同程度的 ADL 障碍，其异常运动和姿势模式体现在 ADL 中，因此康复必须与 ADL 紧密结合。对家长进行健康教育有利于提高脑瘫患儿的 ADL 能力。应通过行为干预、日常生活能力的训练、心理护理、家长培训等综合措施的实施提高和巩固康复效果。

（四）康复训练与游戏相结合

脑瘫患儿同样具有儿童的天性，需要有趣味、游戏化、轻松愉快的氛围，需要引导诱发，不断感知、感受，反复学习和实践，从而促进身心发育。患儿按照自己的节奏和喜好自由地动手动脑、玩耍表达，在游戏中释放压力，促进情绪和脑的发展。游戏是患儿学习的最好途径，在康复训练中穿插游戏，可使治疗活动更有趣味，增加脑瘫患儿参加康复训练的兴趣和主动性。

（五）集中式康复与社区康复相结合

社区康复可以为脑瘫患儿在其熟悉的环境中提供有效、快捷的康复治疗。此种形式既适合城市，也适合农村。正确的社区康复训练为脑瘫患儿康复提供了一条经济、易行、有效的康复途径，能使更多的脑瘫患儿及早得到康复治疗。社区康复有专业康复工作者的指导，把专业治疗融于患儿的社区环境和日常生活中，家长积极参与康复训练，可以全面提高脑瘫患儿的康复效果。

二、脑性瘫痪常用康复治疗技术

（一）神经易化技术

神经易化技术是根据运动学、神经生理和神经发育学理论，借助器具或徒手的方法，对脑瘫患儿实施的运动治疗。目的是改善患儿的运动功能，尽可能使其正常化，提高生活活动能力，主要包括 Bobath 法、Brunnstrom 治疗技术、Vojta 治疗技术、Rood 治疗技术、PNF 技术和运动再学习等，此外还有 Temple Fay 法、Ayre 感觉整合治疗、Doman-Delacato 法等。

1. Bobath 法

根据神经发育学的理论，脑瘫是由于非进行性脑损伤影响了脑的正常发育，从而使运动发育落后或停滞，导致异常姿势反射活动的释放而引起异常的姿势运动模式。Bobath 法是根据上述原理提出的，针对脑瘫患儿，以抑制异常反射活动、纠正异常姿势、促进正常运动功能的出现和发展、提高活动或移动能力为治疗原则的运动疗法。本法针对痉挛型脑瘫的治疗原则是缓解肌肉紧张和僵硬，使患儿躯干充分伸展，避免痉挛姿势的运动，尽早诱导出正常运动模式；针对手足徐动型脑瘫的治疗原则是抑制上部躯干肌紧张，对短缩肌进行牵伸性训练，促进抗重力姿势的稳定性和动态平衡，对徐动的上肢可以进行调节训练。

应用本法时应根据不同患儿类型特点，选择不同手法（B级推荐）；可应用于不同年龄组脑瘫患儿（A级推荐），对于小年龄组脑瘫患儿更有效（A级推荐）；可促进脑瘫患儿粗大运动功能发育（A级推荐）；与其他神经发育学疗法结合运用时效果更佳（A级推荐）。

2. Brunnstrom 治疗技术

脑损伤后由于高级神经中枢失去对正常运动的控制而出现由低级中枢所控制的原始的、低级的运动模式和姿势反射，如共同运动、联合反应、紧张性反射等，这些活动模式是脑损伤功能恢复的一个正常的阶段表现，因此主张在恢复早期可通过本体和外感受器的刺激诱发这些异常活动或动作，利用这些异常模式获得一些运动反应，然后再训练患儿从这些共同运动模式中分离出正常模式，向正常、复杂的运动模式发展，最终达到由中枢神经系统重新组合的正常运动模式（Ⅳ级证据，D级推荐）。

3. PNF 技术

PNF技术又称本体感觉神经肌肉促进疗法，是以人体发育学和神经生理学原理为基础，根据人类正常状态下日常生活活动中常见的动作模式而创立的。PNF技术可以应用于能够理解和配合指令的脑瘫患儿（Ⅱ级证据，B级推荐）。

4. Vojta 治疗技术

让患儿取一定的初始姿势，通过对身体特定部位（诱发带）的压迫刺激（Ⅱ级证据），诱导患儿产生全身性、协调化的反射性翻身和腹爬移动运动，促进与改善患儿的运动功能，故又称为诱导疗法（Ⅰ级证据，A级推荐）。

5. Rood 治疗技术

Rood治疗技术主要侧重于促进正确感觉输入和改善运动控制（Ⅱ级证据，A级推荐）。

（二）基本康复技术

（1）渐增阻力训练。可以提高肌力，更适合于存在肌张力低下和不随意运动的脑瘫儿童（Ⅲ级证据，C级推荐）。

（2）关节活动度维持与改善。更适合应用于痉挛型脑瘫儿童（Ⅲ级证据，C级推荐）。

（3）关节松动技术。更适合应用于痉挛型脑瘫儿童，用于治疗关节周围肌群痉挛导致的关节活动受限（Ⅱ级证据，B级推荐）。

（4）减重步态训练。可改善脑瘫儿童功能性步态，根据需求可佩戴矫形鞋进行减重步态训练（Ⅲ级证据，B级推荐）。

（5）平衡功能训练。强化平衡功能训练可有效改善平衡功能、ADL及步行能力（Ⅱ级证据，B级推荐）。

（6）核心稳定性训练。与其他康复治疗技术相结合效果更佳（Ⅱ级证据，B级推荐）。

（7）运动再学习。适用于脑瘫患儿康复治疗（Ⅱ级证据，B级推荐）。

（8）运动控制。可以改善脑瘫患儿的粗大运动功能（Ⅳ级证据，D级推荐）。

（9）任务导向性训练。可以改善脑瘫患儿的粗大运动功能及平衡功能（Ⅱ级证据，B级推荐）。

三、作业治疗

日常生活活动能力训练是作业治疗的重点。训练前后对患儿的日常生活活动能力进行评定，是制定针对性训练方案和判定治疗效果的参考依据。

（1）促进认知功能发育的治疗。促进认知功能的作业疗法训练可提高患儿注意力、记忆力、计算能力等认知能力（Ⅲ级证据，C级推荐）。

（2）提高日常生活活动能力治疗。能改善脑瘫患儿的日常生活自理能力，提高其生活质量（Ⅱ级证据、B级推荐）。

（3）姿势控制。有助于提高脑瘫患儿上肢功能（Ⅱ级证据，B级推荐）。

（4）手功能训练。对脑瘫儿童精细运动功能障碍有明显效果（Ⅱ级证据，B级推荐）。

（5）视觉功能训练。可以改善脑瘫患儿弱视及斜视等视觉功能缺陷（Ⅱ级证据，A级推荐）。

（6）手眼协调能力训练。可改善脑瘫患儿的精细运动功能和认知能力（Ⅳ级证据，D级推荐）。

（7）书写能力训练。应针对不同类型脑瘫的书写障碍，进行针对性的书写训练（Ⅳ级证据，A级推荐）。

（8）游戏活动。可以促进儿童多方面功能的发展（Ⅳ级证据，C级推荐）。

（9）进食训练。及早开始进行进食能力及口咽运动训练，能改善脑瘫患儿进食功能（Ⅲ级证据，B级推荐）。

（10）更衣训练。是脑瘫儿童日常生活自理能力训练的重要组成部分（Ⅳ级证据，B级推荐）。

（11）如厕训练。是脑瘫儿童日常生活自理能力训练的重要组成部分（Ⅳ级证据，C级推荐）。

（12）沐浴。在洗浴训练过程中，配合适当的综合康复治疗，能够进一步改善脑瘫患儿运动功能和日常生活活动能力（Ⅳ级证据，C级推荐）。

（13）学习与交流。引导式教育有其独特的优势（Ⅱ级证据，B级推荐）。

（14）感觉统合（Ⅱ级证据，B级推荐）。

（15）强制性运动疗法（Ⅱ级证据，B级推荐）。

（16）镜像视觉反馈疗法（Ⅱ级证据，B级推荐）。

四、物理因子治疗

低频脉冲电疗法（如神经功能电刺激）可促进肌肉功能恢复，延缓肌肉萎缩，改善和增加局部血液循环。每日治疗1次，10～15次为一个疗程。

（1）可配合低频脉冲电疗法（如神经功能电刺激），促进肌肉功能恢复，延缓肌肉萎缩，改善和增加局部血液循环。每日治疗1次，10～15次为一个疗程。

（2）功能性电刺激，当患儿不存在禁忌证时，可选用适当频率的功能性电刺激作为辅助治疗（Ⅰ级证据，A级推荐）。

（3）生物反馈疗法，适用于各种类型的脑瘫患儿。（Ⅱ级证据，B级推荐）

（4）经颅磁刺激技术。重复经颅磁刺激技术是脑瘫患儿一项有效的辅助治疗手段（Ⅰ级证据，A级推荐）。

（5）水疗。适合于所有脑瘫患儿。对于脑性瘫痪患儿，水疗法既是一种运动疗法，也是一种物理因子疗法，可通过水的温度刺激、机械刺激和化学刺激来缓解肌痉挛，改善循环，调节呼吸频率，增加关节活动度，增强肌力，改善协调性，提高平衡能力，纠正步态等。水中运动也是患儿喜爱的游戏，在有条件的地区，可以采用水疗法对患儿进行训练（Ⅰ级证据，A级推荐）。

（6）蜡疗。可以应用于脑瘫的康复治疗，尤其对于痉挛型脑瘫更有效（Ⅰ级证据，A级推荐）。

五、言语训练

脑瘫患儿常发生的言语障碍有两类，即构音障碍和言语发育迟缓。对构音障碍患儿的言语训练包括对基本言语运动功能的刺激和促进，改善呼吸，增加面部活动等，以提高患儿的言语能力。对言语发育迟缓的患儿要根据其年龄、训练频率、康复效果设定短、长期目标，促进其发音、理解言语概念和含义，逐步训练患儿，使之具有言语交往能力。

（1）构音障碍治疗。构音障碍治疗可以改善脑瘫患儿口、舌、唇、下颌的运动和控制能力，解决流涎、吞咽、咀嚼困难，改善言语清晰度和发音能力（Ⅳ级证据、B级推荐）。患儿年龄越小，发音器官运动功能障碍矫治效果越好，随着年龄的增长疗效逐渐降低（Ⅱ级证据）。异常姿势反射控制训练可以帮助患儿改善呼吸质量，降低言语肌的紧张性（D级推荐）。口腔感觉运动疗法可以降低患儿的面部肌张力，提高舌、唇、下颌功能及运动的准确性，同时改善言语清晰度（C级推荐）。

（2）言语发育迟缓治疗。言语发育迟缓治疗可以改善脑瘫患儿的交流态度和沟通技巧，提高主动交流意识，促进发音，开发智力，最大限度挖掘其言语潜力，以提高其生活质量，为将来回归社会做好准备；通过言语训练可以同时促进智力和粗大运动功能的提高，增加患儿表达欲望。治疗以改善交流态度和沟通技巧，提高主动交流意识，促进发音，开发智力为主（B级推荐）。

（3）神经肌肉电刺激治疗。可以改善流涎、吞咽、发音及口肌力量（Ⅱ级证据、B级推荐）。

（4）小组语言训练。能改善患儿语言交流和社会适应能力（Ⅱ级证据，B级推荐）。

（5）针灸疗法。针灸疗法中的头皮针刺治疗脑瘫患儿言语功能发育落后较单独语言功能训练疗效明显，可以提高脑瘫患儿言语功能（Ⅱ级证据，B级推荐）。针灸、中医药治疗能减少唾液的分泌，增强口咽的括约肌功能，提高吞咽频率，配合言语训练，疗效优于采用单一言语治疗。

（6）口腔周围穴位按摩，可以改善脑瘫患儿口、舌、唇肌肉紧张度和流涎等问题（Ⅱ级证据，B级推荐）。

（7）进食疗法。进食训练、口功能训练、口腔肌肉按摩及口腔感觉运动疗法可以改善脑瘫患儿的进食及口腔功能（Ⅲ级证据，C级推荐）。

（8）口肌训练技术。口肌训练技术适用脑瘫患儿言语治疗，有助于建立和改善口腔功能（Ⅲ级证据，C级推荐）。

六、传统康复治疗

中医学对脑的生理功能、运动生理及脑瘫（五软、五迟）具有独特认识，治疗方法也是多种多样，疗效肯定，是我国康复医学的重要组成部分，尤其在治疗脑发育迟缓、自主神经系统功能紊乱方面都有显著疗效。常见的中医治疗方法有中药、针灸、按摩、埋线和穴位注射等，脑瘫患儿临床治疗提倡中西医结合治疗。

（1）推拿按摩。具有调理气血、通经活络的功效（Ⅳ级证据，D级推荐）。

（2）头皮针。可改善病损皮质的血运供应，对言语障碍、智力障碍、粗大运动功能恢复有积极作用（Ⅱ级证据，B级推荐）。

（3）体针。配合康复训练效果比单纯治疗更明显（Ⅰ级证据，B级推荐）。

（4）灸法。温通气血，扶正祛邪，调整人体生理功能的平衡（Ⅲ级证据，C级推荐）。

（5）中药口服。应用于脑瘫患儿，需辨证医治。脑瘫以虚证为主，故以补为治疗大法。在综合康复治疗基础上，配合辨证使用中药，可以改善脑瘫患儿的体质，增强免疫功能，减少反复感染，改善消化吸收能力，提高智力水平和言语能力（C级推荐）。

（6）中药熏洗。可有效改善脑瘫患儿的肌张力、关节活动度、异常姿势反射及运动功能（Ⅲ级证据，C级推荐）。

七、药物治疗

（1）A型肉毒毒素。肌肉注射A型肉毒毒素可以缓解痉挛（Ⅰ级证据，A级推荐），其中缓解下肢痉挛的效果优于缓解上肢痉挛的效果。

（2）巴氯芬。目前口服巴氯芬仍有争议（Ⅱ级证据，B级推荐）。鞘内注射巴氯芬，需注意预防副作用（Ⅲ级证据，C级推荐）。

（3）地西泮。缓解全面痉挛，推荐短期使用（Ⅰ级证据，A级推荐）。

（4）丹曲林。可改善腱反射、剪刀步和日常生活活动能力（Ⅱ级证据，B级推荐），地西泮联合丹曲林使用效果明显（Ⅱ级证据，B级推荐）。

（5）替扎尼定。口服替扎尼定可以减轻痉挛（Ⅱ级证据，B级推荐）。

（6）左乙拉西坦。口服左乙拉西坦可改善不随意运动型脑瘫患儿平衡控制和精细运动能力（Ⅳ级证据、D级推荐）。

（7）氨羟二磷酸二钠。可以提高脑瘫患儿的骨密度（A级推荐）。

（8）阿仑膦酸钠。口服可治疗脑瘫合并骨质疏松症（B级推荐）。

（9）维生素D和钙补充剂。服用抗癫痫药的脑瘫患儿需要量高于正常推荐摄入量（C级推荐）。

八、手术治疗

手术治疗多针对痉挛型脑瘫或骨、关节畸形严重的脑瘫患儿，目的是解除严重的、不可逆转的肢体痉挛，降低肌张力，恢复和改善肌肉平衡，矫正骨、关节及软组织的挛缩畸形，为功能训练创造条件。手术可分为神经手术和矫形手术。神经手术多选择脊神经后根切断术，可以减少对运动神经元的兴奋输入，从而解除肢体痉挛。手术步骤主要包括椎板切除和马尾暴露，对后根进行电刺激，切断引起异常反射的神经纤维。矫形手术可以分别针对足、膝、髋或上肢等畸形进行矫正。患者手术后需要进行强化的物理治疗和作业治疗恢复肌力，并且将功能发挥到最大水平。

（1）脊神经后根切断术（selective posterior rhizotomy，SPR）。SPR可有效减轻中度到重度痉挛型脑瘫的痉挛程度，是3～8岁、GMFCS Ⅲ～Ⅳ级下肢痉挛脑瘫患儿治疗的一种选择，但应严格掌握适应证（Ⅰ级证据、A级推荐）。对3～8岁、GMFCS Ⅲ～Ⅳ级的脑瘫患儿最有效（Ⅰ级证据）。但对GMFCS Ⅱ～Ⅲ级的患儿长期改善作用微弱；对GMFCS Ⅳ～Ⅴ级的患儿无长期持续改善作用（Ⅲ级证据）。

（2）巴氯芬鞘内注射（intrathecal baclofen therapy，IBT）。IBT对顽固性痉挛型脑瘫患儿有效，可改善常规抗痉挛治疗困难的脑瘫患儿坐轮椅时的舒适程度，降低护理难度，是严重痉挛型脑瘫患儿治疗的一种选择（C级推荐）。

（3）内收短肌、股薄肌移位术可纠正剪刀步态。（Ⅲ级证据，C级推荐）。

（4）膝关节矫形手术。股直肌转移术和胭绳肌手术可用于治疗具有移动能力的痉挛型脑瘫患儿，增加站立位膝关节伸直角度、增加步长（Ⅲ级证据，C级推荐）。

（5）踝关节矫形手术。痉挛型脑瘫患儿的马蹄足可行跟腱延长术，矫正畸形，改善痉挛（Ⅱ级证据，C级推荐）。

（6）周围神经微创手术。选择性周围神经切断术（胫神经，坐骨神经，肌皮神经，正中神经，尺神经，副神经，颈段和腰骶段脊神经前、后根）是治疗痉挛型脑瘫安全有效的手术方法，可降低肌张力、纠正痉挛性畸形、改善运动功能，是保守治疗无效的痉挛型脑瘫患儿的治疗选择（Ⅳ级证据，D级推荐）。

（7）上肢矫形手术。目的在于恢复手的日常生活活动能力、运动功能，改善外观。脑瘫患儿上肢矫形手术有拇指内收畸形手术，尺神经运动分支切断术，骨间肌、小指展肌、掌骨骨间肌切断术，腕关节融合术，尺侧腕屈肌转移术，旋前圆肌松解术等（Ⅳ级证据）。

九、辅具及矫形器治疗

（1）脑瘫患儿可根据需求配备坐姿矫正系统以保持骨盆的稳定性，增加对躯干的稳定支持，达到改善功能、适应生长发育、最大限度利用残存功能、提高上肢功能、提高摄食能力的目的（Ⅱ级证据，B级推荐）。

（2）立位辅具可维持患儿立位，预防或矫正足畸形、异常姿势，强化不负荷体重的躯干与髋关节肌肉，让患儿体验到立位平衡的感觉，强化头部、躯干、髋关节、下肢等部位抗重力肌的功能，达到抑制屈曲、促进伸展的目的（Ⅲ级证据，C级推荐）。

（3）移动用辅具可辅助脑瘫患儿训练及进行力所能及的移动活动，促进和发展移动的能力，包括爬行架、坐位移动辅具、助行架及杖类助行器（Ⅰ级证据，A级推荐）。

（4）矫形器可以预防或矫正畸形，增加关节稳定性，辅助与促进治疗效果，抑制肌肉痉挛和不随意运动，促进正常运动发育，支持体重，代偿丧失功能，改善整体活动能力。踝足矫形器单独或配合髋关节旋转矫正带使用可对脑瘫患儿步态有较大改善（Ⅱ级证据，B级推荐）。

十、社区康复

社区康复是对脑瘫院内康复单元的一种必要补充，是实现"人人康复"的有效途径。社区康复可通过指导家长进行运动训练，并进行进食、更衣、如厕等日常生活自理训练，对言语功能障碍的患儿进行言语训练，培养患儿与正常儿童共同游戏、交往，使之享有受教育的机会，培养其社会适应能力，引导其参与社会活动（Ⅱ级证据，B级推荐）。

十一、教育康复

教育与康复相辅相成，只有将教育与康复训练结合起来，帮助脑瘫患儿克服躯体和社会心理适应上的困难，才能在减少他们的障碍的同时，充分挖掘出他们的各种潜能，促进其身心最大限度地发展，以使其尽最大可能融入社会。特殊教育学校对学龄脑瘫患儿的康复效果显著（Ⅱ级证据，B级推荐）。

参考文献

[1] 李晓捷. 实用小儿脑性瘫痪康复治疗技术［M］.北京：人民卫生出版社，2009.

[2] 唐久来，秦炯，邹丽萍，等. 中国脑性瘫痪康复指南（2015）：第一部分［J］.中国康复医学杂志，2015，30（7）：747−754.

[3] Cuccurullo S J. 康复科医师进阶精要［M］.李放，译. 北京：人民军医出版社，2016.

[4] 陈秀洁. 小儿脑性瘫痪的神经发育学治疗法［M］.2版. 郑州：河南科学技术出版社，2012.

[5] 中华医学会儿科学分会康复学组. 脑性瘫痪的病因学诊断策略专家共识［J］.中华儿科杂志，2019（10）：746−751.

[6] 赵会玲，李晓捷. 脑性瘫痪的病因学研究进展［J］.中国康复医学杂志，2018，33（3）：369−373.

[7] 董尚胜，陈艳娟. 剖宫产术与脑性瘫痪的关系：Meta 分析［J］.中国儿童保健杂志，2017，25（4）：382−385.

[8] 贝尔，弗罗切尔，屈克尔. Duus 神经系统疾病定位诊断学［M］.刘宗惠，徐霓霓，译. 北京：海洋出版社，2006.

[9] 李晓捷，邱洪斌，姜志梅，等. 中国十二省市小儿脑性瘫痪流行病学特征［J］.中华实用儿科临床杂志，2018，3（5）：378.

[10] GMFM. Gross motor function classification system（GMF−CS）［J］. American Journal of Physical Medicine & Rehabilitation，2003，82（2）：116−121.

[11] 陈秀洁，姜志梅，史惟，等. 中国脑性瘫痪康复指南（2015）：第四部分［J］.中国康复医学杂志，2015，10：1082−1090.

[12] 中国康复医学会儿童康复专业委员会，中国残疾人康复协会小儿脑性瘫痪康复专业委员会，《中国脑性瘫痪康复指南》编委会. 中国脑性瘫痪康复指南（2015）：第五部分［J］.中国康复医学杂志，2015，30（11）：1196−1198.

[13] 李晓捷，庞伟，孙奇峰，等. 中国脑性瘫痪康复指南（2015）：第六部分［J］.中国康复医学杂志，2015，12：1322−1330.

[14] 李晓捷，庞伟，孙奇峰，等. 中国脑性瘫痪康复指南（2015）：第七部分［J］.中国康复医学杂志，2016，01：118−128.

[15] 李胜利. 语言治疗学［M］.北京：人民卫生出版社，2008.

[16] 王雪峰，刘振寰，马西祥. 中国脑性瘫痪康复指南（2015）：第八部分［J］.中国康复医学杂志，2016，31（2）：248−256.

[17] 王雪峰，刘振寰，马丙祥. 中国脑性瘫痪康复指南（2015）：第十部分［J］.中国康复医学杂志，2016，31（4）：494−498.

[18] 穆晓红，李筱叶. 痉挛型脑性瘫痪外科治疗专家共识［J］.中国矫形外科杂志，2020，28（1）：77−81.

[19] 马丙祥，肖农，张丽华，等. 中国脑性瘫痪康复指南（2015）：第十一部分 第六章 脑瘫护理及管理［J］.中国康复医学杂志，2016，31（5）：602−610.

第五章 特发性面神经麻痹康复诊疗规范

第一节 特发性面神经麻痹概述

一、定义

特发性面神经麻痹（idiopathic facial nervepalsy）又叫面神经炎或 Bell 麻痹，是常见的脑神经单神经病变，为面瘫最常见的原因，临床特征为急性起病，病情多在 3 天左右达到高峰，表现为单侧周围性面瘫，无其他可识别的继发原因。该病具有自限性，但早期合理的治疗可以加速面瘫的恢复，减少并发症。

二、流行病学

国外报道本病发病率在（11.5～53.3）/10 万。

三、临床特点

（1）任何年龄、季节均可发病。

（2）急性起病，病情多在 3 天左右达到高峰。

（3）临床主要表现为单侧周围性面瘫，如受累侧闭目、皱眉、鼓腮、示齿和闭唇无力，以及口角向对侧歪斜，可伴有同侧耳后疼痛或乳突压痛。根据面神经受累部位的不同，可伴有同侧舌前 2/3 味觉消失、听觉过敏、泪液和唾液分泌障碍。个别患者可出现口唇和颊部的不适感。当出现瞬目减少、迟缓，闭目不拢时，可继发同侧角膜或结膜损伤。

第二节 特发性面神经麻痹的诊断标准

一、诊断要点

（1）急性起病，病情通常 3 天左右达到高峰。

（2）单侧周围性面瘫，伴或不伴耳后疼痛、舌前味觉减退、听觉过敏、泪液或唾液分泌异常。

（3）排除其他继发原因。

（4）诊断特发性面神经麻痹时需要注意：

1）该病的诊断主要依据临床病史和体格检查。详细的病史询问和仔细的体格检查是排除其他继发原因的主要方法。

2）检查时应要特别注意确认临床症状出现的急缓。

3）注意寻找是否存在神经系统其他部位病变表现（特别是脑桥小脑角区和脑干），如眩晕、复视、共济失调、锥体束征、听力下降、面部或肢体感觉减退；是否存在耳科疾病的表现，如外耳道、腮腺、头面部、颊部皮肤有无疱疹、感染、外伤、溃疡、占位性病变等；注意有无头痛、发热、呕吐。

4）注意询问既往史，如有无糖尿病、脑卒中、外伤、结缔组织病、面部或颅底肿瘤史及特殊传染病史或接触史。

二、分期

（1）急性期：发病 15 天以内（1～2 周）。

（2）恢复期：发病 16 天至 6 个月（发病半月至面肌连带运动出现）。

（3）后遗症期：发病 6 个月以上（面肌连带运动出现以后）。

三、鉴别诊断

在所有面神经麻痹患者中，70％左右为特发性面神经麻痹，30％左右为其他病因所致，如吉兰-巴雷综合征、多发性硬化、结节病、Mobius 综合征、糖尿病周围神经病、脑炎（真菌、病毒、细菌）、人类免疫缺陷病毒感染、莱姆病、中耳炎、带状疱疹病毒感染、梅毒、脑干卒中、面神经肿瘤、皮肤肿瘤、腮腺肿瘤及面神经外伤等。

对于急性起病的单侧周围性面瘫，在进行鉴别诊断时，主要通过病史和体格检查，寻找有无特发性面神经麻痹不典型的特点。当临床表现不典型，或发现可疑的其他疾病线索时，需要根据临床表现评估实验室检查的价值，确定是否需要开展相关针对性的检查。特发性面神经麻痹不典型表现包括：双侧周围性面瘫；既往有周围性面瘫史，再次发生同侧面瘫；只有面神经部分分支支配的肌肉无力；伴有其他脑神经的受累或其他神经系统体征。对于发病 3 个月后面肌无力无明显好转甚至加重的患者，也有必要进行神经科或耳科专科的进一步评估，必要时行 MRI 高分辨率 CT 检查。

四、辅助检查

（1）对于特发性面神经麻痹患者不建议常规进行实验室检查、影像学检查和神经电生理检查。

（2）当临床需要进行预后判断时，神经电生理检测可提供一定参考。运动神经传导检查可以发现患侧面神经复合肌肉动作电位波幅降低，发病 1~2 周后针极肌电图可见异常自发电位。面肌瘫痪较轻的患者，通常恢复较好，一般不必进行神经电生理检查。对于面肌完全瘫痪者，可以根据需要选择是否行神经电生理检查，在发病后 1~2 周进行测定时，可能会对预后的判断有一定指导意义。当面神经传导测定复合肌肉动作电位波幅不足健侧的 10%，针极肌电图检测不到自主收缩的电信号时，近半数患者恢复不佳。

第三节　特发性面神经麻痹的康复评定

特发性面神经麻痹的神经康复评定常采用以下方式进行。

（1）House-Brackman 量表（表 5-1）。此量表用于确定面瘫严重程度。

（2）改良 Portmann 简易评分法（表 5-2）。

表 5-1　House-Brackman **量表**

分级	面瘫严重程度	大体观	静止状态	运动状态		
				口	额	眼
I	正常	各区面肌运动正常	—	—	—	—
II	轻度	仔细检查时有轻度的面肌无力，可有非常轻的连带运动	面部对称，肌张力正常	皱额正常	稍用力闭眼完全	口角轻度不对称
III	中度	明显的面肌无力，但无面部变形，可有连带运动，面肌挛缩或面肌痉挛	面部对称，肌张力正常	皱额减弱	用力后闭眼完全	口角用最大力后轻度不对称
IV	中重度	明显的面肌无力或面部变形	面部对称，肌张力正常	皱额不能	闭眼不完全	口角用最大力后不对称
V	重度	仅有几乎不能察觉的面部运动静止状态	面部不对称运动	皱额不能	闭眼不完全	口角轻微运动
VI	完全麻痹	无运动	—	—	—	—

表 5-2 改良 Portmann 简易评分法

	皱眉	闭眼	动鼻翼	吹口哨	微笑（示齿）	鼓腮
0分：无自主运动						
1分：无自主运动						
2分：运动减弱						
安静时印象分						
2分：优			1分：良		0分：差	
合计：						

注：评分表采用 Portmann 简易评分法评分，分为 6 各项目：分别为皱眉、闭眼、动鼻翼、吹口哨、微笑、鼓腮，每项分 3 分，共 18 分，加上安静时印象分 2 分，共 20 分。评分标准为，与健侧基本相同 3 分，运动减弱 2 分，稍有自主运动 1 分，无自主运动 1 分；安静时印象分，优 2 分，良 1 分，差 0 分。

第四节 特发性面神经麻痹的康复治疗

一、药物治疗

（一）糖皮质激素治疗

对于所有无禁忌证的 16 岁以上患者，急性期应尽早口服糖皮质激素治疗，可以促进神经损伤的尽快恢复，改善预后。通常选择泼尼松或泼尼松龙，口服，30~60 mg/d，连用 5 天，之后于 5 天内逐步减量至停用。发病 3 天后使用糖皮质激素口服是否能够获益尚不明确。儿童特发性面神经麻痹恢复通常较好，使用糖皮质激素是否能够获益尚不明确；对于面肌瘫痪严重者，可以根据情况选择。

（二）抗病毒治疗

对于急性期患者，根据情况尽早联合使用抗病毒药物和糖皮质激素可能会有获益，特别是对于面肌无力严重或完全瘫痪者；不建议单用抗病毒药物治疗。抗病毒药物可以选择阿昔洛韦或伐西洛韦，如阿昔洛韦口服每次 0.2~0.4g，每天 3~5 次，或伐昔洛韦口服每次 0.5~1.0g，每天 2~3 次；疗程 7~10 天。

（三）神经营养治疗

临床上通常给予 B 族维生素营养神经，如甲钴胺和维生素 B_1 等。

二、眼部保护

当患者存在眼睑闭合不全时，应重视对患者眼部的保护。由于眼睑闭合不全、瞬目无力或动作缓慢，导致异物容易进入眼部；泪液分泌减少，使得角膜损伤或感染的风险增加，必要时应请眼科协助处理。建议根据情况选择滴眼液或膏剂防止眼部干燥，合理使用眼罩保护，特别是在睡眠中眼睑闭合不全时尤为重要。

三、外科手术减压

关于行面神经减压外科手术的效果，目前研究尚无充分证据支持有效，并且手术减压有引起严重并发症的风险，手术减压的时机、适应证、风险和获益仍不明确。

四、物理治疗

（一）急性期（1～2周）

治疗原则：改善局部血液循环，减轻面神经水肿，缓解神经受压，促进神经功能恢复。常用方法包括红外线治疗、磁疗、高频电疗、半导体激光治疗、面部肌肉功能训练。

（二）恢复期（2周～6个月）

当患者病情稳定后，面神经管内水肿已基本消退，为了尽快恢复神经传导功能，增强肌肉收缩力量，使失神经支配的面肌得到锻炼，改善神经系统的症状，常用中频电流疗法、半导体激光、面部肌肉功能训练。

（三）后遗症期（6个月以上）

针对发病半年以上的患者应最大限度恢复其功能，尽可能减轻后遗症。常用的方法包括中频电流疗法、面部肌肉功能训练。

五、传统康复治疗

（一）中医辨证

1. 风寒袭络证

突然口眼歪斜，眼睑闭合不全，兼见面部有受寒史。舌淡，苔薄白，脉浮紧。

2. 风热袭络证

突然口眼歪斜，眼睑闭合不全，继发于感冒发热或咽部感染史。舌红，苔黄腻，脉浮数。

3. 风痰阻络证

突然口眼歪斜、眼睑闭合不全，或面部抽搐、颜面麻木发胀，伴头重如蒙、胸闷或呕吐痰涎。舌胖大，苔白腻，脉弦滑。

4. 气虚血瘀证

口眼歪斜、眼睑闭合不全日久不愈，面肌时有抽搐。舌淡紫，苔薄白，脉细涩或细弱。

（二）治疗方案

根据辨证选择中药汤剂、针刺、中成药及中药注射液治疗。

1. 风寒袭络证

（1）治法：祛风散寒，温经通络。
（2）针刺治疗。
取穴：风池、太阳、阳白、翳风、地仓、颊车、列缺、合谷。
操作：诸穴施调法，留针30分钟，1天1次，10次为1疗程。
（3）方药：面瘫1号方。
方剂组成：全蝎、僵蚕、白附子、地龙、防风、川芎、桂枝、甘草。
（4）中成药：中风安口服液。
（5）中药注射液：疏血通注射液、丹参川芎嗪注射液、丹参酮ⅡA磺酸钠注射液、血栓通注射液、灯盏细辛注射液、红花黄色素注射液、丹红注射液。

2. 风热袭络证

（1）治法：疏风清热，活血通络。
（2）针刺治疗。
取穴：风池、太阳、阳白、翳风、地仓、颊车、曲池、外关、合谷。
操作：诸穴施调法，留针30分钟。1天1次，10次为1疗程。
（3）方药：面瘫2号方。
方剂组成：全蝎、僵蚕、白附子、银花、连翘、蜈蚣、地龙、川芎、甘草、栀子、葛根、板蓝根、薄荷、白芷。
（4）中成药：清开灵颗粒、清热解毒软胶囊。
（5）中药注射液：喜炎平注射液、炎琥宁注射液、热毒宁注射液配合活血类针剂疏血通注射液、丹参川芎嗪注射液、丹参酮ⅡA磺酸钠注射液、血栓通注射液、灯盏细辛注射液、红花黄色素注射液、丹红注射液。

3. 风痰阻络证

（1）治法：祛风化痰，通络止痉。

（2）针刺治疗。

取穴：风池、太阳、阳白、迎香、下关、翳风、地仓、颊车、合谷、丰隆。

操作：诸穴施调法，留针 30 分钟。1 天 1 次，10 次为 1 疗程。

（3）方药：面瘫 4 号方。

方剂组成：天麻、钩藤、全蝎、僵蚕、蜈蚣、地龙、白附子、白芍、石决明、竹茹、胆南星、牛膝、丹参、桑枝。

（4）中成药：大活络丹。

（5）中药注射液：疏血通注射液、丹参川芎嗪注射液、丹参酮ⅡA磺酸钠注射液、血栓通注射液、灯盏细辛注射液、红花黄色素注射液、丹红注射液。

4. 气虚血瘀证

（1）治法：益气活血，通络止痉。

（2）针刺治疗。

取穴：太阳、阳白、翳风、地仓、颊车、合谷、足三里、膈俞、血海。

操作：诸穴施调法，留针 30 分钟。1 天 1 次，10 次为 1 疗程。

（3）方药：面瘫 3 号方。

方剂组成：全蝎、僵蚕、白附子、蜈蚣、地龙、桃仁、丹参、黄芪、白术、川芎、桂枝、枸杞、白芍、甘草。

（4）中成药：复方地龙胶囊。

（5）中药注射液：疏血通注射液、丹参川芎嗪注射液、丹参酮ⅡA磺酸钠注射液、血栓通注射液、灯盏细辛注射液、红花黄色素注射液、丹红注射液。

随证取穴：以上四证针刺取穴除上列处方外，对鼻唇沟变浅者，可加迎香、和髎；额唇歪斜者，加承浆；人中沟歪斜者，加人中；目不能合者，加攒竹或申脉、照海；燥热伤阴者，加太溪、合谷穴。

六、中医特色治疗

（一）拔罐

特发性面神经麻痹中医多考虑是感受风邪，阻滞经络，邪气积聚所致，因此在针刺过后，辅以火罐疗法，能够行气活血、祛风通络、消肿止痛，从而达到扶正祛邪的目的。面部闪罐 10 次左右，配合 3～5 分钟留罐，每天 1 次，10 次为 1 疗程。

（二）放血疗法

特发性面神经麻痹多由正气不足，脉络空虚，卫外不固，风寒之邪乘虚而入经络，致气血痹阻、经气阻滞，经络失养，肌肉纵缓不收。患侧面部放血可以致局部气血虚亏之象，从而促进新生气血营养经络，达到驱邪扶正，祛瘀生新，活血通络之目的。用梅花针叩刺阳白、太阳、下关等穴，叩至局部潮红，轻微出血，隔天1次，5次为1疗程。

（三）灸法

借助艾灸的温和热力及药物的作用，通过经络的传导，起到温通气血、扶正祛邪的作用，可针灸并用，提高疗效。采用温和灸，每次灸10分钟，灸至局部潮红。

（四）针刺运动疗法

在针刺前及针刺后，给予穴位按摩导引，辅助患者被动或主动活动患侧表情肌，配合针刺，每天1次，10次为1疗程。

（五）红外线结合针灸治疗

红外线属于理疗范畴，将针灸与理疗有效结合，能提高疾病的治愈率。尤其针对风寒袭络型面瘫，在留针的同时配合患侧面部红外线照射，局部高温，可致使气血运行通畅，从而达到活血通络，驱邪扶正的目的。每天1次，每次照射30分钟，10次为1疗程。

（六）穴位注射

用1ml或2ml注射器抽取甲钴胺注射液或腺苷钴胺注射液1~2ml，分别注射于3~4个面部穴位（太阳、四白、阳白、下关、翳风、地仓、颊车等），此局部治疗可以营养神经，效果良好。隔天1次，5次为1个疗程。

（七）中药外洗

采取牵正散加减，或配合口服中药汤剂之药渣，趁热外敷患侧面部及耳后、颈项等部位，可以达到通经活络、祛风活血之功。每天1次，10次为1疗程。

（八）电针

对于顽固性特发性面神经麻痹，属经络阻滞日久，不仅局部脉络空虚，且有瘀血阻滞者，可以使用电针进行局部治疗，以补气活血、化瘀通络，从而达到活血通络、柔筋缓急之效。

七、表情肌康复训练

特发性面神经麻痹治疗过程中，患者的自我主动表情肌练习及面部按摩，对面瘫康复也有一定作用，因此鼓励患者进行自我表情肌的康复训练显得尤为重要。具体的实施方法如下。

1. 脸保健操

（1）抬眉：上提健侧与患侧的眉目，有助于抬眉运动功能的恢复。

（2）闭眼：训练闭眼时，开始时轻轻地闭眼，两眼同时闭合 10～20 次，如不能完全闭合眼睑，露白时可用食指的指腹沿着眶下缘轻轻地按摩一下，然后再用力闭眼 10 次，有助于眼睑闭合功能的恢复。

（3）耸鼻：耸鼻运动主要靠提上唇肌及压鼻肌的收缩来完成。在训练时应注意往鼻子方向用力。

（4）示齿：示齿动作主要靠颧大、小肌，提口角肌及笑肌的收缩来完成。而这四块肌肉的运动功能障碍是引起口角歪斜的主要原因。应使口角向两侧同时运动，避免只向一侧用力形成一种习惯性的口角偏斜运动。

（5）努嘴：进行努嘴训练时，用力收缩口唇并向前努嘴，努嘴时要用力。

（6）鼓腮：鼓腮漏气时，用手上下捏住患侧口轮匝肌进行鼓腮训练。每天训练 2～3 次，每个动作训练 10～20 次，能促进面瘫的恢复。

2. 面部按摩操

面部按摩操共 6 步：

（1）四指并拢，双手掌紧贴面部用力由下往上推，到额部后两手分开，再从耳前轻轻滑下。

（2）类似于眼保健操中的"轮刮眼眶"的动作，双手大拇指指腹分别按在左右太阳穴，食指弯曲刮上下眼睑肌肉。

（3）四指并拢，用力从下颌沿嘴角往耳前方推。

（4）食指在鼻翼两旁按揉迎香穴。

（5）双手后举放在头颈部，大拇指指腹按揉风池穴。

（6）一手大拇指第一关节的横纹线对准另一只手的虎口条纹按下，拇指指腹前端即合谷穴。建议一天按摩两次，每次 100 下左右，直到按摩部位有酸胀感。

八、康复护理

（一）心理护理

观察患者有无心理异常表现，鼓励患者表达自身对面部形象改变的感受和对疾病的真实想法，告诉患者本病大多预后良好并提供患本病已治愈的病例，指导患者克服急躁和焦虑，正确对待疾病，积极配合治疗。医护人员在与患者交流谈话时应语言柔和、态度亲切，避免伤害患者自尊。

（二）生活护理

指导患者保持口腔清洁，饭后及时漱口，清除口腔患侧滞留的食物。眼睑不能闭合者予以眼罩、眼镜及眼药等保护。外出时可戴口罩、围巾或使用其他改善自身形象的修饰物。

（三）饮食护理

指导患者膳食宜清淡，避免粗糙、干硬、辛辣食物，有味觉障碍的患者应注意事物的冷热度，以防烫伤口腔黏膜。指导患者多吃富含维生素 B_1 和维生素 B_{12} 的食物。

（四）功能锻炼

指导患者尽早开始面肌的主动与被动活动训练。只要患侧面部能活动，就应进行面肌功能锻炼，可对着镜子做皱眉、举额、闭眼、露齿、鼓腮和吹口哨等动作，每日数次，每次 5~15min，并辅以面肌按摩，以促进早日康复。

（五）出院指导

1. 疾病知识指导

护士应帮助患者和家属掌握本病有关知识与自我护理方法，消除疾病诱因和不利于康复的因素。

2. 日常生活指导

鼓励患者保持愉快心情，防止受凉、感冒而诱发面瘫；面瘫未完全恢复时注意用围巾或高领风衣适当遮挡面部。

3. 预防并发症

指导清淡饮食，保持口腔清洁，预防口腔感染；保护眼角膜，防止角膜溃疡。

4. 功能锻炼

指导患者掌握面肌功能锻炼的方法，坚持每天完成数次面部按摩和运动。

九、预防与预后

大多数特发性面神经麻痹预后良好，大部分患者在发病后 2~4 周开始恢复，3~4 个月后完全恢复。面肌完全麻痹患者，即使未接受任何治疗，仍有 70% 在发病 6 个月后完全恢复。部分患者可遗留面肌无力、面肌连带运动、面肌痉挛或鳄鱼泪现象。

参考文献

［1］吴江，贾建平. 神经病学［M］. 3 版. 北京：人民卫生出版社，2010.

［2］中华医学会神经病学分会神经肌肉病学组. 2016 特发性面神经麻痹诊治指南［J］. 中华神经科杂志，2016，49（2）：84－86

［3］贾建平. 神经内科疾病临床诊疗规范教程［M］. 北京：北京大学医学出版社，2010.

［4］王新德. 现代神经病学［M］. 北京：人民军医出版社，2008.

［5］罗苑娟，陶加平，曹雪梅，等. 肌电图在急性面瘫的诊断与疗效判定价值的临床研究［J］. 世界中医药，2012，7（1）：57－58.

［6］王拥军. 神经病学临床评定量表［M］. 北京：中国友谊出版公司，2005.

［7］刘明生. 中国特发性面神经麻痹诊治指南［J］. 中华神经科杂志，2016，49（2）：84－86.

［8］刘世芳，王建. 急性面神经炎患者进行综合康复治疗的疗效［J］. 当代医学，2014，（14）：96－96，97.

［9］杨青，肖斌，刘宏亮，等. 物理因子与手法综合治疗急性面神经炎的临床分析［J］. 中国康复医学杂志，2003，18（7）：436－437.

［10］罗娟，吴毅，胡永善，等. 急性面神经炎综合康复治疗的疗效观察［J］. 中国康复医学杂志，2008，23（6）：541－543.

［11］郭玉梅. 磁疗机配合针灸治疗周围性面瘫60例的心理护理［J］. 中国冶金工业医学杂志，2011，28（5）：607－608.

［12］叶继英，陈又新，黄敏，等. 物理因子治疗面神经炎病变不同时期方法探析［J］. 现代康复，2001，5（11）：108.

［13］石学敏. 针灸学［M］. 北京：中国中医药出版社，2007.

［14］朱凤亚，罗婷婷，朱昕昀，等. 两版贝尔面瘫针灸临床实践指南的质量评价［C］. //2017 世界针灸学术大会暨 2017 中国针灸学会年会论文集，［出版者不详］2017：1－6.

［15］洪枫，齐苗，朱浩东. 不同针灸方法分期治疗贝尔面瘫的临床研究［J］. 中华中医药学刊，2016，34（5）：1256－1258.

［16］王萍，董灿，陶维，等. 刺血疗法为主的综合疗法对贝尔面瘫的影响［J］. 中国医药导报，2020，17（13）：140－143，147.

［17］李昕芮. 温针灸治疗周围性面瘫的系统评价及 Meta 分析［D］. 南京：南京中医药大学，2018

［18］彭倩. 悬灸急性期介入治疗贝尔面瘫的疗效评价［D］. 成都：成都中医药大学，2017：1－82

［19］谭畅. 针刺配合穴位注射治疗急性期贝尔面瘫的效果分析［J］. 内蒙古中医药，2018，37（4）：86－87

［20］曹莲瑛，袁燕洁，虞莉青，等. 电针联合表情肌功能训练操治疗重度贝尔面瘫临床研究［J］. 针灸临床杂志，2019，35（5）：10－14.

［21］何青川，陈冬梅，陈泰屹，等. 新型皮内针（撳针）配合面肌功能训练治疗周围性面瘫的临床疗效观察［J］. 健康之友，2019，（2）：1－2.

［22］李华. 护理干预联合常规护理面神经炎的临床效果分析［J］. 中国医药指南，2017，15（6）：225－226.

［23］汪莉，冯冬梅，韦梦燕，等. 急性面神经炎的康复治疗与护理研究进展［J］. 微创医学，2016，11（2）：223－225.

［24］杨霞，郑娜. 心理疏导联合常规护理干预在面神经炎治疗中的效果分析［J］. 当代医学，2016，22（26）：87－88，89.

［25］陈锡娇. 综合康复护理对面神经炎患者的影响观察［J］. 中国卫生标准管理，2016，7（6）：222－224.

［26］章雪雪. 健康教育在面神经炎护理中的应用分析［J］. 临床医药文献电子杂志，2019，6（9）：119－120.

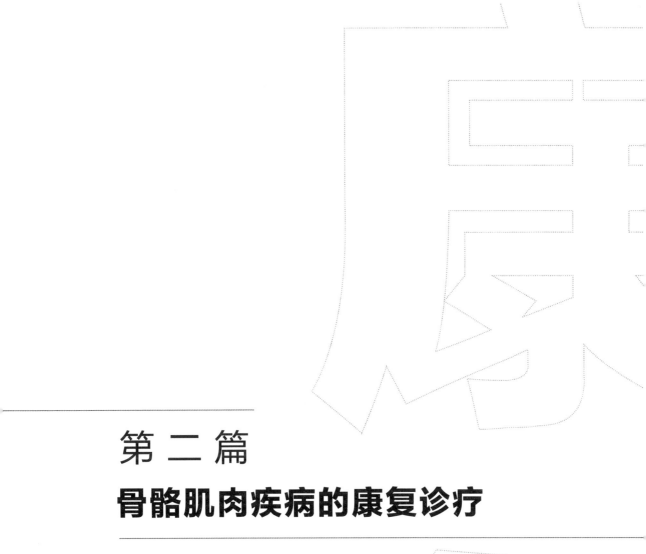

第 二 篇
骨骼肌肉疾病的康复诊疗

第六章　颈椎病康复诊疗规范

第一节　颈椎病概述

一、定义

颈椎病（cervical spondylosis）是一种常见病和多发病，即颈椎椎间盘退行性改变及其继发的相邻结构病理改变累及周围组织结构（神经根、脊髓、椎动脉、交感神经等），并出现与影像学改变相应的临床表现的疾病。仅有颈椎的退行性改变而无相应的临床表现则称为颈椎退行性改变。

二、颈椎解剖与生物力学

颈部是连接头部、躯干与上肢的重要解剖部位。颈部包含许多重要结构，如肌肉、腺体、动脉、神经、气管和脊柱等。脊柱颈部区域的功能节段包括颈椎椎体、椎间盘及附着于椎体的肌肉和韧带。颈椎基础解剖与生物力学原理为其临床诊疗提供了一定的理论依据。

颈椎有 7 个椎体（$C_1 \sim C_7$），第 1~6 椎体横突孔有椎动脉和椎静脉穿行。典型的颈椎（第 3、4、5、6、7 颈椎）具有椎体、关节突和分叉的棘突。第 1 颈椎（寰椎）呈环状，无椎体、棘突和关节突，与枕骨髁构成寰枕关节，可实现颈椎基本的屈伸运动。第 2 颈椎（枢椎）椎体向上突出形成齿突，与寰椎构成寰枢关节，主要实现颈椎的旋转功能。由于这两个关节之间没有椎间盘，关节稳定性主要依靠骨与韧带结构维持。典型椎体之间的关节突关节有利于颈椎最大限度地完成屈伸运动，并可控制颈椎的侧屈和旋转运动。颈椎椎体的钩椎关节在颈椎的运动及稳定性方面起着重要的力学作用。颈椎骨皮质与骨松质对于椎体承受压力时均具有重要作用。颈椎椎间盘由中央的髓核及周围的纤维环构成。髓核是富有弹性的胶状物质，纤维环为多层纤维软骨环呈同心圆排列组成。椎间盘具有黏弹性和滞后性等力学特性，可承受快速施加于其上的载荷。颈部韧带因其自身强度和有限的延展性在颈椎的稳定性方面起着重要作用，并靠其纤维分散作用于骨骼的应力。颈部肌肉可改变骨骼上的应力分布，颈部肌肉强度和协调性在保持头颈平衡时发挥了重要作用。

正常人体颈椎的生物力学平衡由两大部分组成。①内源性稳定：依赖于椎体、附件、椎间盘和相连接的韧带结构，为静力平衡；②外源性稳定：主要依赖于附着于颈椎的颈部肌肉，为动力平衡，是脊柱颈部运动的原动力。在神经系统的调控下，内、外源性稳定结构之间的平衡（静、动力平衡）维持着脊柱的稳定，其中任何环节遭受破坏均可引起颈椎正常结构平衡状态的丧失（颈椎失稳）。

三、流行病学

随着人们生活方式及工作环境的改变，颈椎病已逐渐成为一种常见病和多发病。全国颈椎病发病率为7％～10％，且患者群体一直有逐年增长、逐步年轻化趋势。各地区颈椎病的流行病学调查结果不一，不同性别、年龄、职业的人群颈椎病的发病率存在差异。

田伟等在2010年12月期间对北京地区18岁以上的常住居民颈椎病患病情况进行问卷调查，对6个社区3859名成人的调查研究结果显示，颈椎病的患病率为13.76％，女性比男性高（16.51％比10.49％），且发病率最高的是45～60岁年龄段。从事脑力工作、家务劳动强度高和睡眠时间少于7小时/天与颈椎病发病率呈正相关。中青年女性、45～60岁和在职人群为颈椎病的高危人群。

2016年吴云霞等在北京地区展开的对10941例年龄≥18岁、首次手术治疗的颈椎退行性改变住院患者进行了人群特征分析，发现50～54岁是颈椎病的高发年龄，大于60岁的颈椎病患者例数有下降趋势；男性发病率高于女性，男性发病占比前三位的职业是办公室人员、工人、农民，该人群罹患颈椎病的风险更高，分别占总发病率的24.85％、19.00％、11.33％。

四、分型

根据受累组织和结构的不同，颈椎病分为颈型（又称软组织型）、神经根型、脊髓型、交感型、椎动脉型、食管压迫型等。如果两种及以上类型同时存在，称为混合型。

（一）颈型颈椎病

颈型颈椎病（neck type of cervical spondylosis）是指在颈部肌肉、韧带、关节囊慢性损伤，椎间盘退化变性，椎体不稳，小关节紊乱等基础上，机体受风寒侵袭、感冒、疲劳、睡眠姿势不当或枕高不适宜，使颈椎过伸或过屈，颈部肌肉、韧带、神经受到牵张或压迫所致。多在夜间或晨起时发病，有自然缓解和反复发作的倾向。30～40岁女性多见。

（二）神经根型颈椎病

神经根型颈椎病（cervical spondylotic radiculopathy）是由于椎间盘退变，纤维环

破裂、髓核突出，椎体或关节突等处骨质增生或骨赘形成、颈椎节段性不稳定等在椎管内或椎间孔处刺激和压迫颈神经根所致。在各型中发病率最高，发病率占颈椎病的60%～70%，是临床上最常见的类型。好发于 C_5～C_6、C_6～C_7 间隙。多为单侧、单根发病，但也有双侧、多根发病者。多见于 30～50 岁者，一般起病缓慢，也有急性发病者。男性患者约多于女性 1 倍。

（三）脊髓型颈椎病

脊髓型颈椎病（cervical spondylotic myelopathy）的发病率约占颈椎病的 12%～20%，通常起病较为缓慢，逐渐加重或时轻时重，外伤（如摔倒或急刹车时）可导致急性发病或致病情突然加重。可导致肢体瘫痪，故致残率高。患者以 40～60 岁的中年人为多。合并发育性颈椎管狭窄时，患者的平均发病年龄比无椎管狭窄者小。

（四）交感型颈椎病

交感型颈椎病（sympathetic type of cervical spondylosis）发病率约占颈椎病的5%。由椎间盘退变和节段性不稳定等因素刺激颈椎周围的交感神经末梢，引发交感神经功能紊乱。交感型颈椎病症状复杂多样，多数表现为交感神经兴奋症状，少数为交感神经抑制症状。无特定阳性体征，可有颈椎及椎旁压痛、心率和血压异常。由于椎动脉表面富含交感神经纤维，当交感神经功能紊乱时常常累及椎动脉，导致椎动脉的舒缩功能异常。因此交感型颈椎病在出现多个系统症状的同时，还常常伴有椎-基底动脉系统供血不足的表现。

（五）椎动脉型颈椎病

椎动脉型颈椎病（vertebral artery type of cervical spondylosis）的特征为椎动脉受压或刺激导致椎-基底动脉系统供血不足，发病率约占颈椎病的 10%。正常人头向一侧侧屈时，其同侧的椎动脉受挤压，使椎动脉的血流减少，但对侧的椎动脉可以代偿，从而保证椎-基底动脉系统血流不受明显影响。当颈椎出现节段性不稳定和椎间隙狭窄时，可能造成椎动脉扭曲并受压；椎体边缘、横突孔及钩椎关节等处的骨赘可直接压迫椎动脉或刺激椎动脉周围的交感神经纤维，造成椎动脉痉挛而出现椎动脉血流速度的瞬间变化，导致出现椎-基底动脉系统供血不足的表现。

（六）食管压迫型颈椎病

食管压迫型颈椎病又称吞咽困难型颈椎病，主要由于椎间盘退变继发前纵韧带及骨膜下撕裂、出血机化、钙化及骨刺形成所致。由于骨刺体积大小不一，以中、小者为多，矢状径多小于 5 毫米，在临床上相对少见，易被误诊或漏诊。

（七）混合型颈椎病

混合型颈椎病是指颈椎间盘及椎间关节退变及其继发改变压迫或刺激了相邻的脊髓、神经根、椎动脉、交感神经等两种或两种以上相关结构，引起的一系列相应的临床表现。

五、临床表现

(一) 颈型颈椎病

1. 症状及体征

颈项强直、疼痛，可伴整个肩背疼痛发僵，不能做点头、仰头及转头活动，呈斜颈姿势。需要转颈时，躯干必须同时转动，也可出现头晕等症状。少数患者可出现反射性肩、臂、手疼痛、胀麻，咳嗽或打喷嚏时症状不加重。

2. 临床检查

急性期颈椎活动受限，颈椎各方向活动范围近于 0°。颈椎旁肌、斜方肌、胸锁乳突肌有压痛，冈上肌、冈下肌也可有压痛。如有继发性前斜角肌痉挛，可在胸锁乳突肌内侧，相当于 $C_3 \sim C_6$ 横突水平，扪到痉挛的肌肉，稍用力压迫，即可出现肩、臂、手放射性疼痛。

(二) 神经根型颈椎病

1. 症状及体征

颈痛和颈部发僵常常是最早出现的症状。部分患者还有肩部及肩胛骨内侧缘疼痛、上肢放射性疼痛或麻木。这种疼痛和麻木沿着受累神经根的走行和支配区放射，具有特征性，因此称为根型疼痛。疼痛或麻木可以呈发作性，也可以呈持续性。有时症状的出现与缓解和患者颈部的位置和姿势有明显关系。颈部活动、咳嗽、喷嚏、用力及深呼吸等可使症状加重。患侧上肢感觉沉重、握力减退，有时出现持物坠落。

2. 临床检查

颈部僵直、活动受限。患侧颈部肌肉紧张，棘突、棘突旁、肩胛骨内侧缘及受累神经根所支配的肌肉有压痛，出现相应神经根支配区域的感觉减退或异常、腱反射减退等。椎间孔部位出现压痛并伴上肢放射性疼痛或麻木，或者使原有症状加重具有定位意义。椎间孔挤压试验阳性，臂丛神经牵拉试验阳性。

(三) 脊髓型颈椎病

1. 症状及体征

(1) 病变累及颈髓导致感觉、运动和反射障碍。多数患者首先出现一侧或双侧下肢麻木、沉重感，随后逐渐出现行走困难，下肢各组肌肉发紧、抬步慢，不能快走。严重者出现步态不稳、行走困难。患者双脚有踩棉花感。

（2）出现一侧或双侧上肢麻木、疼痛、双手无力、笨拙不灵活，拣豆、写字、系扣、持筷等精细动作难以完成，持物不稳易坠落。

（3）躯干部出现感觉异常，患者常感觉在胸部、腹部或双下肢有皮带样的捆绑感，称为"束带感"。同时下肢可有烧灼感、冰凉感、麻木感或蚁走感。

（4）部分患者出现膀胱和直肠功能障碍，如排尿无力、尿频、尿急、尿不尽、尿失禁或尿潴留等排尿障碍及大便秘结。性功能减退。

2. 临床检查

颈部多无体征。上肢或躯干部出现节段性分布的浅感觉障碍区，深感觉多正常。肌力下降，双手握力下降。四肢肌张力增高，可有折刀感。腱反射活跃或亢进：涉及肱二头肌、肱三头肌、桡骨膜、膝腱、跟腱反射、髌阵挛和踝阵挛阳性。多数患者上肢 Hoffmann 征、Rossolimo 征、下肢 Babinski 征、Chaddock 征阳性。浅反射如腹壁反射、提睾反射减弱或消失。如果上肢腱反射减弱或消失，提示病损在相应神经节段水平。

（四）交感型颈椎病

1. 症状及体征

（1）头部症状：头晕或眩晕、头痛或偏头痛、头沉、枕部痛、睡眠欠佳、记忆力减退、注意力不易集中等。

（2）眼耳鼻喉部症状：眼胀、干涩或多泪、视力变化、视物不清，耳鸣、听力下降，鼻塞，咽部异物感、口干、声带疲劳、味觉改变等。

（3）胃肠道症状：恶心甚至呕吐、腹胀、腹泻、消化不良、嗳气等。

（4）心血管症状：心悸、胸闷、心率变化、心律失常、血压变化等。

（5）面部或某一肢体多汗、无汗，有时感觉疼痛、麻木但是又不按神经节段走行分布。

以上症状往往与颈部活动有明显关系，坐位或站立时加重，卧位时减轻或消失。颈部活动多、长时间低头、在电脑前工作时间过长或劳累时明显，休息后好转。

2. 临床检查

颈部活动多正常、颈椎棘突间或椎旁小关节周围的软组织压痛。

（五）椎动脉型颈椎病

1. 症状及体征

（1）发作性眩晕，复视伴有眼震。有时伴随恶心、呕吐、耳鸣或听力下降。这些症状与颈部姿势改变有关。

（2）下肢突然无力，猝倒，但是意识清醒，多在头颈处于某一姿势时发生。

（3）偶有肢体麻木、感觉异常。可出现一过性瘫痪、发作性昏迷。

（4）主要阳性体征：椎动脉扭转试验阳性。X线片可见钩椎关节增生，颈椎节段性不稳。

2. 临床检查

颈部活动无异常。颈源性眩晕（即椎－基底动脉缺血征）为患者的主要症状。以 C_3、C_4、C_5 失稳所致颈源性眩晕多见。颈椎正侧位、双斜位 X 线摄影常用于确定诊断，椎动脉造影及椎动脉血流检测可协助定位，但不作为诊断依据。临床主要鉴别诊断包括眼源性、耳源性眩晕，颅内肿瘤，内耳药物中毒，神经官能症，锁骨下动脉缺血综合征等。

（六）混合型

具有两种及以上颈椎病分型临床表现的症状和体征。

六、诊断

（一）颈椎病的诊断原则

必须同时具备以下条件方可诊断为颈椎病：
（1）具有颈椎病相应的临床表现。
（2）影像学检查显示颈椎椎间盘或椎间关节有退行性改变。
（3）有相应的影像学依据，即临床表现与影像学所见异常相符合。

各种影像学征象对于颈椎病的诊断具有重要参考价值，但仅有影像学所示颈椎退行性改变而无颈椎病临床症状者，不应诊断为颈椎病。具有典型颈椎病临床表现，而影像学检查正常者，应注意排除其他疾患。

（二）颈椎病临床诊断标准

1. 颈型颈椎病

具有典型的落枕史及上述颈型颈椎病的症状体征。影像学检查常显示颈椎有生理曲度改变或轻度椎间隙狭窄、椎间关节不稳等表现，少有骨赘形成。应排除其他疾患（肩周炎、风湿性肌纤维组织炎、神经衰弱及其他非椎间盘退行性改变）所致的肩颈部疼痛。

2. 神经根型颈椎病

具有较典型根性分布的症状（麻木、疼痛）和体征，上肢的麻木、疼痛呈放射性，且范围与颈脊神经所支配的区域相一致，有的患者患侧上肢感觉沉重、酸胀痛、握力减退，有时出现提物坠落，椎间孔挤压试验或（和）臂丛牵拉试验阳性。影像学所见与临床表现基本相符合。应排除颈椎外病变（胸廓出口综合征、网球肘、腕管综合征、肘管综合征、肩周炎、肱二头肌长头腱鞘炎等）所致的疼痛。

3. 脊髓型颈椎病

出现颈脊髓损害的临床表现。影像学检查显示颈椎退行性改变、颈椎管狭窄，MRI上常表现为硬膜囊前、后缘受压，脊髓受压变形，伴或不伴有与脊髓内异常信号等与临床表现相符合的颈脊髓压迫表现。同时排除进行性肌萎缩性脊髓侧索硬化症、脊髓肿瘤、脊髓损伤、继发性粘连性蛛网膜炎、多发性末梢神经炎等疾患。

4. 交感型颈椎病

诊断较难，目前尚缺乏客观的诊断标准。患者出现交感神经功能紊乱的临床表现，影像学显示颈椎节段性不稳定，椎动脉造影无异常。对部分症状不典型的患者，如果行星状神经节封闭或颈椎高位硬膜外封闭后，症状有所减轻，则有助于诊断。

5. 椎动脉型颈椎病

曾有猝倒发作史，并伴有颈源性眩晕，旋颈试验阳性，颈部运动试验阳性。影像学显示节段性不稳定或钩椎关节增生，颈部 MRA 检查或血管超声检查显示局部椎动脉管径狭窄。排除其他原因所致的眩晕：①耳源性眩晕，由于内耳出现前庭功能障碍导致的眩晕，如梅尼埃病、耳内听动脉栓塞；②眼源性眩晕，常由屈光不正、青光眼等眼科疾患引起；③血管源性眩晕，为主要由脑血管疾病引发的一类眩晕，占各种眩晕的 50% 以上，血管源性眩晕可来自前循环，但大多数来自后循环，即椎－基底动脉系统；④其他原因造成的眩晕：如高血压病、糖尿病、冠心病、神经症、过度劳累、长期睡眠不足等。

（三）影像学及其他辅助检查

1. X 线摄影

在无外伤、恶性肿瘤史或感染史的情况下，仅表现为颈部疼痛、神经系统检查正常的患者一般不需要影像学检查。对于慢性疼痛患者，X 线摄影常常作为首选的检查方法。X 线摄影是颈椎损伤及某些疾患诊断的重要手段，也是颈部最基本、最常用的检查技术，即使在影像学技术高度发展的条件下，也是不可忽视的一项重要检查方法。

2. CT

CT 可以清晰显示颈椎骨结构，可辨别骨刺、关节面关节炎、骨质疏松等，同时在显示骨原发或转移肿瘤方面亦有一定价值。CT 脊髓造影通过腰椎穿刺加入水溶性造影剂，是显示神经孔的最佳方法，同时可显示硬膜囊、脊髓和神经根受压的情况。当患者因植入心脏起搏器或输液泵等硬件而无法进行 MRI 检查时，首选 CT 脊髓造影。

3. MRI

颈部 MRI 检查是非侵入性的，可以准确地显示神经结构，清晰地显示出脊髓受压部位及椎管、脊髓内部的改变，同时也能显示韧带的状况、椎间盘退变或突出的程度及脊柱的排列，对于颈椎损伤、颈椎病及肿瘤的诊断具有重要价值。

4. 经颅多普勒、数字减影血管造影、磁共振血管成像

经颅多普勒（TCD）、数字减影血管造影（DSA）、磁共振血管成像（MRA）三种脑血管检查方法，可用于检测椎动脉缺血情况，包括血管病变部位、程度、侧支循环、血流动力学及相关生理参数等，是检查椎动脉供血不足的有效手段，其检查结果也为椎动脉型颈椎病的重要诊断依据。

5. 其他检查

椎动脉造影和椎动脉 B 超对诊断有一定帮助。肌电图检查对神经根型颈椎病具有一定应用价值。

第二节　颈椎病的康复评定

在确定颈椎病分型及临床诊断后，为进一步明确患者存在的功能障碍、制订康复治疗目标和治疗方案，需按照 WHO 的 ICF 框架，从身体功能和结构、活动和社会参与三个层面，对颈椎病患者进行康复评定。

一、身体功能和结构评定

颈椎的结构评定包括颈椎曲度、脊柱稳定性、椎间盘评定等，通过 X 线摄影、CT、MRI 进行评定。功能评定主要包括颈椎活动度评定，肌力、肌张力及耐力评定、感觉和反射评定、疼痛评定、颈椎病相关临床特殊评定及日常生活活动能力评定。根据患者具体的病情还应进行平衡功能、二便、心理等其他功能评定。

（一）颈椎活动度评定

颈椎活动度（cervical range of motion，CROM）是指颈椎在矢状面、冠状面和水平面三个平面的运动范围，包括前屈、后伸、左右旋转、左右侧屈 6 个自由度，能较为全面的评价颈部运动功能。大多数颈部疾病会引起颈椎活动度改变。颈椎活动度也是最常使用的客观评估指标之一。目前临床上测量颈椎活动度的方法很多，包括传统的目视测量、皮尺测量，以及使用量角仪与倾斜仪、颈椎活动测量器、三维动态动作分析仪、电位计、颈椎多功能评估训练系统等。

正常的颈椎关节活动度：前屈 35°～45°，后伸 35°～45°，左右旋转 60°～80°，左右

侧屈 45°。颈椎活动度受多种因素影响，在测量颈椎活动度的同时也要考虑个体年龄、性别、体型、职业或锻炼、颈部长度、颈部周长等因素。

（二）肌力、肌张力及肌耐力评定

神经根型颈椎病可出现患侧上肢迟缓性瘫痪，脊髓型颈椎病可出现四肢痉挛性瘫痪，评估时应注意肌力、肌张力的情况。临床评估中，往往会忽略对颈部相关肌群肌张力的评定。实际上，越来越多的证据表明，颈部肌群张力与颈部疼痛密切相关。颈椎病往往伴有颈部肌群肌张力异常，出现明显的肌强直，表现为颈部活动明显受限，触诊时往往可以扪及皮下筋结或条索。常用且简便的肌力评定方法为徒手肌力评定（manual muscle testing，MMT），常用的量表为徒手肌力评定量表。此外，近年来肌肉耐力及疲劳的评定开始受到重视，颈部肌肉耐力成为影响颈椎病康复的一个重要因素。

目前临床多采用耐力负荷试验对颈部肌肉表面肌电信号（surface electromyography，sEMG）进行分析。经典的颈肌耐力测试和表面肌电信号采集方法如下：

（1）屈曲耐力试验：受试者取仰卧位，颈部最大屈曲，头颈部尽量远离枕头，保持姿势 60s，同步检测被检肌肉 sEMG。

（2）伸肌耐力试验：受试者取俯卧位，头颈部悬空，负载重量 2kg，颈伸肌收缩，保持姿势 60s，同步检测被检肌肉 sEMG。

（三）感觉和反射评定

神经根型颈椎病可引起患侧上肢相应神经节段的皮肤感觉障碍，脊髓型颈椎病可引起四肢神经损伤和（或）躯体感觉障碍。感觉评定内容包括浅感觉（轻触觉、针刺觉、温度觉等）、深感觉（位置觉、运动觉、振动觉等）、复合感觉（图形觉、重量觉等）。近年来，颈部的本体感觉及姿势平衡评估也越来越受到重视，但目前尚缺乏公认的评估颈部本体感觉的方法。

神经根型颈椎病患者可出现生理反射减弱或消失，脊髓型颈椎病患者可出现腱反射活跃或亢进，并可出现病理反射，如 Hoffmann 征、Oppenheim 征、Rossolimo 征、Babinski 征、Chaddock 征、Gordon 征。

（四）疼痛评定

临床中常用视觉模拟量表（visual analogue scale，VAS）评估对颈椎退行性疾病致神经症状的治疗效果。麦吉尔（McGill）疼痛问卷虽然综合评分较低，但仍被推荐作为退行性疾病致神经根症状的治疗评价方法。国内常用的单维度评定量表包括：VAS、口头评定量表（VDS）、数字评定量表（NRS）。最新研究表明，对于有慢性躯体功能障碍的患者，心理因素也是决定患者预后的重要预测指标，单维度疼痛评估只能被用来评估疼痛强度，考虑到其他因素对疼痛的影响，近年来中文版的多维度评定量表的使用也越来越广泛，如简式 McGill 疼痛问卷、简明疼痛调查表（BPI）。

（五）颈椎病相关临床特殊评定

（1）椎间孔挤压试验（Spurling 试验）。

（2）分离试验。

（3）上肢张力试验（upper limb tension test，ULTT）。

（4）Valsalva 试验。

其他未被推荐的查体并不意味着不能或不需要使用，而是因为其他查体方法未标准化。在临床诊断过程中，疾病诊断精确度差异较大，仍需要其他未被推荐的特殊查体辅助诊断。

二、活动评定

严重的颈椎病（如脊髓型）会对患者的生活质量造成影响。需对患者进食、穿衣、洗澡、修饰、上下楼梯、大小便控制、如厕、床－椅转移、平地行走等日常生活活动能力进行评定。

三、社会参与评定

患者颈部疼痛或功能障碍的程度可以在临床治疗或在临床研究方案的执行过程中使用标准化功能量表进行评估。标准化功能量表的特点是具有一定的信度、效度，且能有效反映疾病的临床变化，这些属性允许对不同患者、不同群体进行横向比较。

临床治疗师应对颈痛患者使用有效的评估问卷，比如 NDI 和 PSFS。这些工具可以明确患者疼痛、功能和障碍的基础状态，并且可以监测患者在治疗过程中的改变。

（一）颈椎功能障碍指数

颈椎功能障碍指数（neck disability index，NDI）是一个常用于评价颈椎病患者感觉与功能活动水平的调查问卷。NDI 含有 10 个项目，其中 4 项为主观症状、6 项为日常生活活动。每一项的得分为 0~5 分，总分 0~50 分，得分越高表示功能障碍越严重。NDI 与健康调查简表（SF－36）中的身体健康和精神健康之间高度相关。

（二）颈部结局评分量表

颈部结局评分量表（neck outcome score，NOOS）共 34 个条目，由活动（7 个）、症状（5 个）、睡眠障碍（4 个）、日常活动和疼痛（8 个）及日常生活参与度（10 个）5 个维度组成；每个条目评分 0~4 分，分数越高表示功能障碍程度越严重；每个维度均可作为一个独立分量表使用，反映该方面颈痛患者的结局情况。

（三）颈椎结果问卷

颈椎结果问卷（cervical spine outcomes questionnaire，CSOQ）是一项用于全面评

估颈部疼痛及评价颈椎病的调查问卷。包括肩部疼痛、颈部疼痛、功能活动、心理状态、其他症状（吞咽困难、与颈痛相关的手臂麻木无力、头痛）、治疗状况 6 大项。

（四）患者自觉功能量表

患者自评功能量表（patient-specific functional scale，PSFS）可用作一般或特定情况下评估的候选或补充。PSFS 要求患者列出 3 个由于症状、损伤、障碍难以完成的活动。患者对每个活动的评分在 0～10 分，0 分为无法完成这一活动，10 分为可以像没有出现症状前一样完成这一活动。PSFS 最终评分为三个活动的平均分。

（五）日本骨科学会评分量表

日本骨科学会（Japanese Orthopaedic Association，JOA）评分量表针对脊髓型颈椎病，评估患者的脊髓功能状态，总分 17 分，分数越低表示功能越差。本量表包括上下肢的运动、感觉、膀胱功能评定，结果分级为：轻度，大于 13 分；中度，9～13 分；重度，小于 9 分。本量表在国内多用于脊髓型颈椎病术前、术后评定，也可用于颈椎病康复治疗效果评估。

（六）颈源性眩晕症状与功能评估量表

该量表对颈源性眩晕患者的眩晕、颈肩痛、头痛、日常生活、工作及心理社会适应 5 个方面进行评估。功能方面主要反映患者日常生活、工作受影响的情况，心理方面主要反映患者病后的抑郁、焦虑和担心等心理状态。各项的分值比例按发生的频率及影响的大小分配；内容及分值比例体现临床大量统计资料的特点，同时也遵循康复评定的原则，反映患者躯体的不适及生活、工作、心理、社交等状况。

（七）椎动脉型颈椎病功能评定量表

该量表包括功能状态（独自白天步行出门、晚上户外散步、做较重家务、社交活动、外出活动、上床、起床和看书报纸 8 项）和心理功能（情绪低落、烦躁不安、担心病情和挫折感 4 项）2 个维度的检测。功能状态维度中的 8 个条目主要反映前庭功能障碍方面的内容，也含有社会功能与角色功能方面的内容。前庭功能障碍通过行走时的平衡情况、视觉功能协调受影响时的平衡情况、体位改变时的平衡情况三个方面内容来反映。

第三节　颈椎病的康复治疗

无论哪一类型的颈椎病，其治疗均应遵循先非手术治疗，无效而又符合手术适应证时再考虑手术这一基本原则（手术后康复治疗详见第七章）。一般来说，颈椎病的治疗以综合的康复治疗为主，因其分型及表现多样化，治疗时应强调个体化、针对性。

颈椎病传统的非手术治疗方法大多以牵引、物理因子治疗、中医手法及中药等治疗为主，这些都是被动治疗。除牵引及推拿外，其他都是非力学治疗。其不足之处在于无法有效地调整颈椎不良的生物力学，也无法提高患者自身保护能力，因此疗效差，且容易复发。

在颈椎病的致病机制中，动力性改变，包括颈椎节段性不稳、颈椎生物力学不良等是更重要的致病因素。颈椎退行性改变是颈椎病发病的病理基础，生物力学失衡是颈椎病的主要成因，而颈椎节段性不稳及相关肌群薄弱是导致生物力学失衡的主要原因。只有通过力学治疗才能有效地调整颈椎生物力学失衡及脊椎节段排列紊乱，通过主动运动与功能训练才能强化肌力、调整生物力学，进而稳定颈椎。因此，生物力学调整与主动运动康复相结合是更合适颈椎病康复治疗和预防的手段，是颈椎病康复治疗的新理念、新趋势。

目前报道，90%～95%的颈椎病经过非手术治疗可获得痊愈或缓解。非手术治疗目前主要是采用中医、西医、中西医结合康复治疗等综合疗法。

一、健康宣教

健康宣教对颈椎病的预防作用仍需更多的试验数据作为支撑。颈椎病病程比较长，椎间盘退变、骨刺生长、韧带钙化等与年龄增长、机体老化有关。颈椎病发病呈现低龄化趋势，建议在中小学乃至大学中大力宣传有关颈椎的保健知识，教育学生们树立颈椎保健意识。另有研究表明，吸烟可加速颈椎间盘变性，因此戒烟可能有助于颈椎病的预防。

（一）适度体育和功能锻炼

低负荷强度的头颈屈曲训练有助于缓解颈痛。每日早、晚各进行数次缓慢屈、伸、左右侧屈及旋转颈部的运动并坚持进行，有助于减少颈痛的发生。日常生活中可选择瑜伽（Ⅰ级证据，A级推荐）等锻炼方式。

（二）生活和工作中的合适体位

重视工作环境中的人体工程学设计（Ⅰ级证据，A级推荐）。长时间坐位、不良办公姿势、重复动作等都是颈痛的危险因素。工作1小时左右应改变一下体位，防止颈部肌肉、韧带长时间受到牵拉而受损。改变不良的工作和生活习惯，如躺在床上阅读、看电视等。

使用的枕头需注意符合人体工程学，避免使用过高的枕头（Ⅰ级证据，A级推荐）。高枕使颈部处于屈曲状态，其结果与低头姿势相同。侧卧时，枕头要加高至头部不出现侧屈的高度。Fazli等人的研究认为使用符合人体工程学的乳胶枕头，可以更有效地改善疼痛，降低残障程度，明显增加颈椎运动范围。

（三）避免头、颈、肩部的外伤

例如，乘车外出应系好安全带并避免在车上睡觉，避免急刹车时因颈部肌肉松弛而损伤颈椎。

二、药物治疗

（1）非甾体抗炎药：洛索洛芬钠、塞来昔布、布洛芬、双氯酚酸钠（Ⅰ级证据，A类推荐）。

（2）肌松剂：盐酸乙哌立松、巴氯芬（Ⅱ级证据，B级推荐）。

（3）营养神经药物：甲钴胺、B族维生素，必要时可选用神经生长因子或神经节苷脂。

（4）扩张血管和改善血管功能的药物：复方血栓通胶囊。

（5）调节自主神经功能的药物：谷维素。

（6）中成药：颈复康、颈痛灵、活络丹、根痛平颗粒等。

三、物理治疗

（一）力学手法调整类康复治疗

（1）牵引治疗：是治疗颈椎病常用且有效的方法。2020年，《颈椎病牵引治疗专家共识》指出颈椎牵引治疗时必须掌握牵引力的方向（角度）、重量和牵引时间三大要素，才能取得牵引的最佳治疗效果。推荐：颈椎牵引（Ⅰ类证据，A级推荐）。

（2）麦肯基（Mckenzie）治疗（Ⅲ类证据，C级推荐）。

（3）关节松动技术（Ⅲ类证据，C级推荐）。

（4）脉冲整脊技术（Ⅲ类证据，C级推荐）。

（5）深层肌肉刺激（DMS）（Ⅲ类证据，C级推荐）。

（6）非手术脊柱减压系统（Ⅱ类证据，B级推荐）。

（二）运动疗法

（1）颈椎自我锻炼。

（2）弹力带渐进抗阻训练（Ⅱ级证据，C级推荐）。

（3）悬吊训练疗法（Ⅱ级证据，C级推荐）。

（4）呼吸训练（Ⅱ级证据，C级推荐）。

（5）运动控制训练（Ⅰ级证据，B级推荐）。

（6）颈深屈肌训练（Ⅰ级证据，B级推荐）。

（7）肩胛胸壁关节稳定性练习（Ⅰ级证据，C级推荐）。

（三）物理因子治疗

（1）经皮神经电刺激疗法（TENS）（Ⅲ级证据，C级推荐）。

（2）直流电离子导入疗法（Ⅲ级证据，C级推荐）。

（3）电兴奋疗法（Ⅲ级证据，C级推荐）。

（4）中频电疗法（Ⅲ级证据，C级推荐）。

（5）超短波疗法（Ⅲ级证据，C级推荐）。

（6）高电位疗法（Ⅲ级证据，C级推荐）。

（7）红外线疗法（Ⅲ级证据，C级推荐）。

（8）超激光疼痛治疗（Ⅲ级证据，C级推荐）。

（9）超声波疗法（Ⅲ级证据，C级推荐）。

（10）超声波电导靶向透皮给药治疗（Ⅲ级证据，C级推荐）。

（11）磁振热疗法（Ⅱ级证据，C级推荐）。

（12）温热式低周波治疗（Ⅲ级证据，C级推荐）。

四、作业治疗

（一）非手术患者作业治疗

1. 姿势教育

经常保持颈部的正确姿势，减少颈痛的发生。

（1）坐姿：选择高度适中、稳固及能支撑背部的椅子。如果长时间在电脑前工作，工作台和座椅的高度要适中，保持眼睛与显示屏在同一水平，避免颈部前倾。不要长时间低头工作，避免长时间阅读，以免过度劳累对颈部造成压力。避免长时间坐着和突然扭动颈部。

（2）站姿：站立时，头部要保持水平位置，下颌向内收，使颈部稳定及肌肉松弛。

（3）卧姿：正常人仰卧位枕高应在12cm左右，侧卧与肩等高，枕头的高低因人而异，约与个人拳头等高。

伏案工作应尽量控制在40分钟以内，如需长时间工作应该在工作40分钟左右，做颈部保健操，缓解颈部疲劳。

2. 日常生活活动训练

（1）梳洗：刷牙及洗面时要保持颈部挺直，抬高洗面的水盆高度。

（2）穿衣服：急性期尽量减少头部的旋转和扭动。穿脱衣裤时必要时使用辅助器具。

（3）家务劳动：做家务劳动应避免长期埋头或一个姿势保持不变。

（二）手术患者作业治疗

1. 安全教育

颈椎病的康复治疗过程中，应保持正确的姿势，使用适当的作业治疗自助器具，进行家庭环境改造；培养良好习惯及正确的防止摔倒方式，调整工作性质和环境；调整饮食结构，注意维生素的补充；多参加体育锻炼，训练以缓慢轻柔的运动为主，家属需密切配合。必要时，可配合其他治疗。

（1）手术后应保持颈部中立位（颈后路手术多以侧卧位为佳，避免压迫引流管导致引流不畅）。

（2）正确的体位摆放及颈椎制动：颈椎前路、后路术后佩戴颈托，植骨融合术后还需进行头颈胸段矫形器固定。

（3）指导翻身、转移技巧宣教。

（4）指导颈托的正确穿戴方法。

（5）深静脉血栓预防和跌倒预防宣教。

（6）指导运动和颈部医疗体操锻炼，解释日常活动及功能锻炼的必要性、注意事项等。

2. 环境改造

（1）过道照明充足，清除过道中的障碍物，移走不稳定的家具。增加防护设备，减少意外发生，如扶手安装、门槛改进、照明改进等。将常用物品放在易于取放的位置。厕所作为跌倒的高发地，可以安装扶手或放置大面积的防滑垫（小的防滑垫容易绊倒）来降低跌倒风险。如果患者平衡功能较差，建议洗澡时使用淋浴椅或浴缸，避免站立淋浴。

（2）调整工作环境中容易导致颈部不适的诱因，如调整文件架、办公桌椅的高度，调整工作性质。

3. 娱乐文体性活动治疗

根据患者情况可选择太极拳、太极剑、五禽戏、八段锦等。娱乐文体性活动有助于提高患者的整体功能，避免精神紧张，培养爱好，陶冶情操等。活动内容有手工艺品制作、艺术治疗、园艺治疗、操作性音乐治疗、小组治疗（室内小组、户外小组）和治疗性游戏等。

4. 日常生活活动能力训练

部分患者日常生活活动能力下降。评估患者的情况后，可选择性进行穿衣、转移、平衡活动、上下楼梯和洗澡等训练。同时应该加强患者的四肢恢复性训练（轻量的等长收缩、不负重的全关节活动度训练、握拳训练等）、力量训练（上肢/下肢/核心肌群）、软组织适应训练（体位适应训练）等。

5. 日常居家及社会活动能力训练

监督和指导患者进行 ADL 能力和 IADL 能力等延续性训练，如洗衣服、坐公交、购物、准备食物、做家务活动等。

五、传统康复治疗

（一）颈椎病的中医认识

中医根据症状将颈椎病分属"痹症""眩晕""痿证"等范畴。病因学上通常认为其是外伤、风寒湿邪侵袭、气血不和、经络不通等所致，头晕、目眩、耳鸣则与痰浊、肝风、虚损有关。中医不仅仅着眼于颈肩背臂的局部表现，且有机地联系脏腑、经络、气血等进行整体的辨证施治，将肝、脾、肾等内脏功能与筋骨、肌肉、关节功能有机结合，注重二者之间的互相影响、互相促进，故而将颈椎病分为外邪内侵、气滞血瘀、肝肾亏虚等型。

（二）中医辨证

1. 主要临床表现

颈部麻木胀痛，转侧不利

2. 主要证型

（1）外邪内侵：兼有明显的感受风寒史，遇风寒痛增，得温痛减，畏风恶寒。
（2）气滞血瘀：颈部有外伤或劳作过度史，痛如针刺，疼痛拒按。
（3）肝肾亏虚：肩部酸痛，劳累加重，或伴头晕目眩，四肢乏力。

（三）治疗

1. 补阳还五汤熏蒸

熏蒸所用方剂为补阳还五汤，药物组成包括生黄芪 60g、生地黄 30g、赤芍 15g、地龙 12g、当归尾 12g、川芎 12g、桃仁 12g、红花 6g。将以上药物加水 3000～4000ml，倒入中药熏蒸治疗仪中，蒸汽温度调至 40℃～45℃。患者仰卧于治疗床，暴露颈后部，将熏蒸治疗仪的喷头对准颈后部，每次熏蒸 30 分钟，每天 1 次，5 次为 1 个疗程。

2. 电针夹脊穴

选取手术节段及上下相邻椎体两侧夹脊穴，得气后各毫针连接电针治疗仪，选用疏密波（50～100Hz），强度以患者能耐受为度，留针治疗 20 分钟。

3. 中药内服

术后第 2 日予以中药益气活血方。方剂组成：炙黄芪 30g，葛根 20g，鸡血藤、当归各 15g，党参、丹参、赤芍、白芍各 12g，桂枝 10g，甘草 6g。每天 1 剂，分早晚 2

次服，饭后温服，连续服用 4 周。

六、封闭治疗

封闭治疗包括痛点封闭法、选穴封闭法及神经阻滞疗法。

七、心理康复

颈椎病常见的心理问题为焦虑及抑郁，其中急性焦虑需要与神经根型颈椎病做好鉴别诊断。颈椎病患者中合并心理问题的比例约 26.7%。一般采用抑郁自评量表（SDS）、焦虑自评量表（SAS）进行评估，之后可使用认知行为疗法、宣泄疗法、人本疗法等干预方法进行治疗。

八、矫形器治疗

（一）颈型颈椎病

（1）矫形器适配：费城颈托。
（2）矫形器功能：缓解局部肌肉紧张，减轻局部疼痛，预防二次损伤。

（二）神经根型颈椎病

（1）矫形器适配：费城颈托，充气颈椎牵引颈托。
（2）矫形器功能：制动，缓解局部疼痛，放松局部肌肉；颈部牵引。

（三）脊髓型颈椎病

（1）矫形器适配：颈托，头颈胸矫形器。
（2）矫形器功能：围手术期给予患者固定，术后给予患者颈部保护（必要时可添加头部环带）。

（四）椎动脉型颈椎病

（1）矫形器适配：颈托，头颈胸矫形器。
（2）矫形器功能：观察症状发作次数和症状是否减轻；诊断性治疗，主要是针对动力性因素所致的椎动脉型颈椎病。
注：交感神经型不适用矫形器进行康复治疗。

九、康复护理

在治疗过程中给予颈椎病患者心理护理、生活护理、康复指导等，能有效提高患者疾病的治愈率。

（一）康复护理评定

（1）一般项目评估：生活方式，心理、社会、精神、家庭支持情况，体重，患者对疾病的认知程度。

（2）病情评估：疼痛部位、程度、伴随症状等，感觉异常，活动受限，排便功能障碍。

（二）日常康复护理

（1）指导患者合理使用床上用品，保持脊柱的生理性弯曲。

（2）指导患者正确的坐、卧姿势及改变体位的方法。

（3）指导患者日常生活中的各种正确姿势，注意劳逸结合，避免久坐、久站。

（4）指导患者锻炼和练习颈部医疗体操，解释日常活动及功能锻炼的必要性、注意事项等。

十、手术治疗

（一）射频消融术

颈椎病可以行射频消融微创治疗（Ⅱ级证据，B级推荐）：该方法是利用频率在100kHz～3MHz的高频交流电作为射频能量，在局部形成射频电场，使电场中的离子获得能量，加温至70℃，汽化突出部分的髓核。射频消融术能对周围组织减压、缓解症状、改善微循环等。

（二）骨科手术

（1）脊髓型颈椎病一旦确诊，经非手术治疗无效且日益加重者应当积极进行手术治疗。

（2）神经根型颈椎病症状重、影响日常生活和工作或者出现肌肉运动功能障碍者，保守治疗无效或疗效不巩固、反复发作的其他各型颈椎病，应考虑手术治疗（Ⅱ级证据，B级推荐）。

参考文献

[1] 中华外科杂志编辑部. 颈椎病的分型、诊断及非手术治疗专家共识（2018）[J]. 中华外科杂志，2018，56（6）：401-402.

[2] 李增春，陈德玉，吴德升，等. 第三届全国颈椎病专题座谈会纪要 [J]. 中华外科杂志，2008，46（23）：1796-1799.

[3] 董烁，姚前尹，程亚涛，等. 人体解剖学 [M]. 北京：人民卫生出版社，2015.

[4] 崔慧先，李瑞锡. 局部解剖学 [M]. 9版. 北京：人民卫生出版社，2018.

［5］姜淑云，房敏，左亚忠，等．颈部肌群与颈椎病［J］．颈腰痛杂志，2006，27（3）：235－238．

［6］曾恒，周红梅．颈椎生物力学平衡变化的研究进展［J］．中国中医骨伤科杂志，2008，16（2）：62－63．

［7］吴云霞，刘忠军，刘晓光，等．2008—2014年北医三院骨科脊柱退行性疾病的住院人群特征分析［J］．中国脊柱脊髓杂志，2016，26（1）：70－76．

［8］王冰，段义萍，张友常，等，颈椎病患病特征的流行病学研究［J］．中国大学学报（医学版），2004，29（4）：472－474．

［9］田伟，吕艳伟，刘亚军，等．北京市18岁以上居民颈椎病现况调查研究［J］．中华骨科杂志，2012，32（8）：707－713．

［10］中华医学会物理医学与康复学分会，岳寿伟，何成奇．物理医学与康复学指南与共识［M］．北京：人民卫生出版社，2019．

［11］何成奇．康复科医师手册［M］．北京：人民卫生出版社，2016．

［12］袁伟，朱悦．颈椎活动度测量研究现状［J］．国际骨科学杂志，2012，33（3）：163－165．

［13］Cunningham M R，Hershman S，BENDO J．Systematic review of cohort studies comparing surgical treatments for cervical spondylotic myelopathy［J］．Spine（Phila Pa 1976），2010，35（5）：537－543．

［14］中华医学会．临床诊疗指南：骨科分册［M］．北京：人民卫生出版社，2009．

［15］SHEN C，SHEN Y，DING W，et al．Contrastive analysis of neck axial symptoms after hybrid surgery or traditional anterior cervical discectomy and fusion for treatment of two-level cervical disease［J］．Zhongguo Xiu Fu Chong Jian Wai Ke Za Zhi，2013，27（1）：58－61．

［16］张鹏，申勇，曹俊明，等．颈前路减压融合内固定治疗双节段脊髓型颈椎病术后轴性症状分析［J］．中国脊柱脊髓杂志，2010，20（7）：572－576．

［17］张亮，张莉，王莉佳，等．电针夹脊穴配合补阳还五汤熏蒸治疗脊髓型颈椎病颈前路减压融合术后轴性症状［J］．中医正骨，2015，27（05）：60－61．

［18］周陈西，夏建龙．益气活血方治疗颈后路术后轴性痛的临床观察［J］．中国中医急症，2016，25（5）：876－878．

［19］刘爱娟．正强化理论对颈椎病康复治疗患者自我效能感及心理韧性的影响［J］．中国临床新医学，2019，12（5）：565－568．

［20］Gross A R，Kaplan F，Huang S，et al．Psychological care，patient education，orthotics，ergonomics and prevention strategies for neck pain：an systematic overview update as part of the ICON project［J］．Open Orthop J，2013，7：530－561．

［21］曾敏．综合护理干预在颈椎病康复治疗中的应用价值研究［J］．实用临床护理学电子杂志，2018，3（30）：57．

［22］李芳．颈椎病患者在康复护理中应用运动疗法的临床意义［J］．基层医学论坛，

2017，21（12）：1540.

［23］徐霞．综合康复治疗颈椎病的临床有效性分析与研究［J］．医药论坛杂志，2018，39（7）：116－117.

第七章　颈椎病术后康复诊疗规范

第一节　颈椎病术后概述

严重或者是保守治疗效果不佳的颈椎病患者需要手术治疗。脊髓型颈椎病一旦确诊，经非手术治疗无效且病情逐渐加重者应当及时进行手术治疗。神经根型颈椎病，存在持续剧烈的颈肩部神经根疼痛且有与之相符的影像学征象，经 3 个月以上正规保守治疗无效，应考虑手术治疗。其他型颈椎病，经正规保守治疗无效或非手术治疗虽然有效但症状反复发作，严重影响患者的日常生活和工作，应考虑手术治疗（Ⅱ级证据，B级推荐）。患者术后同样需要康复治疗，以达到较好的治疗效果。

常见的颈椎病手术治疗方式包括：射频消融术（Ⅱ级证据，B级推荐）、颈椎前路手术、颈椎前路椎间盘切除减压融合术、人工椎间盘置换手术、颈椎前路椎体次全切除减压融合术、颈椎后路手术、椎间孔镜下颈椎间盘摘除术。

第二节　颈椎病术后的康复评定

颈椎病术后的康复评定目前没有明确的指南作为参照。目前颈椎病术后的康复评定主要参照术前的评估方案适当予以调整。即在确定颈椎病术前的诊断及分型后，进一步明确患者存在的功能障碍，制订康复治疗目标和治疗方案。需按照 WHO 的 ICF 框架，分别从身体功能和结构、活动和社会参与三个层面及个人因素、背景因素等方面，对颈椎病术后患者进行全面的康复评定。

一、身体功能和结构评定

结构评定包括颈椎曲度、脊柱稳定性，必要时需要予以椎间盘及椎体等的评估，可通过 X 线摄影、CT 和 MRI 进行评定。结构评估的目的一方面是检查术后患者的结构位置变化，如是否解除压迫等；另一方面是评估术后结构位置与症状之间的关系。

功能评定主要包括颈椎活动度、肌力及肌耐力、疼痛、感觉及反射等，以及颈椎相关的特殊试验。结合患者的具体表现，还应考虑进行平衡功能、二便、心理等其他功能评定。

（一）颈椎活动度评定

颈椎活动度（cervical range of motion，CROM）是指颈椎在矢状面、冠状面和水平面三个平面内的运动，包括前屈、后伸、左右旋转、左右侧屈6个自由度，能较全面地评价颈部运动功能。大多数颈部疾病均可引起颈椎活动度改变，颈椎活动度是最常用的客观评估指标之一。目前临床上测量颈椎活动度的方法很多，包括传统的目视测量、皮尺测量，量角仪与倾斜仪、颈椎活动测量器等仪器测量，以及超声三维动作分析仪、电位计、颈椎多功能评估训练系统等。

正常的颈椎关节活动度：前屈35°～45°，后伸35°～45°，左右旋转60°～80°，左右侧屈45°。颈椎活动度受多种因素影响，测量颈椎活动度时，需将个体年龄、性别、体型、颈部长度、颈部围度、职业或锻炼习惯及方式等因素考虑在内。

（二）肌力和肌张力评定

神经根型颈椎病可导致患侧上肢迟缓性瘫痪，脊髓型颈椎病可导致四肢痉挛性瘫痪。评估时应注意肌力、肌张力的变化情况。颈椎病临床评估中，易忽略相关肌群的肌张力评定。越来越多的证据表明颈部肌群肌张力与颈部疼痛密切相关。颈椎病多伴有颈部肌群张力异常，可出现明显的肌强直，颈部活动明显受限；触诊时往往可扪及皮下筋结或条索。常用肌力评定方法为徒手肌力评定（MMT），该方法操作简便。此外，临床上近年来开始重视肌肉耐力以及疲劳评定，并认为颈部肌肉耐力是影响颈椎病康复的重要因素。

目前临床多采用耐力负荷试验对颈部肌肉表面肌电信号（sEMG）进行分析。经典的颈部肌群耐力测试和sEMG信号采集方法如下：

（1）屈曲耐力试验：受试者取仰卧位，颈部最大屈曲，头颈部尽量远离枕头，保持姿势60s，同步检测被检肌群的sEMG。

（2）伸肌耐力试验：受试者取俯卧位，头颈部悬空，负载重量2kg，头枕部尽量后伸，保持姿势60s，同步检测被检肌群的sEMG。

（三）感觉和反射评定

神经根型颈椎病可引起患侧上肢相应神经节段的皮肤感觉障碍；脊髓型颈椎病可造成肢体感觉障碍和（或）躯体感觉障碍。感觉评定内容包括浅感觉（轻触觉、针刺觉、温度觉等）、深感觉（位置觉、运动觉、振动觉等）和复合感觉（图形觉、重量觉等）。近年来，颈部的本体感觉以及姿势平衡评估也逐渐被重视，目前尚缺乏统一的评估方法。

神经根型颈椎病患者可出现生理反射减弱或消失，脊髓型颈椎病患者可出现腱反射活跃或亢进，病理反射可呈阳性，如Hoffmann征、Oppenheim征、Rossolimo征、Babinski征、Chaddock征、Gordon征。

（四）疼痛评定

临床中常用视觉模拟量表（visual analogue scale，VAS）评估对颈椎退行性疾病致神经症状的治疗效果。麦吉尔（McGill）疼痛问卷虽然综合评分较低，但仍被推荐作为退行性疾病致神经根症状的治疗评价方法。国内常用的单维度评定量表包括：VAS、口头评定量表（VDS）、数字评定量表（NRS）。最新研究表明，对于有慢性躯体功能障碍的患者，心理因素也是决定患者预后的重要预测指标，单维度疼痛评估只能被用来评估疼痛强度，考虑到其他因素对疼痛的影响，近年来中文版的多维度评定量表的使用也越来越广泛，如简式 McGill 疼痛问卷、简明疼痛调查表（BPI）。

（五）颈椎病术后其他评定

（1）Hoffmann 征

（2）其他评定。未被推荐的查体并不意味着不能或不需要进行，而是因为它们暂未被标准化，精确性还有待明确。但在临床诊断过程中，我们仍需要借助其他未被推荐的特殊查体辅助诊断。

二、活动评定

严重的颈椎病（如脊髓型）会影响患者的生活质量，因此需对患者的进食、穿衣、洗澡、修饰、上下楼梯、大小便控制、如厕、床—椅转移、平地行走等日常生活活动能力进行评定。

三、社会参与评定

颈椎病术后患者仍可参照颈椎病患者的评定内容评估其社会参与相关情况。主要通过评定量表了解患者颈椎病术后的情况，再根据患者的评估结果制订相应的康复治疗方案以改善患者术后的社会参与情况。

（一）颈椎功能障碍指数

颈椎功能障碍指数（neck disability index，NDI）是一个评价颈椎病患者感觉与功能活动水平的调查问卷，包含 10 项内容，其中 4 项为主观症状、6 项为日常生活活动。每一项的得分为 0～5 分，总分 0～50 分，得分越高表示功能障碍越严重。NDI 与健康调查简表（SF－36 中）的身体健康和精神健康之间高度相关。

（二）颈部结局评分量表

NOOS 共 34 个项目，由活动（7 个）、症状（5 个）、睡眠障碍（4 个）、日常活动和疼痛（8 个）以及日常生活参与度（10 个）5 个维度组成；每个条目评分 0～4 分，分数越高表示功能障碍程度越严重。各维度均可作为独立量表使用，反映颈痛患者该方面的结局情况。

（三）颈椎结果问卷

颈椎结果问卷（CSOQ）是一项用于全面评估颈部疼痛及颈椎病的调查问卷。包括肩部疼痛、颈部疼痛、功能活动、心理状态、其他症状（吞咽困难、与颈痛相关的手臂麻木无力、头痛）和治疗状况6大项目。

（四）患者自觉功能量表

患者自觉功能量表（patient-specific functional scale，PSFS）可用作一般或特定情况下颈椎病术后评估的候选或补充量表。PSFS要求患者列出3个因症状、损伤或障碍而难以完成的活动并进行评分。每个活动的得分范围为0~10分，0分表示无法完成这一活动，10分表示可以像没有出现症状前一样完成该活动。PSFS最终得分为三个活动的平均分。

（五）日本骨科学会评分量表

日本骨科学会（Japanese Orthopaedic Association，JOA）评分量表主要针对脊髓型颈椎病。可用于评估患者的脊髓功能状态，共17分，分数越低表示功能越差。评估内容包括上下肢的运动、感觉以及膀胱功能。结果分级：轻度，大于13分；中度，9~13分；重度，小于9分。国内多用于脊髓型颈椎病手术前、后评定，也可用于评估康复治疗效果。

（六）颈源性眩晕症状与功能评估量表

该量表对颈源性眩晕患者的眩晕、颈肩痛、头痛、日常生活、工作及心理社会适应5个方面进行评估，主要反映患者日常生活及工作受颈椎病影响的情况，以及患者病后的抑郁、焦虑和担心等心理情况。各项的分值比例按发生的频率及影响的大小分配。内容及分值比例体现了临床大量统计资料的特点，同时遵循康复评定原则，反映了患者的躯体障碍及生活、工作、心理、社交等状况。

（七）椎动脉型颈椎病功能评定量表

该量表包括功能状态（独自白天步行出门、晚上户外散步、做较重家务、社交活动、外出活动、上床、起床和看书报纸等8项）和心理功能（情绪低落、烦躁不安、担心病情和挫折感等4项）两大维度的评估。功能状态维度中的8个条目主要反映前庭功能障碍方面的情况，也包含有社会功能与角色功能方面的内容。前庭功能障碍可通过行走时的平衡情况、视觉功能协调性受干扰时的平衡情况，以及体位改变时的平衡情况三个方面的评估结果来反映。

第三节　颈椎病术后的康复治疗

康复治疗前，需先明确康复目标，包括让患者了解自己的主要问题及康复重点，指导患者掌握基本的康复方法、术后日常自理技巧、并发症的早期筛查、有效控制疼痛的方法、颈托的正确佩戴方法、转移的正确方式、正确的日常生活技巧。患者及家属或照顾者均须掌握相关的注意事项和禁忌动作。

康复治疗过程中，康复治疗师需注意避免引起患者的神经症状或加重患者疼痛；注意对术区的保护；确保患者及家属了解家庭康复计划中的各项内容。

一、物理治疗

（一）术后第一天（24 小时内）

1. 良肢位摆放

（1）颈椎前路术后：卧床休息，床头抬高 30°～40°，有利于减少切口渗血。每 2 小时适当变换体位，可以仰卧、侧卧，防止压疮。侧卧位时保持枕头与肩同高，颈椎自然平直，处于中立位。

（2）颈椎后路术后：可以仰卧、侧卧。特别注意仰卧时不要压迫颈后部，颈部不垫枕头、毛巾等。推荐侧卧位，以避免颈后伤口及内部结构因压迫出现问题，影响手术效果；还可以避免压迫切口引流管，导致积血在伤口内积存而出现意外情况。

2. 颈部制动

佩戴颈托限制颈部活动，避免颈椎伸屈、旋转。翻身时注意保持颈部中立正直，避免颈部扭动。可在颈部两侧放置沙袋避免头部扭转。

3. 卧床活动

（1）踝关节主动屈伸（踝泵）：全范围、缓慢地、尽可能用力地做踝关节反复屈伸运动（勾脚尖、绷脚尖），每小时至少练习 5 分钟。

（2）股四头肌等长收缩。

（3）抓握练习：握拳或握手掌大小的弹力球，用力握紧，稍停顿后放松，重复练习，每小时 5 分钟。

（二）术后第 2～3 天（24～72 小时）

保持正确体位，颈部制动。可以佩戴颈托侧身起卧，进行床边活动。可以利用学步车练习行走，后逐步过渡到正常行走。避免颈椎伸屈、旋转，包括扭头、点头等。

（三）术后第 4～7 天

可以佩戴颈托起身，侧身起卧。四肢可以做一些辅助训练。可佩戴颈托在病区行走。行肩梯及滑轮练习。

（四）术后第 8～14 天

继续佩戴颈托，侧身起卧，佩戴颈托在病区行走。进行肩部及上肢肌群牵伸训练。

二、物理因子治疗

（1）经皮神经电刺激疗法（TENS）（Ⅲ级证据，C 级推荐）。
（2）直流电离子导入疗法（Ⅲ级证据，C 级推荐）。
（3）电兴奋疗法（Ⅲ级证据，C 级推荐）。
（4）中频电疗法（Ⅲ级证据，C 级推荐）。
（5）超短波疗法（Ⅲ级证据，C 级推荐）。
（6）高电位疗法（Ⅲ级证据，C 级推荐）。
（7）红外线疗法（Ⅲ级证据，C 级推荐）。
（8）超激光疼痛治疗（Ⅲ级证据，C 级推荐）。
（9）超声波疗法（Ⅲ级证据，C 级推荐）。
（10）超声波电导靶向透皮给药治疗（Ⅲ级证据，C 级推荐）。
（11）磁振热疗法（Ⅱ级证据，C 级推荐）。
（12）温热式低周波治疗（Ⅲ级证据，C 级推荐）。

三、作业治疗

（一）安全教育

颈椎术后患者在康复治疗过程中，应保持正确的姿势，使用适当的作业治疗自助器具；进行家庭环境改造；建立良好习惯及正确的防止摔倒方式，调整工作性质和环境；调整饮食结构，注意补充维生素；多参加体育锻炼，训练中以缓慢轻柔的运动为主，家属需密切配合。必要时，可配合其他治疗。

（1）指导手术后应保持颈部中立位（颈后路手术多以侧卧位为佳，避免压迫引流管导致引流不畅）。

（2）指导正确的体位摆放。颈椎制动：颈椎前路、后路术后佩戴颈托，植骨融合术后还需进行头颈胸段矫形器固定。

（3）指导翻身、转移技巧宣教。

（4）指导颈托的正确穿戴方法。

（5）进行深静脉血栓形成预防和跌倒预防的宣教。

（6）指导运动和颈部医疗体操锻炼；解释日常活动及功能锻炼的必要性、注意事项等。

（二）环境改造

（1）过道照明充足，清除过道中的障碍物，移走不稳定的家具；增加防护设备，减少意外发生，如扶手安装，门槛改进，照明改进等；将常用物品放在易于取放的位置。厕所作为跌倒的高发地，可以安装扶手；或放置大面积的防滑垫（小的防滑垫容易绊倒）来降低跌倒风险。如果患者平衡功能较差，建议洗澡时使用淋浴椅或浴缸，避免站立淋浴。

（2）工作环境的调整：调整容易导致颈部不适的诱因，如调整文件架、办公桌椅的高度调整，工作性质调整。

（三）娱乐文体性活动治疗

根据患者情况可选择太极拳，太极剑，五禽戏，八段锦等。娱乐文体性活动有助于提高患者的整体功能，避免精神紧张，培养爱好，陶冶情操等。活动内容有手工艺品制作、艺术治疗、园艺治疗、操作性音乐治疗、小组治疗（室内小组、户外小组）和治疗性游戏等。

（四）日常生活活动能力训练

部分患者颈椎术后日常生活能力下降。评估后根据患者的情况，选择性进行穿衣，转移，平衡活动，上下楼梯和洗澡等训练。同时应该加强四肢恢复性训练（轻量的等长收缩，不负重的全关节活动度训练，握拳训练等）、力量训练（上肢/下肢/核心肌群）、软组织适应训练（体位适应训练）等。

（五）日常家居及社会活动能力训练

监督和指导患者进行 ADL 能力和 IADL 能力等延续性训练，如洗衣服、坐公交、购物、准备食物、家务活动等。

四、传统康复治疗

（一）颈椎病的中医认识

中医根据症状可将其分属"痹症""眩晕""痿证"等范畴。病因学上通常认为其是外伤、风寒湿邪侵袭、气血不和、经络不通等所致；头晕、目眩、耳鸣则与痰浊、肝风、虚损有关。中医不仅仅着眼于颈肩背臂的局部表现，且有机地联系脏腑、经络、气血等进行整体的辨证施治；将肝、脾、肾等内脏功能与筋骨、肌肉、关节功能有机结合，注重二者之间互相影响、互相促进的作用，故而将颈椎病分为外邪内侵、气滞血瘀、肝肾亏虚等型。

脊髓型颈椎病好发于 55 岁以上的中老年人，是因颈椎间盘退变及其继发性病理改变刺激或压迫脊髓，导致的脊髓功能障碍的一系列临床综合征，占所有颈椎病 5%～10%，致残率较高。但部分患者在术后康复过程中会出现或长期存在颈项、背部僵硬、疼痛及活动受限等轴性症状。

（二）中医辨证

1. 主要临床表现

颈部麻木胀痛，转侧不利。

2. 主要证型

（1）外邪内侵：兼有明显的感受风寒史，遇风寒痛增，得温痛减，畏风恶寒。
（2）气滞血瘀：颈部有外伤或劳作过度史，痛如针刺，疼痛拒按。
（3）肝肾亏虚：肩部酸痛，劳累加重，或伴头晕目眩，四肢乏力。

（三）治疗

1. 补阳还五汤熏蒸

熏蒸所用方剂为补阳还五汤，药物组成包括生黄芪 60 g、生地黄 30 g、赤芍 15 g、地龙 12 g、当归尾 12 g、川芎 12 g、桃仁 12 g、红花 6 g。将以上药物加水 3000～4000 ml，倒入中药熏蒸治疗仪中，蒸汽温度调至 40℃～45℃。患者仰卧于治疗床，暴露颈后部，将熏蒸治疗仪的喷头对准颈后部，每次熏蒸 30 分钟，每天 1 次，5 次为 1 个疗程。

2. 电针夹脊穴

选取手术节段及上下相邻椎体两侧夹脊穴，得气后各毫针连接电针治疗仪，选用疏密波（50～100 Hz），强度以患者能耐受为度，留针治疗 20 分钟。

3. 中药内服

术后第 2 日予以中药益气活血方。组成：炙黄芪 30 g，葛根 20 g，鸡血藤、当归各 15 g，党参、丹参、赤芍、白芍各 12 g，桂枝 10 g，甘草 6 g。每日 1 剂，分早晚 2 次服，饭后温服，连续服用 4 周。

五、矫形器治疗

（一）矫形器适配

佩戴颈托、头颈胸矫形器。术后颈托固定 6～12 周不等，具体佩戴时间及活动锻炼方式根据手术方式、范围及患者病情决定。

（二）矫形器功能

围手术期给予患者固定，术后给予患者颈部保护（必要时可添加头部环带），在一定保护情况下尽早进行功能锻炼。

六、心理康复（Ⅲ级证据，C级推荐）

颈椎病患者术后常见的心理问题为焦虑、抑郁。可采用抑郁自评量表、焦虑自评量表对患者进行评估。采用认知行为疗法、宣泄疗法、人本疗法等进行治疗。

七、康复护理

在治疗过程中给予颈椎病术后患者心理护理、生活护理、康复指导等措施，能有效提高患者疾病的治愈率。康复护理常规内容主要包括：起居、饮食、心理及康复指导等。

（一）康复护理评定

（1）一般项目评估：生活方式，心理、社会、精神、家庭支持情况，体重，患者对疾病的认知程度。

（2）病情评估：疼痛部位、程度、伴随症状等，感觉异常，活动受限，排便功能障碍。

（3）术后评估：手术方式、术中出血、麻醉等；生命体征、疼痛、指端感觉情况等，营养状况，患者心理状况，对活动的注意事项了解程度及配合情况，患者的活动能力与感觉，切口及术后并发症。

（二）康复护理常规

（1）体位与活动，佩戴颈托，平卧位，颈部制动，颈托固定，每两小时轴向翻身。术后早期进行四肢主动、被动运动功能锻炼。按医嘱决定床头抬高角度或下床时间。颈托护理。

（2）饮食指导：术后6小时可进流质饮食，视咽部疼痛情况逐步过渡到普食。多饮水，多吃水果、蔬菜。高蛋白饮食，避免高脂、辛辣饮食。

（3）心理护理：保持患者的良好心态，帮助患者正确对待疾病。

（三）呼吸道护理

（1）监测血氧饱和度，监测双肺呼吸音，监测有无痰鸣音。

（2）选择合适的吸氧方式，一般予鼻导管吸氧，流速2~3 L/min。

（3）床边常规备吸痰装置。

（4）常规雾化吸入，鼓励患者有效咳嗽、咳痰和深呼吸。咳痰困难者，必要时进行吸痰。

（5）如有胸闷、胸痛、气急、血氧饱和度异常时及时通知医生。

（四）疼痛护理

（1）有效控制疼痛，保证足够的睡眠。

（2）向患者宣教疼痛的评估方法、引起疼痛的原因及减轻方法，如放松疗法、转移注意力、药物控制等，提高患者的疼痛阈值，减轻患者的心理负担。

（3）使用药物静脉镇痛泵。注意静脉镇痛泵的作用及副作用。

（4）术后按医嘱尽早予以甲强龙防治咽喉疼痛及因神经根水肿引起的疼痛。

（5）患者咽痛时给予雾化吸入，鼓励其多饮水。后枕部疼痛，给予颈托内衬垫巾。

（五）切口护理

（1）观察切口敷料情况及切口愈合情况，如有无红、肿、热、痛和渗液。切口渗液时，协助做好分泌物培养，加强换药。

（2）观察切口周围及颈部有无肿胀或软组织张力增大，如有局部明显肿胀，应马上检查引流是否通畅。如患者同时伴有呼吸困难，应马上通知医生，做好切口敞开引流的准备，避免血肿压迫气管引起窒息。

（六）切开引流管护理

（1）妥善固定引流管，保持引流管通畅。

（2）观察引流液的量和性质，保持引流呈负压状态，当引流量少于 50 ml/d 时，常规于术后 48～72 小时拔引流管。

（七）导尿管的护理

（1）观察尿液的量、性状。

（2）保持尿管引流通畅，不定期夹闭导尿管，尽早拔出尿管让患者自解小便。不能自解小便者，可根据膀胱功能情况及早采取膀胱再训练，实施间歇导尿等措施。

（3）留置导尿管者行一天两次会阴护理。

参考文献

［1］中华外科杂志编辑部. 颈椎病的分型、诊断及非手术治疗专家共识（2018）［J］. 中华外科杂志，2018，56（6）：401－402.

［2］李增春，陈德玉，吴德升，等. 第三届全国颈椎病专题座谈会纪要［J］. 中华外科杂志，2008，46（23）：1796－1799.

［3］岳寿伟，何成奇. 物理医学与康复学指南与共识/中华医学会物理医学与康复学分会［M］. 北京：人民卫生出版社，2019.

［4］何成奇. 康复科医师手册［M］. 北京：人民卫生出版社，2016.

［5］李芳. 颈椎病患者在康复护理中应用运动疗法的临床意义［J］. 基层医学论坛，

2017，21（12）：1540.

[6] 佚名. 颈椎病诊治与康复指南［C］. 中国康复医学会颈椎病专业委员会眩晕学组成立大会暨首届眩晕多学科研讨会论文集，2012：1－22

[7] 袁伟，朱悦. 颈椎活动度测量研究现状［J］. 国际骨科学杂志，2012，33（3）：163－165

[8] 徐霞. 综合康复治疗颈椎病的临床有效性分析与研究［J］. 医药论坛杂志，2018，39（7）：116－117.

[9] Cioppa-Mosca JM，Cahill JB，Cavanaugh JT，等. 骨科术后康复指南手册［M］. 周谋望，叶伟胜，董立平，译. 天津：天津科技翻译出版公司，2011.

[10] 张之良，周谋望，刘楠，等. 颈椎后路椎管扩大成形术后康复研究进展［J］. 中国康复医学杂志，2020，35（9）：1146－1151.

[11] 王爱平，梅卫婷. 改进出院指导方法对颈椎骨折术后康复的影响［J］. 当代医学（学术版），2008（8）：104－105.

[12] 陈柏龄，刘少喻，李佛保，等. 规范程序化康复处理在内固定术治疗上位颈椎疾患术后的应用［J］. 中国临床康复，2003（11）：1669－1670.

[13] 李娇丽，苏智慧，韩梅，等. 正强化理论护理在颈椎病术后康复治疗患者中的应用及对颈椎功能、生活质量的影响［J］. 黑龙江医药科学，2019，42（5）：130－131.

[14] Cunningham M R，Hershman S，Bendo J. Systematic review of cohort studies comparing surgical treatments for cervical spondylotic myelopathy［J］. Spine（Phila Pa 1976），2010，35（5）：537－543.

[15] 中华医学会. 临床诊疗指南——骨科分册［M］. 北京：人民卫生出版社，2009.

[16] Shen C，Shen Y，Ding W，et al. Contrastive analysis of neck axial symptoms after hybrid surgery or traditional anterior cervical discectomy and fusion for treatment of two-level cervical disease［J］. Zhongguo Xiu Fu Chong Jian Wai Ke Za Zhi，2013，27（1）：58－61.

[17] 张鹏，申勇，曹俊明，等. 颈前路减压融合内固定治疗双节段脊髓型颈椎病术后轴性症状分析［J］. 中国脊柱脊髓杂志，2010，20（7）：572－576.

[18] 张亮，张莉，王莉佳，等. 电针夹脊穴配合补阳还五汤熏蒸治疗脊髓型颈椎病颈前路减压融合术后轴性症状［J］. 中医正骨，2015，27（5）：50－51.

[19] 周陈西，夏建龙. 益气活血方治疗颈后路术后轴性痛的临床观察［J］. 中国中医急症，2016，25（5）：876－878.

[20] 刘爱娟. 正强化理论对颈椎病康复治疗患者自我效能感及心理韧性的影响［J］. 中国临床新医学，2019，12（5）：565－568.

第八章　腰椎间盘突出症康复诊疗规范

第一节　腰椎间盘突出症概述

一、定义

腰椎间盘突出症是在腰椎间盘突出的病理基础上，由突出的椎间盘组织刺激和（或）压迫神经根、马尾神经所导致的临床综合征，表现为腰痛、下肢放射痛、下肢麻木、下肢无力、大小便功能障碍等。

二、病因及流行病学

腰椎间盘突出症常发生于青、中年，男性多于女性。腰椎共有 5 个（$L_1 \sim L_5$），本病好发部位为 $L_4 \sim L_5$、$L_5 \sim S_1$（第 1 骶椎），占全部腰椎间盘突出症的 90% 以上。腰椎间盘突出症发病的基础是椎间盘的退行性变，腰部外伤或工作、生活中反复的轻微损伤均导致髓核突出产生症状。职业、体育运动、遗传因素与腰椎间盘突出症的发生相关，肥胖、吸烟等是其易发因素。腰椎间盘突出症的预后较好，绝大多数经过康复治疗可达到临床症状的缓解及功能的改善，但可能复发。致残性腰椎间盘突出症少见，仅10%～20%的患者需手术治疗。

三、临床表现

（一）症状

大多数患者具有腰扭伤和（或）腰痛病史，后腰痛可缓解，下肢痛明显，或两者同时存在，腹压增高时下肢痛加剧。疼痛严重时可以导致患者卧床不起、翻身困难。较多患者疼痛会反复发作，并伴随发作次数的增加，程度加重、持续时间延长，且发作间隔时间缩短，同时可伴有小腿麻木感。

（二）体征

（1）腰椎曲度异常：表现为腰椎生理曲度减小或消失。

（2）腰部活动受限：前屈或向患侧侧屈活动明显受限，强制活动可加重疼痛症状。

（3）压痛与放射痛：深压椎间盘突出的椎体棘突旁时，局部可出现明显疼痛及放射痛。

（4）运动和感觉异常：坐骨神经受累时，腓肠肌张力降低，足背伸肌力减弱；病程较长者，常有足背肌萎缩；股神经受累时，股四头肌肌力减弱，皮肤感觉在初期时为感觉过敏，以后发展为迟钝或消失。异常区域与受累神经根有关。

（5）腱反射改变：$L_5 \sim S_1$ 神经根受压时，跟腱反射迟钝或消失；$L_3 \sim L_4$ 神经根受压时，膝反射迟钝或消失。

四、诊断

（一）症状

（1）放射性神经根性痛（Ⅰ级推荐）。

（2）受累神经根支配的肌肉无力和（或）神经支配区感觉异常（Ⅰ级推荐）。

（3）可伴有急性或慢性腰背部疼痛，腰部活动受限或代偿性侧凸（Ⅰ级推荐）。

（4）儿童及青少年腰椎间盘突出症患者常表现为腘绳肌紧张（Ⅲ级推荐）。

（5）马尾综合征（Ⅰ级推荐）。

（二）体征

（1）受累神经根支配的运动和（或）感觉障碍，腱反射减弱（Ⅰ级推荐）。

（2）神经根牵拉试验阳性，主要包括股神经牵拉试验、直腿抬高试验、对侧直腿抬高试验、Lasègue 征和对侧 Lasègue 征（Ⅰ级推荐）。

（3）腰椎局部压痛，腰部活动受限，椎旁肌紧张或痉挛（Ⅰ级推荐）。

（4）马尾综合征可出现会阴部感觉障碍、肛门括约肌无力及松弛（Ⅰ级推荐）。

（三）影像学检查

1. X 线摄影

腰椎生理曲度消失，腰椎侧弯，部分患者显示某一或多节段腰椎间隙前窄后宽。大多数患者伴有脊柱退行性改变。同时应排除局部结核、肿瘤等导致腰骶神经痛的骨病。

但 X 线平片不能直接显示腰椎间盘突出，因此无直接诊断意义，不能作为诊断腰椎间盘突出症的直接依据。

2. CT

CT 可见腰椎间盘髓核向后、侧方突出，压迫硬膜囊或神经根，可同时显示是否有椎管及侧隐窝狭窄等情况（Ⅲ级证据，A类推荐）。

CT 及三维重建可提高腰椎间盘突出症的检出率，但对神经、椎间盘等软组织的分辨率较差，较难分辨椎间盘与神经根的关系（Ⅰ级推荐）。

3. MRI

MRI 可显示椎间盘髓核突出及压迫硬膜囊或神经根等情况，同时可鉴别有无马尾肿瘤、椎管狭窄等其他疾病（Ⅲ级证据，A类推荐）。

MRI 为腰椎间盘突出症首选的影像学检查手段，与 CT 相比具有以下优势：无放射性损害，可评估椎间盘退变情况，能更好地观察突出椎间盘与神经根的关系。但 MRI 对骨性结构压迫的分辨率较低（Ⅰ级推荐）。

注意：影像学检查必须结合病史、症状及体征方能做出最后诊断。

（四）神经电生理检查

目前电神经检查在临床被广泛用于诊断神经根压迫，但该检查不能辨别神经压迫的原因，因而神经电生理检测只能作为诊断其他可能合并症的一个辅助手段。

五、鉴别诊断

在诊断中必须明确"腰椎间盘突出"与"腰椎间盘突出症"的区别。"腰椎间盘突出"为形态学或影像学定义，指髓核、纤维环或终板组织超越了相邻椎体边缘造成的椎间盘局部外形异常，仅凭 MRI 或 CT 即可诊断，不作为临床疾病诊断。而"腰椎间盘突出症"为临床诊断名词，是在腰椎间盘退变、损伤的病理基础上发生椎间盘局限性突出，刺激和（或）压迫神经根、马尾而表现出腰痛、神经根性疼痛、下肢麻木无力、大小便功能障碍等症状，患者具有腰椎间盘突出症相应的病史、症状、体征及影像学表现，且影像学表现与受累神经定位相符。满足这些条件方可诊断为腰椎间盘突出症（Ⅰ级推荐）。

第二节 腰椎间盘突出症的康复评定

对腰椎间盘突出症患者的功能障碍程度进行检查与评定，可以指导临床康复治疗决策，而如何运用和选择评估工具尤为重要。

一、疗效评定

临床常用的疗效评定指标包括：

(1) Oswestry 功能障碍指数（Ⅰ级证据，A级推荐）。

(2) Roland-Morris 残疾问卷（Ⅰ级证据，A级推荐）。

（3）日本骨科学会评分量表（Ⅰ级证据，A级推荐）。

（4）Quebec腰痛障碍评分量表（Ⅱ级证据，A级推荐）。

二、身体功能障碍测试

临床常用的身体功能障碍测试指标包括：

（1）躯干肌肉力量与耐力测试（Ⅱ级证据，A级推荐）。

（2）腰部主动活动度测试（Ⅰ级证据，A级推荐）。

（3）直腿抬高试验（Ⅰ级证据，A级推荐）。

（4）股神经牵拉试验（Ⅰ级证据，A级推荐）。

（5）Slump试验（Ⅰ级证据，B级推荐）。

三、日常生活活动能力评定

即对各种日常生活活动能力（包括翻身、起坐、站立、行走和弯腰等实用功能）进行评定。对那些疼痛反复发作，严重影响生活和工作者，更需要进行该项评定，以更好地指导康复治疗。常用的评定包括改良Barthel指数评定和IADL评定。

第三节 腰椎间盘突出症的康复治疗

腰椎间盘突出症有良性的自然病程，大部分腰椎间盘突出症的患者经保守治疗后症状均能得到改善。因此，非手术治疗应作为不伴有显著神经损害的腰椎间盘突出症患者的首选治疗方法。突出的椎间盘随时间推移通常会出现不同程度的萎缩，使临床症状得到改善。非手术治疗的成功率为80%~90%，但临床症状复发率达25%。

一、药物治疗

腰椎间盘突出症的常用治疗药物包括：

（1）非甾体抗炎药（Ⅱ级证据，B级推荐，首选）。

（2）对乙酰氨基酚（Ⅰ级证据，A类推荐）。

（3）肌松药（Ⅱ级证据）。

（4）皮质类固醇药物（Ⅱ级证据）。

（5）非阿片类镇痛药（Ⅱ级证据）。

（6）阿片类镇痛药（Ⅲ级证据，C类推荐）。

（7）抗抑郁药（Ⅱ级证据）。

（8）苯二氮䓬类镇静药（Ⅲ级证）。

（9）抗癫痫药。

二、硬膜外注射

（1）硬膜外糖皮质激素注射治疗可在短期内缓解伴坐骨神经痛的腰椎间盘突出症患者的症状（Ⅰb级证据），但不能使手术率下降（Ⅰb级证据）。

（2）本方法不推荐患者在急性期应用。对于保守治疗6周以上无效，且不准备进行手术治疗或无法耐受手术的患者，可推荐进行注射治疗。

（3）经椎间孔硬膜外激素注射对于部分症状性椎间盘突出症患者的疼痛缓解和功能改善效果优于肌肉生理盐水注射、经椎间孔生理盐水注射和经椎间孔局麻药注射（Ⅰb级证据）。

三、急性期发作后治疗

（1）制动，主要是卧床。特别是急性发作期，制动最大限度地避免再次激惹神经根。

（2）对于需要卧床休息以缓解严重症状的患者，应在症状好转后，鼓励其尽早尝试适度的正常活动。较舒适的卧床姿势是仰卧位，在膝关节和头下各放置一个枕头，将肩部抬高；或者侧卧位，位于上方的膝关节屈曲，在两侧膝关节之间放置一个枕头（Ⅴ级证据）。

四、作业治疗

（一）预防腰椎间盘突出症

（1）保持腰椎的正确姿势（腰椎前凸位），坐位时应该选择高靠背的坐椅，卧位时应该选择硬板床。

（2）在一定时间内应该即时调整体位，避免长时间处于一种体位，如久坐，长时间弯腰最容易引起腰椎间盘突出。

（3）学习省力的姿势动作，如搬重物时尽量采取屈膝屈髋下蹲姿势，避免直推腿弯腰搬物，同时，搬重物时应尽量将重物靠近身体。

（4）避免在腰椎侧弯及扭转时突然用力，若不能避免，也应先做热身运动，以增强脊柱抗负荷能力。

（5）功能锻炼可以改善局部血液循环，减轻和消除腰椎间盘周围软组织的水肿，延缓和防止椎间盘突出，但切忌超强度剧烈运动。可做以下腰部保健操：腰部的伸展运动、鱼跃式腰背肌锻炼。

（6）注意腰部保暖，避免受凉。

（7）必要时应佩戴腰围，适当限制腰部活动，避免加重病情或复发，卧位时无须佩戴腰围。

（8）积极地尽早地采取有效的治疗措施，避免延误病情，增加痛苦，给治疗增加难度。

预防腰椎间盘突出症的体位/姿势注意如图8-1所示。

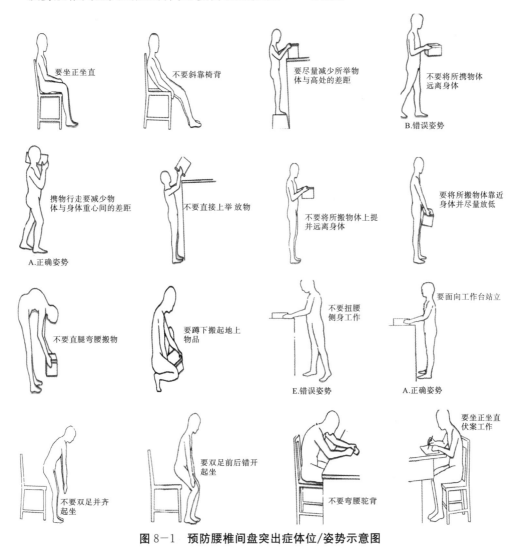

图8-1 预防腰椎间盘突出症体位/姿势示意图

（二）腰椎间盘突出症患者日常生活中的体位/姿势注意事项

1. 卧位

腰椎间盘突出症患者应睡硬板床，仰卧时膝微屈，腘窝下垫一小枕头，全身放松，腰部自然落在床上。侧卧时屈膝屈髋，一侧上肢自然放在枕头上。

2. 下床

从卧位改为俯卧位，双上肢用力撑起，腰部伸展，身体重心慢慢移向床边，一侧下股先着地，然后再移下另一侧下肢，手扶床头站起。

3. 坐位

坐位腰部挺直，椅子要有较硬的靠背。椅子腿高度与患者膝到足的高度大致相等。坐位时，膝部略高于髋部，若椅面太高，可在足下垫一踏板。

4. 坐起

一侧下肢从椅子侧面移向后方，腰部挺直，调整好重心后起立。

（三）腰椎间盘突出症患者的家庭锻炼法

1. 反复搓腰

将双手分别放于同侧腰大肌处，由上向下，再自下而上反复搓 10～15 次，以双侧腰部发热为度。

2. 爬行训练

四肢呈爬行状，先后做弓腰、沉腰动作。然后做侧身左右手摸左右足、扬手转身等动作。最后将双手着地，做爬行动作，每天坚持 30 分钟。

3. 飞燕式锻炼

俯卧于床，先后做双下肢交替抬举、双下肢同时抬举、上半身后伸抬起、身体两端同时抬离床等动作，上述动作各十余次，每天坚持 30 分钟。

4. 团身运动锻炼

仰卧于床，先后做屈膝、屈髋、仰卧起坐或仰卧起坐接双手抱膝贴胸等动作各 10 次。此运动可与飞燕式隔日交替进行。

5. 退走锻炼

在走廊或空旷处倒退走，每次 30 分钟左右。这种锻炼有利于改善腰背肌状态。

6. 挺腹疗法

每日做挺腹动作数十次，一方面加强腰背肌力量，另一方面使椎间隙及纤维环、椎间韧带发生旋转、牵拉，产生周边压力，使突出物易于回纳。

五、物理治疗

（一）物理因子治疗

1. 热疗

多种热疗可通过改善局部血液循环、缓解肌肉痉挛来改善腰痛。热疗可有效缓解疼痛并改善功能，但这种获益较小且不持续（Ⅰa级证据）。

2. 低中频电疗

低中频电疗可在一定程度上缓解腰椎间盘突出症患者的腰痛症状。其中较常使用的是经皮神经电刺激（TENS）及干扰电治疗。一项针对慢性腰痛的研究认为 TENS 的效果要优于安慰剂（Ⅱb级证据），而另一项则认为 TENS 和安慰剂在结局上无显著差异（Ⅱb级证据）。Hurley 等将 240 名急性腰痛患者随机分入干扰电治疗组、手法治疗组和联合治疗组，结果发现三组患者在治疗后，疼痛指数、功能状态和生活质量均有显著提高，且这一效果可持续至 6 个月和 12 个月随访时（Ⅳ级证据），但 3 组患者之间无显著差异（Ⅰb级证据）。

3. 弱激光治疗

本方法利用 632~904nm 的单波长光，直接作用于身体表面不适区域。Unlu 等的随机对照研究证实，弱激光治疗可在 3 个月后显著改善椎间盘突出症患者的疼痛和残疾状况（Ⅳ级证据），且这一效果与 35%~50% 体重机械牵引及超声波治疗相当（Ⅱb级证据）。

4. 超声治疗

超声常用于多种肌肉骨骼疼痛综合征的治疗，通常与其他物理治疗方法联合应用，其作用可能是通过对深层组织加热实现的。Unlu 等的随机对照研究证实，超声治疗可在 3 个月后显著改善椎间盘突出患者的疼痛和残疾状况（Ⅳ级证据），且这一效果与35%~50%体重的机械牵引及弱激光治疗相当（Ⅱb级证据）。Ansari 等发表的一篇小样本随机对照研究认为，连续性超声波治疗对改善腰椎间盘突出症患者的功能显著有效（Ⅱb级证据）。

（二）手法治疗

1. 脊柱手法治疗

脊柱手法治疗通过牵伸脊柱结构使其活动度超过主动运动的正常关节活动度，但不超越其解剖学的关节活动度。对于轻中度有持续性症状的腰椎间盘突出症累及腰骶神经根患者，可尝试脊柱手法治疗。Santilli 等进行的随机对照研究提示，脊柱手法治疗在纤维环完整的急性腰椎间盘突出症患者（病程小于 10 天）中，对改善急性腰痛和坐骨神经痛较对照组更有效（Ⅰb 级证据）。Burton 等的一项随机对照研究发现，对于腰椎间盘突出症导致的放射痛，12 个月时，脊柱手法与化学髓核消融术效果相似（Ⅱb 级证据），脊柱手法治疗可缓解腰椎间盘突出症的临床症状（Ⅳ级证据）。McMorland 等的随机对照研究发现，60％的药物治疗 3 个月无效的腰椎间盘突出症患者在接受了脊柱手法治疗后，可取得和微创椎间盘切除术相同的临床效果（Ⅱb 级证据），脊柱手法治疗对腰椎间盘突出症有效（Ⅳ级证据）。对于无明确手术指征的患者，脊柱手法治疗可用于改善腰椎间盘突出症所致的神经根性症状。

2. 按摩

Cochrane2009 年发表的一篇系统评价认为，按摩治疗腰痛，优于关节松动术、放松治疗、物理治疗、针灸治疗、假激光治疗及自我护理教育（Ⅰa 级证据）。一项纳入了 579 名慢性或复发性腰椎间盘突出症患者的随机对照研究发现，3 个月时按摩组患者的疼痛缓解和功能改善均优于常规护理组，但这一效果并没有维持到 12 个月随访时（Ⅰb 级证据）。

（三）牵引治疗

腰椎牵引是目前我国常用的腰椎间盘突出症保守治疗手段之一，可减轻椎间盘内压、牵伸粘连组织、松弛韧带、解除肌肉痉挛、改善局部血液循环并纠正小关节紊乱。临床上常用的牵引方式为持续牵引和间歇牵引。一项针对腰椎间盘突出症坐骨神经痛的研究发现，自动牵引治疗较安慰剂治疗和无治疗更有效（Ⅰb 级证据）。一项随机对照研究表明，牵引治疗联合其他物理因子治疗和药物治疗可在短期内降低坐骨神经痛的发生率（Ⅰb 级证据）。Unlu 等的一项随机对照研究对比了牵引、超声、弱激光治疗对腰椎间盘突出症急性腰腿痛的临床疗效，发现 3 个月后，3 组患者 MRI 所示的椎间盘突出的程度均显著减小，疼痛和残疾指数均较治疗前显著改善（Ⅱb 级证据）。35％～50％体重的机械牵引可在 3 个月后显著改善椎间盘突出患者的疼痛和残疾状况（Ⅳ级证据），且这一效果与超声及弱激光治疗相似（Ⅱb 级证据）。国内一项针对腰椎间盘突出症患者的随机对照研究发现，持续牵引和间歇牵引均可有效改善患者的 VAS 评分、JOA 评分及直腿抬高角度，且持续牵引组要优于间歇牵引组（Ⅱb 级证据）。腰椎牵引治疗时必须掌握牵引力的方向（角度）、大小和牵引时间，才能取得最佳治疗效果。

（四）运动疗法

腰椎运动疗法常用的有徒手操、棍操、哑铃操等，有条件也可用机械训练。类型通常包括腰椎柔韧性练习、腰部肌力训练、腰椎矫正训练等。此外，全身性的运动如跑步、游泳、球类等也是腰椎疾患常用的治疗性运动方式。可以指导腰椎病患者采用"腰部疾病运动处方"。运动疗法适用于各型腰椎病症状缓解期及术后恢复期的患者。具体的方式方法因不同类型腰椎病及不同个体体质而异，应在专科医师指导下进行。

临床常用的腰椎运动疗法及推荐级别如下：

（1）躯干肌力训练（Ⅰ级证据）。

（2）髋部肌力训练（Ⅱ级证据，C级推荐）。

（3）有氧运动（Ⅱ级证据，C级推荐）。

（4）核心稳定训练/运动控制（Ⅰ级证据，A级推荐，强推荐）。

（5）悬吊训练（Ⅰ级证据，D级推荐）。

（6）压力生物反馈训练（Ⅲ级证据，C级推荐）。

（7）健身球训练（Ⅱ级证据，C级推荐）。

六、传统康复治疗

腰椎间盘突出症在中医中统称为"腰腿痛"或"腰骻痛"。腰痛病位在肾，以虚证为主并与筋脉痹阻、腰府失养相关。同时也与足太阳经、足少阴经、任脉、督脉等密切相关。

（一）针灸治疗

针灸疗法包含普通针刺、电针疗法、温针疗法、小针刀、刃针、穴位注射和灸法。也可应用耳针和水针治疗。

（二）中药治疗

中医针对腰椎间盘突出症采取辨证分型治疗。

（1）寒湿腰痛。治法：散寒祛湿、温经通络。方药：甘姜苓术汤加减（《金匮要略》）。

（2）湿热腰痛。治法：清热利湿、舒经通络。方药：四妙丸加减（《丹溪心法》）。

（3）瘀血腰痛。治法：活血化瘀、理气通络。方药：身痛逐瘀汤（《医林改错》）。

（4）肾虚腰痛。治法：补肾益精。方药：偏阳虚，右归丸加减；偏阴虚，左归丸加减（《景岳全书》）。

（三）推拿和正骨治疗

临床常用的推拿和正骨治疗包括：摩法、揉法、点法、推法、按法与扳法。此疗法不推荐腰椎间盘突出症急性期使用。

（四）传统功法治疗

太极拳（Ⅱ级证据，B级推荐）、气功（Ⅱ级证据，B级推荐）、八段锦（Ⅱ级证据，C级推荐）。

七、心理康复

腰椎间盘突出症患者的抑郁发生率为 35.14％。女性≥40 岁，病程大于 1 年，复发大于 3 次，中、重度患者抑郁发生率较高。因此，应及时对患者进行心理状态评估及治疗。

1. 心理评估

（1）睡眠评估：常用艾茨堡睡眠指数问卷（PSQI），睡眠环境清单，睡眠评估表。

（2）情绪评估：抑郁自评量表（SDS），焦虑自评量表（SAS）。

（3）家庭关系评估。

注：以上均需结合面谈。

2. 心理治疗

（1）睡眠障碍：治疗方法包括认知疗法、刺激物限制疗法、放松疗法、睡眠滴定。

（2）疼痛：认知疗法、放松疗法及行为疗法，循序渐进。

（3）情绪：认知疗法、行为疗法、放松疗法。

（3）家庭治疗。

注：有时以上情况互为因果，因此在治疗中要予注意。

八、矫形器治疗

腰椎间盘突出症中腰椎矫形器的作用如下。

1. 限制运动范围

腰椎矫形器在疼痛管理中的作用机制是减少脊柱各部分的运动，从而减轻炎症并促进愈合。腰椎矫形器可以控制腰部屈曲，伸展和侧屈，不能控制旋转。但是，限制运动范围可能会导致症状恶化或引起进一步的伤害。

2. 脊柱减压

腰椎疼痛缓解的原因之一是脊柱卸载。在直接机制中，矫形器承受正常情况下通过脊柱传递的力，而间接机制是通过增加腹腔内压力使轴向脊柱卸载。

3. 改善本体感受

在腰椎间盘突出症腰背痛中使用腰椎矫形器的另一个原因是脊柱运动感觉改变。在慢性疼痛患者中，这与腰部躯干肌肉反应时间延迟有关，腰椎矫形器（LSO）的使用可确实改善腰椎本体感受。

4. 减轻疼痛

对于急性疼痛的患者来说，2周内使用非刚性、无弹性的腰椎矫形器可以在短期内缓解症状，而不会改变背部功能。在荟萃分析中，使用腰椎矫形器会减少患病天数，但没有统计学上的显著意义，并且没有减少发作次数。

5. 副作用

关于使用矫形器治疗腰椎间盘突出症下腰痛有以下几个问题。其中最主要的是躯干肌肉可能出现废用。Fayolle-Minon 和 Calmels 进行的一项研究并未显示在3周内使用矫形器会导致明显的肌肉无力。其他理论上的副作用可能包括疼痛、皮肤破裂、胃肠道疾病、肺活量降低、下肢静脉压增高、高血压和心跳加快。因此，一般共识建议仅间歇性使用腰椎矫形器，并在使用过程中监控日常生活参数，如皮肤情况、疼痛情况和血压。有慢性腰痛的腰椎间盘突出症患者，腰围不能持续佩戴超过3周。

九、康复护理

（一）急性期康复护理

腰椎间盘突出症急性期的患者应卧床休息。制动可减轻肌肉收缩力与椎间纽带张力对椎间盘造成的挤压，使椎间盘处于休息状态，有利于椎间盘的营养供给，使损伤的纤维环得以修复并使突出的髓核回纳，有利于静脉回流，消除水肿，加速炎症消退。近年的研究认为，卧床4天后椎间盘可获得稳定状态，而卧床时间过久可造成失用性肌萎缩，故绝对卧床不应超过一周。床铺宜选用硬板床上铺垫，软硬要适中，下床时需佩戴腰围加以保护，早期起床后立卧交替。

1. 心理护理

急性期腰椎间盘突出的患者因疼痛、感觉功能衰退，导致生活自理能力下降，影响正常的工作和学习。因此大多数患者可出现焦虑、恐惧、烦躁等不良心理反应。故首先须了解患者的心理特征及所面临的心理问题，创造一个安静稳定的治疗环境。护理人员要以平静、理解、审慎和合作的态度进行交流，同情且诚恳的态度会增强患者的安全感，从而使其身心放松，减轻焦虑。

2. 保持正确的姿势

卧位时枕头不宜过高，可用一软枕垫于腰后，使腰部保持生理弧度。用一小枕放于膝下，下肢微屈更利于腰背肌的放松。

3. 正确使用腰围

腰围的佩戴使用,应根据病情灵活掌握。患者经大力牵引或长期卧床治疗后,应严格遵医嘱佩戴腰围下地以巩固疗效。根据体型选择合适腰围,一般上至肋弓,下至髂嵴下,松紧适宜,应保持腰部良好的生理曲线。当病情缓解、症状消失后,则不应对腰围产生依赖,应及时取下腰围,以自身肌肉力量加强对腰椎的支撑和保护。

(二) 缓解期康复护理

1. 减轻腰部负荷

避免过度劳累,尽量不要弯腰提重物。如捡拾地上的物品宜双腿下蹲腰部挺直,动作要缓慢。

2. 加强腰背肌功能锻炼

正确指导患者进行腰背肌功能锻炼,做到持之以恒。

3. 建立良好的生活方式

生活要有规律,多卧床休息,注意保暖,保持心情愉快。

4. 帮助患者树立战胜疾病的信心

腰椎间盘突出症病程长,恢复慢,应鼓励患者保持愉快心情,用积极乐观的人生态度对待疾病。

(三) 日常生活中正确姿势的指导

(1) 坐在床上阅读时,必须在床头与腰部之间加小枕头,使腰部保持正确的姿势。

(2) 坐姿应端正,尽可能坐有椅背的椅子,可在腰后加一软垫,保持腰椎的生理曲度。同时使背部紧靠椅背,双脚平放在地上,使髋关节屈曲成直角,切勿取半卧位看书或办公。

(3) 写字、阅读时腰微弯曲,可避免腰椎受伤。

(4) 习惯于仰睡的患者,可在膝盖后方加个枕头或垫子,使膝关节微屈,以放松背部肌肉及神经。

(5) 立位时头平视前方,腰背挺直,挺胸收腹,腰后部稍向前凸。如因工作需要必须长时间站者,应准备一个小凳子,或利用地形将两脚轮流放在小凳子上或轮流抬高。如此可使膝部、髋部、腰大肌放松,减少腰椎的负荷。

(6) 提取重物时,尽量站近重物,蹲下保持腰部直立(切记不要弯腰),握紧重物,收腹,双腿用力,伸髋、膝,直到身体直立,提起重物。整个过程中要保持腰部直立,如要改变方向,稍扭动身体,应利用双脚转动。

(7) 开车时,驾驶座椅应调校至身体坐正,颈部活动自如,背部和腰部有足够和均衡的依托。膝关节弯曲，稍高于臀部，使用刹车时，足部要活动自如。有些情况下，不论怎样调整也无法使腰部有足够的承托，这时腰部应放一个小枕头支撑。

（8）运动时应避免过度冲撞、扭转、跳跃等动作，原则上应避免所有会产生腾空动作或腰部过度扭转动作的运动。自由泳、仰泳、自行车等运动有利于腰部肌肉的锻炼。

（9）打喷嚏、咳嗽时，很容易拉伤背肌及增加对腰椎间盘的压力，此时应将膝盖、髋关节屈曲。

（四）饮食指导

禁烟酒，忌食肥甘厚味、苦寒生冷食品，多吃滋补肝肾的食物，如动物肝脏、羊肉、大枣等。

饮食中注意补充钙（奶类）、镁、维生素 D 以及维生素 B 等。

多吃富含维生素和纤维素的食物，如蔬菜水果，以及保持大便通畅，因排泄用力易加重病情。肉类及脂肪含量高的食物尽量少吃。

应限制饮食，保持体重，避免肥胖。

如有咳嗽病史，应少吃或不吃辣椒等刺激性食物，以免引起咳嗽使病情加重。

另外，如有烟、酒嗜好应及时戒掉，以利于早日康复。

参考文献

［1］中华医学会骨科学分会脊柱外科学组，中华医学会骨科学分会骨科康复学组. 腰椎间盘突出症诊疗指南［J］. 中华骨科杂志，2020，40（8）：477－487.

［2］周谋望，岳寿伟，何成奇，等.《腰椎间盘突出症的康复治疗》中国专家共识［J］. 中国康复医学杂志，2017，32（2）：129－130.

［3］中华医学会物理医学与康复学分会，岳寿伟，何成奇. 物理医学与康复学指南与共识［M］. 北京：人民卫生出版社，2019.

［4］何成奇. 康复科医师手册［M］北京：人民卫生出版社，2016.

［5］Unlu Z，Tascl S，Tarhan S，et al. Comparison of 3 physical therapy modalities for acute pain in lumbar disc herniation measured by clinical evaluation and magnetic resonance imaging［J］. J Manipulative Physiol Ther，2008，31（3）：191－198.

［6］Ansari NN，Ebadi S，Talebian S，et al. A randomized，single blind placebo controlled clinical trial on the effect of continuous ultrasound on low back pain［J］. Electromyogr Clin Neurophysiol，2006，46（6）：329－336.

［7］Santilli V，Beghi E，Finucci S. Chiropractic manipulation in the treatment of acute back pain and sciatica with disc protrusion：a randomized double-blind clinical trial of active and simulated spinal manipulations［J］. Spine J，2006，6：131－137.

［8］Burton AK，Tillotson KM，Cleary J. Single-blind randomized controlled trial of chemonucleolysis and manipulation in the treatment of symptomatic lumbar disc herniation［J］. Eur Spine J，2000，9（3）：202－207.

［9］ McMorland G，Suter E，Casha S，et al. Manipulation or microdisectomy for sciatica? A prospective randomized clinical study ［J］. J Manipulative Physiol Ther，2010，33（8）：576－584.

［10］ Furlan AD，Imamura M，Dryden T，et al. Massage for low back pain：an updated systematic review within the framework of the Cochrane Back Review Group ［J］. Spine，2009，34：1669.

［11］ Little P，Lewith G，Webley F，et al. Randomized controlled trial of Alexander technique lessons，exercise，and massage（ATEAM）for chronic and recurrent back pain ［J］. BMJ，2008，337：a884.

［12］ Larsson U，Choler U，Lidstrom A，et al. Auto-traction for treatment of lumbago－sciatica. A multicenter controlled investigation ［J］. Acta Orthop Scand，1980，51：791－798.

［13］ Ozturk B，Gunduz O H，Ozoran K，et al. Effect of continuous lumbar traction on the size of herniated disc material in lumbar disc herniation ［J］. Rheumatol Int，2006，26：622－626.

［14］ 王雪强，陈佩杰，矫玮，等. 运动疗法治疗腰痛的专家共识 ［J］. 体育科学，2019，39（3）：19－29.

［15］ 吴勉华，王新月. 中医内科学 ［M］. 9版. 北京：中国中医药出版社，2018.

［16］ 赵宏，刘保延，刘志顺，等. 针灸治疗腰痛临床指南（英文）［J］. 世界针灸杂志：英文版，2016，26（4）：1－14.

［17］ 中国康复医学会脊柱脊髓专业委员会专家组. 中国急/慢性非特异性腰背痛诊疗专家共识 ［J］. 中国脊柱脊髓杂志，2016，26（12）：1134－1138.

［18］ 王之虹，于天源. 推拿学 ［M］. 9版. 北京：中国中医药出版社，2018.

［19］ 王瑞，王雪强. 基于循证实践的腰痛康复治疗国际指南解读与启示 ［J］. 中国康复医学杂志，2019，（12）：1469.

［20］ 关文华，韩焱，贾福军. 腰椎间盘突出症患者抑郁情绪及相关因素分析 ［J］. 颈腰痛杂志，2003（5）：295－297.

［21］ Pfeifer M，Sinaki M，Gusens P，et al. Musculoskeletal rehabilitation in osteoporosis：a review ［J］. J Bone Miner Res，2004，19：1208－1214.

［22］ Sinaki M. Nonpharmacologic interventions. exercise，fall prevention，and role of physical medicine ［J］. Clin Geriatr Med，2003，19（2）：337－359.

［23］ Kapan R S，Sinaki M，Hameister M D. Effect of back supports on back strength in patients with ostoporosis：a pilot study ［J］. Mayo Clin Proc，1996，71：235－241.

［24］ Pfeifer M，Begerow B，Mine H W. Effects of a new spinal orthosis on posture，trunk strength and quality of life in women with postmenopausal osteoporosis；a randomized trial ［J］. Am J Phys Med Rehabil，2004，83：177－186.

［25］ Gaitis I N，Carandang G，Phillips F M，et al. Restoring geometric and loading alinment of the thoraic spine with a VCF：effects of balloon（bone tamp）inflation and spinal extension ［J］．Spine，2005，5：45－54．

［26］Nguyen D M T．The role of physical and rehabilitation in pain management ［J］．Clin Geriatr Med，1996，12：517－529．

第九章　骨质疏松症的康复诊疗规范

第一节　骨质疏松症概述

一、定义

骨质疏松症（osteoporosis，OP）是指因骨量丢失、骨组织显微结构破坏或骨强度下降所致的，以骨脆性增加和易于骨折为特征的一种全身性骨病。

该病可发生于不同性别和任何年龄的人群，但多见于绝经后妇女和老年男性。骨质疏松症分为原发性和继发性两大类。原发性骨质疏松症又分为绝经后骨质疏松症（Ⅰ型）、老年性骨质疏松症（Ⅱ型）和特发性骨质疏松症（包括青少年型）3 种。绝经后骨质疏松症一般发生在妇女绝经后 5～10 年内；老年性骨质疏松症一般指老人 70 岁后发生的骨质疏松症；而特发性骨质疏松症主要发生在青少年，病因尚不明。继发性骨质疏松症指由任何影响骨代谢的疾病或药物所致的骨质疏松。

二、康复住院标准

骨质疏松症引起疼痛、运动功能下降，乃至发生骨折，影响患者的日常生活。

三、临床症状

疼痛、脊柱变形和发生脆性骨折是骨质疏松症最典型的临床表现。但许多骨质疏松症患者早期常无明显症状，往往在骨折发生后经 X 线或骨密度检查才发现有骨质疏松症。

（一）疼痛

患者可有腰背疼痛或全身骨骼疼痛，负荷增加时疼痛加重或活动受限，严重时影响翻身、起坐及行走困难。

（二）脊柱变形

骨质疏松严重者可有身高缩短和驼背，脊柱畸形和伸展受限。

（三）骨折

胸椎压缩性骨折会导致胸廓畸形，影响心肺功能。腰椎骨折可能会改变腹部解剖结构，引起便秘、腹痛、腹胀、食欲减低和过早饱胀感等。

脆性骨折是指低能量或非暴力骨折，如因日常活动发生的骨折。常见部位为胸腰椎、髋部、桡尺骨远端和肱骨近端，其他部位也可发生。发生过一次脆性骨折后，再次发生骨折的风险明显增加。

四、专科体征

骨质疏松症患者最常见的体征是脊柱弯曲变形，这些患者因经常腰背疼痛，负重能力降低，双下肢乏力，身体多处于前倾状态，以减轻脊柱的负重。骨质疏松症患者还常有椎体局部的压痛，多见于胸腰段椎体、髋关节外侧及胸廓，压痛部位常伴有叩击痛。如果骨质疏松症性骨折愈合欠佳，骨折两端对位、对线不良，有可能发生肢体弯曲畸形。骨痛、骨骼畸形、体位异常及肢体乏力还会导致患者体态及步态异常、活动协调性差等。

五、影像学检查和骨密度检测

1. X线摄影

X线摄影可以发现骨折及其他骨病变，如骨关节炎、椎间盘疾病及脊椎前移。骨质减少（低骨密度）在摄片时可见骨透射度增加，骨小梁减少及其间隙增宽，横行骨小梁消失，骨结构模糊，但通常需在骨量下降30％以上才能观察到。大体上可见椎体双凹变形，椎体前缘塌陷呈楔形变，亦称压缩性骨折，常见于第11、12胸椎和第1、2腰椎。

2. 骨密度检测

骨密度（BMD）是骨折的预测指标。测量各部位的骨密度，可以用来评估总体的骨折发生危险度；测量特定部位的骨密度可以预测局部骨折发生的危险度。

根据2014年美国国家骨质疏松症基金会（NOF）制定的治疗指南，以下人群需进行骨密度的检测：65岁以上的绝经后妇女；存在1个或1个以上危险因素、小于65岁的绝经后妇女；伴有脆性骨折的绝经后妇女；需根据BMD测定值来决定治疗的妇女；长期接受激素代替疗法的妇女；轻微创伤后出现骨折的男性；X线显示骨质减少的人群以及存在可导致骨质疏松症的其他疾病的患者。

WHO 建议根据 BMD 值对骨质疏松症进行分级，规定正常健康成年人的 BMD 值加减 1 个标准差（SD）为正常值；较正常值降低（1～2.5）SD 为骨质减少；降低 2.5SD 以上为骨质疏松症；降低 2.5SD 以上并伴有脆性骨折为严重的骨质疏松症。

第二节　骨质疏松症的康复评定

骨质疏松症患者的康复评定主要包括身体功能和结构评定、活动和社会参与评定、骨折风险评定四个方面。患者入院后 2 个工作日内进行初期评定，住院期间根据功能变化情况可进行一次或定期进行中期评定，出院前进行末期评定。

一、身体功能和结构评定

（一）疼痛评定

疼痛是骨质疏松症患者就诊的主要临床症状，所以必须对疼痛进行评定。目前临床上应用广泛的是视觉模拟评分量表（visual analogue scale，VAS）和数字评分量表（numeric rating scale，NRS）对患者的疼痛进行评定。

（二）运动功能评定

运动功能评定主要包括关节活动度评定及肌力评定。肌力评定包括腰背肌、腹肌、三角肌及股四头肌等。

（三）平衡功能评定

评估骨质疏松症患者的平衡功能，对于预防患者跌倒、降低骨质疏松性骨折发生率及骨质疏松症患者致残率具有重大意义。可以采用量表（如 Berg 平衡量表）对平衡功能进行评定。

（四）步态分析

骨质疏松症患者若出现椎体骨折或髋部骨折，常有步态异常。因此，有条件者还应该进行步态分析。常用的分析方法有压力平板分析、三维步态分析等。

（五）心肺功能评定

（1）肺功能评估：肺功能是呼吸功能评定的金标准。
（2）心肺运动试验：心肺运动试验是检测心肺功能的金标准，对于运动耐力较差的患者可以考虑进行相关测试。
（3）6 分钟步行测试：6 分钟步行测试是常用的心肺功能测试方法。

（六）心理功能评定

心理功能评定包括未达诊断标准的一般心理问题和严重心理问题，以及达到诊断标准的异常心理，如睡眠障碍、疼痛、情绪、创伤后压力等。此外还要注意照顾者（亲人）的心理健康及压力。常用量表包括抑郁自评量表（SDS）、焦虑自评量表（SAS）、医院情绪量表、事件影响量表、症状自评量表（SCL-90）等。

（七）结构评定

结构评定采用双能 X 线吸收测定法（dual energy X-ray absorptiometry，DXA），通常每年或每 2 年做 1 次。DXA 扫描髋部和椎体获得的骨密度是国内外学术界公认的诊断骨质疏松症的金标准。骨折患者还需进行 X 线摄影及 CT 三维重建检查，必要时可以进行骨代谢生化标志物检查。

二、活动评定

骨质疏松症会对患者的日常活动造成严重影响，所以骨质疏松症患者的日常生活活动能力评定十分重要。常用的评定量表除 Barthel 指数外，还有 Oswestry 功能障碍指数（Oswestry disability index，ODI）等。

三、社会参与评定

骨质疏松症患者由于疼痛、骨结构异常、功能障碍及活动受限，其职业、社会交往及休闲娱乐会受到影响，因而必然降低患者生活质量。因此有必要对患者的社会参与能力进行评定，包括职业评定、生存质量评定。可以采用健康调查简表（SF-36）、世界卫生组织生活质量量表（WHOQOL-100）等，主要评定患者近 1~3 个月的社会生活现状、工作、学习能力、社会交往及休闲娱乐。

四、骨折风险评定

骨质疏松症最严重的后果是骨折，通常采用骨折风险评估工具（fracture risk assessment tool，FRAX）来预测患者的骨折风险。FRAX 主要用于预测患者未来 10 年髋部骨折及其他任何重要部位的骨质疏松性骨折的发生概率。FRAX 工具计算出髋部骨折概率≥3%，或任何重要部位的骨质疏松性骨折发生概率≥20%，视为骨质疏松性骨折高危患者，应实施干预（暂借国外的治疗阈值，目前还没有仅针对中国人的干预阈值）。

第三节　骨质疏松症的康复治疗

近期目标：缓解患者疼痛，增强其肌力与耐力，改善平衡功能，提高关节活动度，预防跌倒，提高日常生活活动能力。

远期目标：降低患者骨折风险，提高其参与能力，提高骨密度或延缓骨密度下降，改善患者生活质量。

治疗原则：以早期诊断、早期康复治疗与规范化康复治疗为原则。

一、康复教育

给予患者正确的健康教育，对预防、治疗骨质疏松症都具有重要的意义（Ⅱ级证据，A级推荐）。

帮助患者了解骨质疏松症的成因、风险及骨折的危险因素，了解康复治疗目标与方法，以积极心态正确认识和面对骨质疏松症。

帮助患者建立健康的生活方式，常包括以下内容：

（1）调整饮食结构：避免食用过多的膳食纤维和含钠多的食物，如酱油、咸鱼、咸肉等尽量少吃；多食用牛奶、鱼虾、牛羊肉、豆类（含豆制品）及干果等含钙较高的食物。

（2）建立良好的习惯：坚持正确的起、坐、卧和转身的方法和姿势，增加户外活动，增加与阳光的接触，戒烟限酒，减少咖啡、浓茶及碳酸饮料的摄入。

（3）防止跌倒：在日常活动及运动中采取防止跌倒的各种措施，加强自身和环境的保护措施。

（4）控制体重：不要盲目减肥，因为体重偏大者的骨密度一般要高于瘦小者的骨密度。

二、药物治疗

（一）骨健康基本补充剂

1. 钙剂

我国营养协会建议成人每日钙摄入推荐量为800 mg（元素钙）是获得理想骨峰值、维护骨骼健康的适宜剂量，如果饮食中钙供给不足可选用钙剂补充；绝经后妇女和老年人每日钙摄入推荐量为1000 mg。目前的膳食营养调查显示，我国老年人平均每日从饮食中获得钙400 mg，故平均每日应补充钙剂500～600 mg。摄入钙可减缓骨的丢失，改善骨矿化。钙剂用于治疗骨质疏松症时，应与其他药物联合应用。目前尚无充分的证据表明单纯补钙可替代其他抗骨质疏松症的药物治疗。选择钙剂时要考虑其有效性和安全性。

2. 维生素 D

维生素 D 可促进钙的吸收，对维持骨骼健康、维持肌力、改善身体稳定性、降低骨折风险有益。

维生素 D 缺乏会引起继发性甲状旁腺功能亢进，增加骨吸收，从而引起和加重骨质疏松症。推荐成年人每日摄入量为 200 IU/d；老年人因缺乏日照及摄入和吸收障碍，故推荐剂量为 400～800 IU/d。维生素 D 用于治疗骨质疏松时，剂量应该为 800～1200 IU/d，还可与其他药物联合使用。建议有条件的医院检测 25-羟维生素 D_3（25-OH-D_3）水平，以了解患者维生素 D 的营养状态，指导维生素 D 补充。国际骨质疏松基金会建议老年人血清 25-OH-D_3 水平等于或高于 30 μg/ml（75 nmol/L）以降低跌倒和骨折的风险。

（二）药物干预

1. 药物干预适应证

具备以下情况之一者，需考虑药物治疗：

（1）确诊骨质疏松症（骨密度：T 值≤−2.5），无论是否有过骨折。

（2）骨量低下患者（骨密度：−2.5＜T 值≤−1.0）并存在一项以上骨质疏松症危险因素，无论是否有过骨折。

（3）无骨密度测定条件时，具备以下情况之一者，也需考虑药物治疗：①已发生过脆性骨折；②亚洲人骨质疏松自我筛查工具（OSTA）筛查为高风险；③骨折风险评估工具（FRAX）计算出髋部骨折概率≥3％，或任何重要部位的骨质疏松性骨折发生概率≥20％（暂借国外的治疗阈值，目前还没有仅针对中国人的治疗阈值）。

2. 抗骨质疏松症药物

抗骨质疏松的药物有多种，作用机制也有所不同：或以抑制骨吸收为主，或以促进骨形成为主，也有一些多重作用机制的药物。临床上对抗骨质疏松药物的疗效判断主要根据为是否能提高骨量和骨质量，最终降低骨折风险。现对国内已经批准上市的抗骨质疏松症药物的规范应用做如下阐述（按药物名称英文字母顺序排列）：

（1）双膦酸盐类。

双膦酸盐是焦膦酸盐的稳定类似物，其特征是含有 P-C-P 基团，双膦酸盐与骨骼羟磷灰石有高亲和力，可特异性结合到骨转换活跃的骨细胞表面抑制破骨细胞的功能，从而抑制骨吸收。不同双膦酸盐抑制骨吸收的效力差别很大，因此临床上不同双膦酸盐药物使用的剂量及用法也有所差异。

（2）降钙素类。

降钙素是一种钙调节激素，能抑制破骨细胞的活性并减少破骨细胞数量，从而减少骨量丢失并增加骨量。降钙素类药物另一突出的特点是能明显缓解骨痛，对骨质疏松性骨折或骨骼变形所致的慢性疼痛及骨肿瘤等疾病引起的骨痛均有效，更适合有骨痛的骨质疏松症患者。

适应证：国家药品监督管理局批准的适应证为治疗绝经后骨质疏松症。

疗效：临床研究证明降钙素能增加骨质疏松症患者腰椎和髋部的骨密度，每日应用200IU合成的鲑鱼降钙素鼻喷剂可降低发生椎体及非椎体骨折风险。降钙素还能明显缓解骨痛。

注意事项：少数患者可有面部潮红、恶心等不良反应，偶有过敏现象，可按照药品说明书的要求确定是否要做过敏试验。

（3）雌激素类。

雌激素类药物能抑制骨转换，阻止骨丢失。本类药物的应用方式包括雌激素（ET）和雌、孕激素（EPT）补充疗法，能降低骨质疏松性椎体、非椎体骨折风险，是防治绝经后骨质疏松症的有效手段。本类药物在各国指南中均被明确列为预防和治疗绝经妇女骨质疏松药物。

适应证：60岁以前围绝经和绝经后妇女，特别是有绝经症状（如潮热、出汗等）及泌尿生殖道萎缩症状的妇女。

禁忌证：雌激素依赖性肿瘤（乳腺癌、子宫内膜癌）、血栓性疾病、不明原因阴道出血、活动性肝病及结缔组织病为绝对禁忌证。子宫肌瘤、子宫内膜异位症、乳腺癌家族史、胆囊疾病和垂体泌乳素瘤者慎用。

疗效：临床研究证明本药可增加骨质疏松症患者腰椎和髋部的骨密度，降低椎体及非椎体骨折风险，并可明显缓解绝经相关症状。

建议激素补充治疗遵循以下原则：①明确的适应证和禁忌证（保证利大于弊）；②绝经早期（<60岁）开始用，收益更大风险更小；③应用最低有效剂量；④治疗方案个体化；⑤局部问题局部治疗；⑥坚持定期随访和安全性监测（尤其是乳腺和子宫）；⑦是否继续用药应根据每位妇女的特点每年进行利弊评估。

（4）甲状旁腺激素类似物。

甲状旁腺激素类似物是当前促进骨形成药物的代表性药物，目前国内上市的小剂量的重组人甲状旁腺激素［rhPTH（1-34）］有促进骨形成作用。

适应证：用于治疗男性和女性严重骨质疏松症。

疗效：临床试验表明 rhPTH（1-34）能有效治疗绝经后骨质疏松症，提高骨密度，降低椎体和非椎体骨折发生风险。

注意事项：一定要在专业医生指导下应用，用药期间应监测血钙水平，防止高钙血症的发生。治疗时间不宜超过2年。

（5）选择性雌激素受体调节剂（SERMs）。

SERMs 不是雌激素，其特点是选择性地作用于雌激素靶器官，与不同的雌激素受体结合，发生不同的生物效应。如已在国内外上市的雷洛昔芬（Raloxifene），其在骨骼上与雌激素受体结合，表现出类雌激素活性，抑制骨吸收；而在乳腺和子宫上，则表现为抗雌激素活性，因而不刺激乳腺和子宫。

适应证：预防和治疗绝经后骨质疏松症。

疗效：临床试验表明雷洛昔芬可降低骨转换至女性绝经前水平，阻止骨丢失，增加骨密度，降低发生椎体骨折的风险，降低雌激素受体阳性浸润性乳腺癌的发生率。

注意事项：少数患者服药期间会出现潮热和下肢痉挛症状。潮热症状严重的围绝经期妇女暂不宜用。

（6）锶盐。

锶的化学结构与钙和镁相似，在正常人体软组织、血液、骨骼和牙齿中存在少量的锶。人工合成的锶盐雷奈酸锶（strontium ranelate）是新一代的抗骨质疏松药物。

（7）活性维生素 D 及其类似物。

目前国内上市用于治疗骨质疏松症的药物包括 1,25-二羟维生素 D_3（骨化三醇）和 1α-羟维生素 D_3（α-骨化醇）。前者因不再需要肝脏肾脏羟化酶羟化就有活性效应，故得名为活性维生素 D。而 1α-羟维生素 D_3 则需要经 25-羟化酶羟化为 1,25-二羟维生素 D_3 才具有活性效应。所以活性维生素 D 及其类似物更适合老年人、肾功能不全、1α-羟化酶缺乏的患者。

（8）维生素 K_2（四烯甲萘醌）。

动物试验和临床试验显示本药可以促进骨形成，并有一定抑制骨吸收的作用。

三、物理治疗

（一）运动疗法

运动治疗可以增加肌力和耐力，对于改善平衡、协调功能和日常活动能力，以及预防跌倒都有积极意义（Ⅰ级证据，A级推荐）。可视患者具体情况选择有氧训练、肌力训练、关节活动训练、呼吸训练、平衡协调功能训练等。

有氧训练和肌力训练能够防治由骨质疏松症引起的废用性肌萎缩，改善因年龄增长所致的肌力下降，提高患者的灵活性和平衡能力，且对于由骨质疏松症所致的畸形也有较好的防治效果。推荐骨质疏松症患者进行平衡训练以改善平衡能力，预防跌倒和骨折（Ⅰ级证据，C级推荐）。有氧负重训练和抗阻运动常选择快步走、慢跑、太极拳、上下楼梯、跳舞、网球运动、蹬踏运动等（Ⅰ级证据，B级推荐），还包括瑜伽、普拉提训练等（Ⅰ级证据，B级推荐）。肌力训练应加强核心稳定性，应重点提高躯干、骨盆、肘部及伸膝肌群的肌力。

同时，运动应遵循个体化原则，循序渐进、持之以恒，骨质疏松症患者长期坚持运动获益明显高于少运动或者不运动的患者。

（二）物理因子治疗

物理因子治疗是治疗骨质疏松症的重要方法之一，对骨质疏松症防治效果良好（Ⅳ级证据，C级推荐），具有缓解疼痛、增加骨密度、维护骨骼结构、促进骨折愈合的作用。物理因子治疗对于骨质疏松症所致的急性和慢性疼痛都有作用，但尚未达成共识。

多个临床研究和临床综述推荐将低频脉冲电磁场（PEMFs）疗法（Ⅱ级证据，B级推荐）、全身振动疗法（WBV）用于由骨质疏松症所致疼痛的治疗。其中，全身振动疗法联合等速肌力训练还有助于增强肌力、改善平衡功能（Ⅱ级证据，B级推荐）。也有研究表明，低强度脉冲超声（LIPUS）、功能性电刺激（FES）、直流电钙离子导入、针灸等治疗方法对于缓解骨质疏松症患者的疼痛有帮助（Ⅱ级证据，C级推荐）。

四、作业治疗

（一）康复宣教

指导患者日常生活中使用正确的姿势，适当地使用作业治疗自助器具，适当改造家庭环境，学习正确的防止摔倒方式，改造工作环境和家庭环境。

（二）日常生活活动能力训练

评估患者的耐力、肌力、心肺功能，部分患者发生骨质疏松性骨折后日常生活活动能力下降，评估后可根据患者的具体情况，进行穿衣、转移、步行、平衡活动、上下楼梯、洗澡等训练（Ⅳ级证据，D级推荐）。

（三）家庭环境改造与工作环境改造

为避免骨质疏松症患者发生骨折，患者家庭环境可做适度的调整，其原则是减少活动场所中容易造成患者摔倒的障碍物，同时可以增加防护设备，减少意外发生，如安装扶手、改进门槛、改进照明，以及正确摆放家具等。工作环境的调整原则是调整骨折和疼痛的诱因，如文件架高度、办公桌椅位置，以及工作性质。

（四）娱乐文体性活动治疗

娱乐文体性活动可提高患者整体机能，培养爱好，陶冶情操，避免精神紧张。活动内容有手工艺训练、艺术治疗、园艺治疗、操作性音乐治疗、小组治疗（室内小组、户外小组）、治疗性游戏等，视患者具体情况还可选择太极拳、太极剑、五禽戏、八段锦等运动。

（五）选择使用辅具

适当地选择辅具，如洗澡、进食、穿衣辅具等，可有效减轻患者承重，稳定支持、固定保护、缓解疼痛。

五、矫形器和辅具治疗

矫形器能有效控制脊柱畸形并能起到缓解疼痛的作用（Ⅱ级证据，B级推荐）。拐杖、助行器能用于平衡功能较差的骨质疏松症患者以及长期卧床、肌力差的患者，防止其摔倒，临床可酌情选择。

六、心理康复

（1）睡眠障碍：治疗方法包括认知疗法、刺激物限制疗法、放松疗法。
（2）疼痛：治疗方法包括认知疗法、放松疗法及行为疗法。
（3）情绪：治疗方法包括认知疗法、行为疗法、放松疗法。

七、传统康复治疗

（一）中药内治法

1. 肾阳虚证

主症：腰背冷痛，酸软乏力。驼背弯腰，活动受限，畏寒喜暖，遇冷加重，尤以下肢为甚，小便频多。舌淡，苔白，脉弱等。

治法：补肾壮阳，强筋健骨。

推荐方剂：右归丸（《景岳全书》）加减。虚寒证候明显者，可加用仙茅、肉苁蓉、淫羊藿、骨碎补等以温阳散寒。

常用中成药：淫羊藿总黄酮胶囊、右归丸。

2. 肝肾阴虚证

主症：腰膝酸痛，手足心热。下肢抽筋，驼背弯腰，两目干涩，形体消瘦，眩晕耳鸣，潮热盗汗，失眠多梦。舌红，少苔，脉细数等。

治法：滋补肝肾，填精壮骨。

推荐方剂：六味地黄汤（《小儿药证直诀》）加减。阴虚火旺明显者，可加知母、黄柏；酸痛明显者，可加桑寄生、牛膝等。

常用中成药：芪骨胶囊、六味地黄丸。

3. 脾肾阳虚证

主症：腰膝冷痛，食少便溏。腰膝酸软，双膝行走无力，弯腰驼背，畏寒喜暖，腹胀，面色㿠白。舌淡胖，苔白滑，脉沉迟无力等。

治法：补益脾肾，强筋壮骨。

推荐方剂：补中益气汤（《脾胃论》）合金匮肾气丸（《金匮要略》）加减。

常用中成药：补中益气丸合右归丸或济生肾气丸。

4. 肾虚血瘀证

主症：腰脊刺痛，腰膝酸软。下肢痿弱，步履艰难，耳鸣。舌质淡紫，脉细涩等。

治法：补肾活血化瘀。

推荐方剂：补肾活血方（《伤科大成》）加减。

常用中成药：仙灵骨葆胶囊、骨疏康胶囊（颗粒）。

5. 脾胃虚弱证

主症：形体瘦弱，肌软无力。食少纳呆，神疲倦怠，大便溏泄，面色萎黄。舌质淡，苔白，脉细弱等。

治法：益气健脾。

推荐方剂：参苓白术散（《太平惠民和剂局方》）加减。

常用中成药：参苓白术散。

6. 血瘀气滞证

主症：骨节刺痛，痛有定处。痛处拒按，筋肉挛缩，骨折或有骨折史。舌质紫黯，有瘀点或瘀斑，脉涩或弦等。

治法：理气活血，化瘀止痛。

推荐方剂：身痛逐瘀汤（《医林改错》）加减。骨痛以上肢为主者，加桑枝、姜黄；下肢为甚者，加独活、汉防己、鸡血藤以通络止痛；久病关节变形、痛剧者，加全蝎、蜈蚣以通络活血。

常用中成药：活血止痛散。

（二）中药外治法

中药外治法包括熏洗、淋洗法，以及中药外敷。

（三）针灸疗法

针灸疗法包括毫针疗法、艾灸和其他针灸疗法。

（四）推拿疗法

舒筋法、提拿法、揉捏法、点穴拨筋法、拍打叩击法。

（五）传统体育康复法

传统功法（五禽戏、太极拳、八段锦）、运动康复疗法。

八、康复护理

（1）体位护理：良肢位摆放、卧位时用硬坐垫和较低的枕头，使背部肌肉保持挺直，体位变换、体位转移等。

（2）运动指导：量力而行，循序渐进。

（3）康复延伸治疗：根据康复治疗师的意见，监督和指导患者在病房进行关节活动度、日常生活活动能力训练等延续性训练。

（4）并发症的预防及护理：预防继发性损伤（如摔伤、烫伤等），预防压疮，预防深静脉血栓、关节挛缩及废用综合征。

（5）饮食指导：采用饮食疗法进行治疗的关键是调整患者的饮食结构，以使其合理饮食，其总原则：适量的蛋白质，低糖、低脂肪、低盐、多蔬菜、多豆类，同时注意膳食中钙、磷的比例。每日主食应以米、面及杂粮为主，每餐八分饱为宜。70岁以上老年人最好不要多食白糖，可以适量食用蜂蜜及红糖。副食则应多吃含钙的食品，如牛奶及奶制品、豆类、海藻、蛋类、虾仁等，补充优质蛋白质。植物性食品中以绿叶菜为主，摄入适当的脂肪，应以植物性脂肪为主。合理膳食可预防骨质疏松症，除了补充适量的钙以外，还应兼顾维生素的补充，少喝浓茶和咖啡，戒烟限酒。

参考文献

［1］中华医学会骨质疏松和骨矿盐疾病分会. 原发性骨质疏松症诊疗指南（2017）［J］. 中华骨质疏松和骨矿盐疾病杂志，2017，10（5）：413－443.

［2］中华医学会物理医学与康复学分会，中国老年学和老年医学学会骨质疏松康复分会. 原发性骨质疏松症康复干预中国专家共识［J］. 中华物理医学与康复杂志，2019，41（1）：1－7.

［3］NIH consensus development panel on osteoporosis prevention, diagnosis, and therapy, march 7－29, 2000: highlights of the conference［J］. Southern Medical Journal，2001，94（6）：569－573.

［4］中华医学会骨质疏松和骨矿盐疾病分会. 原发性骨质疏松症诊治指南（2011年）［J］. 中华骨质疏松和骨矿盐疾病杂志，2011，4（1）：2－17.

［5］张智海，刘忠厚，李娜，等. 中国人骨质疏松症诊断标准专家共识（第三稿2014版）［J］. 中国骨质疏松杂志，2014，（9）：1007－1010.

［6］邱贵兴，裴福兴，胡侦明，等. 中国骨质疏松性骨折诊疗指南（骨质疏松性骨折诊断及治疗原则）［J］. 中华骨与关节外科杂志，2015，8（5）：371－374.

［7］中华医学会骨科学分会创伤骨科学组，中华医学会骨科学分会外固定与肢体重建学组，国家骨科与运动康复临床医学研究中心，等. 中国脆性骨折术后规范化抗骨质疏松治疗指南（2021）［J］. 中华创伤骨科杂志，2021，23（2）：93－101.

［8］何成奇，吴毅. 内外科疾病康复学（2018）［M］. 3版. 北京：人民卫生出版社，2018.

［9］葛继荣，郑洪新，万小明，等. 中医药防治原发性骨质疏松症专家共识（2015）［J］. 中国骨质疏松杂志，2015，21（9）：1023－1028.

［10］杨红云，塔拉，崔秀梅，等. 骨质疏松症中医辨证分型与治疗［J］. 现代中西医结合杂志，2012，21（19）：2123－2124.

［11］谢雁鸣，宇文亚，董福慧，等. 原发性骨质疏松症中医临床实践指南（摘录）［J］. 中华中医药杂志，2012，27（7）：1886－1890.

［12］彭勋潜，李艳利，莫枢，等. 原发性骨质疏松症的中医研究近况［J］. 临床医学

研究与实践，2019，4（9）：197－198.

［13］中国康复医学会，兰州大学循证医学中心，中国康复研究中心康复信息研究所. 骨质疏松症康复指南［J］. 中华物理医学与康复医学杂志，2019，34（11）：1265－1276.

［14］Paolucci T，Saraceni VM，Piccinini G. Management of chronic pain in osteoporosis：challenges and solutions［J］. J Pain Res，2016，9：177－186.

［15］Saito K，Miyakoshi N，Matsunaga，et al. Eldecalcitol improves muscle strength and dynamic balance in postmenopausal women with osteoporosis：an open－label randomized controlled study［J］. J Bone Miner Metabol，2016，34（5）：547－554.

［16］Camacho P M，Petak S M，Binkley N，et al. American Association of Clinical Endocrinologists and American College of Endocrinology clinical practice guide lines for the diagnosis and treatment of postmenopausal osteoporosis－2016［J］. Endocr Pract，2016，22（S4）：1－42.

［17］Cosman F，De Beur S J，Leboff M S，et al. Clinician's guide to prevention and treatment of osteoporosis［J］. Osteoporosis int，2014，25（10）：2359－2381.

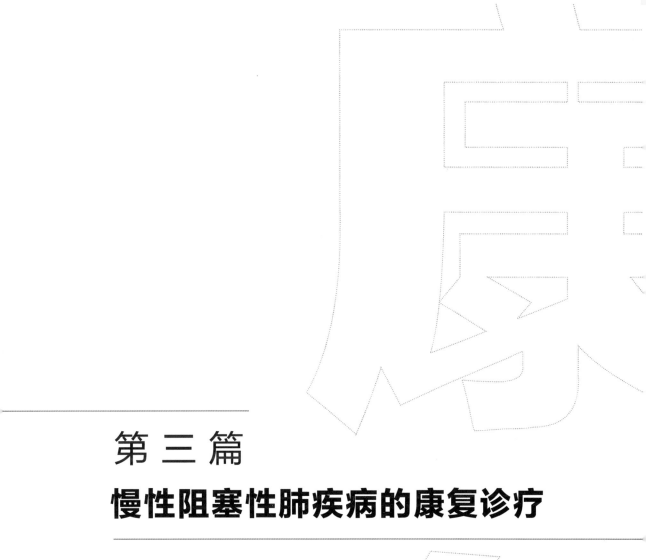

第 三 篇
慢性阻塞性肺疾病的康复诊疗

第十章　慢性阻塞性肺疾病康复诊疗规范

第一节　慢性阻塞性肺疾病概述

一、定义

慢性阻塞性肺疾病（chronic obstructive pulmonary disease，COPD），简称慢阻肺，是一种常见的、可以预防和治疗的疾病，以持续性呼吸道症状和气流受限为特征，通常因明显暴露于有害颗粒或气体导致气道和（或）肺泡异常。老年人是慢阻肺的高发人群，对慢阻肺的知晓率低，诊断严重不足。老年慢阻肺患者临床症状缺乏特异性，常合并存在多种疾病，同时老年人具有特别的病理生理特点，因此老年人群慢阻肺的诊治面临挑战。本手册旨在指导临床医生充分考虑老年慢阻肺患者的特点进行个体化诊治和管理。

二、流行病学

《慢性阻塞性肺疾病全球倡议》（Global Initiative for Chronic Obstructive Lung Disease，GOLD）2020 年引用了 WHO 关于病死率和死因的最新预测数字，指出随着发展中国家吸烟率的升高和高收入国家人口老龄化加剧，慢阻肺的患病率在未来 40 年将继续上升，预测至 2060 年，因慢阻肺及其相关疾病死亡的患者数将超过 540 万。而 GOLD 在 2019 年的预测则是至 2030 年这一数字为 450 万，突显了 WHO 对慢阻肺负担的关注与警示。第一节慢性阻塞性肺疾病概述

三、危险因素

引起慢阻肺的危险因素具有多样性，可以宏观地概括为个体易感因素和环境因素共同作用。

（一）个体因素

1. 遗传因素

慢阻肺有遗传易感性。国际慢阻肺遗传学联盟最新的研究发现 82 个与慢阻肺有关的基因位点，不同的基因与慢阻肺的不同病理或临床特征关联，从遗传基因的角度支持慢阻肺存在异质性。

2. 年龄和性别

年龄是慢阻肺的危险因素，年龄越大，慢阻肺患病率越高。慢阻肺患病率在男女性别之间的差异报道不一致，但是，有文献报道女性对烟草烟雾的危害更敏感。

3. 肺生长发育

妊娠、出生和青少年时期直接和间接暴露于有害因素时可以影响肺的生长，肺的生长发育不良是慢阻肺的危险因素。

4. 支气管哮喘（简称哮喘）和气道高反应性

哮喘不仅可以和慢阻肺同时存在，也是慢阻肺的危险因素，气道高反应性也参与慢阻肺的发病过程。

5. 低体质指数

低体质指数也与慢阻肺的发病有关，体质指数越低，慢阻肺的患病率越高。吸烟和体重指数对慢阻肺存在交互作用。

（二）环境因素

1. 烟草

吸烟是慢阻肺最重要的环境致病因素。与非吸烟者比较，吸烟者的肺功能异常率较高，第一秒用力呼气容积（FEV_1）年下降率较快，死亡风险增加。被动吸烟也可能导致呼吸道症状及慢阻肺的发生。孕妇吸烟可能会影响子宫内胎儿发育和肺生长，并对胎儿的免疫系统功能有一定影响。

2. 燃料烟雾

柴草、煤炭和动物粪便等燃烧产生的烟雾中含有大量有害成分，例如碳氧化物、氮氧化物、硫氧化物和未燃烧完全的碳氢化合物颗粒与多环有机化合物等。燃烧时产生的大量烟雾可能是不吸烟女性发生慢阻肺的重要原因。燃料所产生的室内空气污染与吸烟具有协同作用。改用清洁燃料同时加强通风，能够延缓肺功能下降的速率，减少慢阻肺发病的危险度。

3. 空气污染

空气污染物中的颗粒物质（PM）和有害气体物质（二氧化硫、二氧化氮、臭氧和一氧化碳等）对支气管黏膜有刺激和细胞毒性作用，空气中 PM2.5 的浓度超过35 $\mu g/m^3$ 时，慢阻肺的患病危险度明显增加。空气中二氧化硫的浓度可随着 PM 的升高而升高，且与慢阻肺急性加重次数呈正相关。

4. 职业性粉尘

当职业性粉尘（二氧化硅、煤尘、棉尘和蔗尘等）的浓度过大或与其接触时间过久，可导致慢阻肺的发生。职业环境接触的刺激性物质、有机粉尘及过敏原等可导致气道反应性增高，通过这一途径参与慢阻肺的发病。

5. 感染和慢性支气管炎

呼吸道感染是慢阻肺发病和加剧的重要因素，病毒和（或）细菌感染是慢阻肺急性加重的常见原因。儿童期反复下呼吸道感染与成年时肺功能降低及呼吸系统症状的发生有关。有学者观察到，慢性支气管炎增加发生慢阻肺的可能性，并可能与急性加重的次数和严重程度有关。

6. 社会经济地位

慢阻肺的发病与患者的社会经济地位相关。室内外空气污染程度不同、营养状况等与社会经济地位的差异可能存在一定内在联系。

四、诊断

（一）诊断标准

慢阻肺的诊断主要依据危险因素暴露史、症状、体征及肺功能检查等临床资料，并排除可引起类似症状和持续气流受限的其他疾病，综合分析确定。肺功能检查表现为持续气流受限是确诊慢阻肺的必备条件，吸入支气管舒张剂后 $FEV_1/FVC<70\%$ 即明确存在持续的气流受限。

（二）鉴别诊断

慢阻肺应与哮喘、支气管扩张症、充血性心力衰竭、肺结核和弥漫性泛细支气管炎等疾病进行鉴别。应注意当哮喘发生气道重塑时，可导致气流受限的可逆性减少，需全面分析患者的临床资料才能做出正确的判断。此外还要明确，慢阻肺和哮喘这两种疾病亦可同时存在于同一患者。

第二节　慢性阻塞性肺疾病的综合评定

慢阻肺病情评估应根据患者的临床症状、肺功能受损程度、急性加重风险及合并症/并发症等情况进行综合分析，其目的在于确定疾病的严重程度，包括气流受限的严重程度、患者健康状况及未来不良事件的发生风险（如急性加重、住院或者死亡等），以最终指导治疗。

一、症状评估

可采用改良版英国医学研究委员会（modified British medical research council，mMRC）呼吸困难问卷（表 10－1）对呼吸困难严重程度进行评估，或采用慢性阻塞性肺疾病患者自我评估测试（COPD assessment test，CAT，表 10－2）进行综合症状评估。

表 10－1　改良版英国医学研究委员会（mMRC）呼吸困难问卷

呼吸困难评价等级	呼吸困难严重程度
0 级	只有在剧烈活动时才感到呼吸困难
1 级	在平地快步行走或步行爬小坡时出现气短
2 级	由于气短，平地行走时比同龄慢或需要停下来休息
3 级	在平地行走 100 m 左右或数分钟后需要停下来喘气
4 级	因严重呼吸困难以至于不能离开家，或在穿衣服、脱衣服时出现呼吸困难

表 10－2　慢性阻塞性肺疾病患者自我评估测试（CAT）

序号	症状	评分	症状
1	我从不咳嗽	0 1 2 3 4 5	我总是咳嗽
2	我肺里一点痰都没有	0 1 2 3 4 5	我有很多痰
3	我一点也没有胸闷的感觉	0 1 2 3 4 5	我有很严重的胸闷感觉
4	当我在爬坡或爬一层楼梯时没有喘不过气的感觉	0 1 2 3 4 5	当我上坡或爬 1 层楼时，会感觉严重喘不上气
5	我在家里的任何活动都不受到慢阻肺的影响	0 1 2 3 4 5	我在家里的任何活动都很受慢阻肺的影响
6	尽管有肺病我仍有信心外出	0 1 2 3 4 5	因为我有肺病，我没有信心外出
7	我睡得好	0 1 2 3 4 5	因为有肺病我睡得不好
8	我精力旺盛	0 1 2 3 4 5	我一点精力都没

注：数字 0~5 表现严重程度，请标记最能反映您当时情况的选项，并在数字上打√，每个问题只能标记 1 个选项。

二、肺功能评估

可使用 GOLD 分级，按照气流受限严重程度进行肺功能评估，即以 FEV_1 占预计值百分比为分级标准。慢阻肺患者根据气流受限严重程度的肺功能分级见表 10-3。

表 10-3　慢性阻塞性肺疾病患者气流受限严重程度的肺功能分级

分级	严重程度	肺功能（基于使用支气管舒张剂后 FEV_1）
GOLD 1 级	轻度	FEV_1 占预计值%≥80%
GOLD 2 级	中度	50%≤FEV_1 占预计值%<80%
GOLD 3 级	重度	30%≤FEV_1 占预计值%<50%
GOLD 4 级	极重度	FEV_1 占预计值%<30%

注：基本条件为使用支气管舒张剂后 FEV_1/FVC<70%。

三、急性加重风险评估

慢阻肺急性加重可分为轻度（仅需要短效支气管舒张剂治疗）、中度［使用短效支气管舒张剂并加用抗生素和（或）口服糖皮质激素治疗］和重度（需要住院或急诊、ICU 治疗）。急性加重风险评估依据前一年的急性加重次数，若上一年发生 2 次及以上中/重度急性加重，或者 1 次及以上因急性加重住院，评估为急性加重的高风险人群。未来急性加重风险的预测因素主要为既往急性加重史，其他可参考症状、肺功能、嗜酸粒细胞计数等。

四、稳定期慢阻肺的综合评估与分组

依据上述肺功能分级和对症状及急性加重风险的评估，即可对稳定期慢阻肺患者的病情严重程度进行综合性评估，并依据该评估结果选择稳定期的治疗方案。综合评估系统中，根据患者气流受限严重程度分为 GOLD 1~4 级；根据症状水平和过去 1 年的中/重度急性加重史将患者分为 A、B、C、D 4 个组。当患者的肺功能损害与症状之间存在明显的不一致时，应进一步评价患者的合并症、肺功能（肺容积及弥散功能）、肺部影像学、血氧和运动耐力等指标。对呼吸困难重，但肺功能损害不严重的慢阻肺患者，需排查心血管疾病、胃食管反流、肺血管疾病、焦虑/抑郁等其他导致呼吸困难的常见疾病；对存在严重气流受限，但临床症状却轻微的慢阻肺患者，需注意因运动减少等因素导致的呼吸困难症状被低估，可行 6 分钟步行试验等运动耐力测试，以反映患者的症状严重程度，进一步判断其与初始评估是否一致，是否需要加强治疗。

五、慢阻肺合并症的评估

在对慢阻肺患者进行病情严重程度的综合评估时，还应注意患者的各种全身合并症，如心血管疾病（包括外周性血管疾病）、骨骼肌功能障碍、骨质疏松症、焦虑/抑郁、睡眠呼吸暂停综合征、恶性肿瘤、代谢综合征、糖尿病、胃食管反流等慢性合并症，治疗时应予以兼顾。

第三节　慢性阻塞性肺疾病的治疗

一、管理目标

管理目标主要基于症状和未来急性加重风险进行设置：
（1）减轻当前症状：包括缓解呼吸系统症状、改善运动耐量和健康状况。
（2）降低未来风险：包括防止疾病进展、防治急性加重及减少病死率。

二、教育与危险因素管理

（一）教育

通过医务人员的教育和患者的自我教育，可以提高患者和有关人员对慢阻肺的认识及自身处理疾病的能力，更好地配合管理，加强疾病预防，减少急性加重，提高生活质量，维持病情稳定。教育的主要内容包括：戒烟；慢阻肺的病理生理与临床基础知识；长期规律使用药物的重要性；吸入药物和吸入装置的正确使用；缓解呼吸困难的技巧；需到医院就诊的时机；呼吸康复相关知识；急性加重的处理方式；终末期慢阻肺的伦理问题。

（二）危险因素的管理

1. 戒烟

戒烟是所有吸烟慢阻肺患者的关键干预措施，应该强烈鼓励和支持所有吸烟者戒烟。医务人员应掌握控烟知识、方法和技巧，将戒烟与日常临床工作结合。首诊询问吸烟史、及时进行戒烟劝诫、合理使用戒烟药物、推广戒烟热线，积极推动戒烟门诊建设及临床戒烟工作的开展。对所有就医的吸烟者应进行简短的戒烟干预，对烟草依赖患者进行诊治。对于愿意戒烟的吸烟者采取"5A"戒烟干预方案，"5A"包括：①询问（ask）并记录所有就医者的吸烟情况。②建议（advise）所有吸烟者必须戒烟。③评估

（assess）吸烟者的戒烟意愿。④提供戒烟帮助（assist），向吸烟者提供实用的戒烟咨询，向吸烟者提供戒烟资料，介绍戒烟热线，推荐有戒烟意愿的吸烟者使用戒烟药物。⑤安排（arrange）随访：吸烟者开始戒烟后，应安排随访至少 6 个月，6 个月内随访次数不宜少于 6 次。随访的形式可以是要求戒烟者到戒烟门诊复诊或通过电话了解其戒烟情况。对于暂时没有戒烟意愿的吸烟者采取"5R"干预措施增强其戒烟动机，"5R"包括：①相关（relevance）：使吸烟者认识到戒烟与其自身和家人的健康密切相关。②危害（risk）：使吸烟者认识到吸烟的严重健康危害。③益处（rewards）：使吸烟者充分认识到戒烟的健康益处。④障碍（road blocks）：使吸烟者知晓和预估戒烟过程中可能会遇到的问题和障碍，并让他们了解现有的戒烟干预方法（如咨询和药物）可以帮助他们克服这些障碍。⑤反复（repetition）：反复对吸烟者进行上述戒烟动机干预。目前我国临床戒烟指南推荐的一线戒烟药物包括尼古丁贴片、尼古丁咀嚼胶，盐酸安非他酮缓释片及酒石酸伐尼克兰。尼古丁替代疗法（NRT）药物可以非处方购买（包括贴片和咀嚼胶），盐酸安非他酮缓释片及酒石酸伐尼克兰为处方药，应该在戒烟医生的指导下使用。药物治疗和行为支持相结合可以提高戒烟成功率。

2. 控制职业性或环境污染

针对职业暴露，建议患者在条件许可时避免持续暴露于潜在的刺激物中。有效的通风、无污染炉灶和类似的干预措施有助于减少燃料烟雾暴露。减少室内外空气污染的暴露需要公共政策支持、地方和国家资源投入、生活习惯改变和患者个人保护等。

三、药物治疗

（一）支气管舒张剂

支气管舒张剂是慢阻肺的基础一线治疗药物，通过松弛气道平滑肌扩张支气管，改善气流受限，从而减轻慢阻肺的症状，包括缓解气促、增加运动耐力、改善肺功能和降低急性加重风险。与口服药物相比，吸入制剂的疗效和安全性更优，因此多首选吸入制剂治疗。

（二）吸入糖皮质激素

慢阻肺稳定期长期单一应用吸入糖皮质激素（ICS）治疗并不能阻止 FEV_1 的降低趋势，对病死率亦无明显改善；因此不推荐对稳定期慢阻肺患者使用单一 ICS 治疗。

（三）联合治疗

不同作用机制的支气管舒张剂联合治疗优于单一支气管舒张剂治疗。

（四）磷酸二酯酶-4 抑制剂

磷酸二酯酶-4（PDE-4）抑制剂其主要作用是通过抑制细胞内环磷酸腺苷酸降解

来减轻炎症。

（五）其他药物

（1）祛痰药及抗氧化剂：祛痰药及抗氧化剂的应用可促进黏液溶解，有利于气道引流通畅，改善通气功能。

（2）免疫调节剂：目前多采用常见呼吸道感染病原菌裂解成分生产的免疫调节药物。两项 RCT 研究均显示，该类药物降低了慢阻肺急性加重的严重程度和频率，在有反复呼吸道感染的慢阻肺患者中建议使用。

（3）中医治疗：对慢阻肺患者也应遵循辨证施治的中医治疗原则，某些中药具有祛痰、舒张支气管和免疫调节等作用，可有效缓解临床症状，改善肺功能和免疫功能，提高生活质量。

（4）α-1 抗胰蛋白酶强化治疗：有研究表明，α-1 抗胰蛋白酶强化治疗可减缓慢阻肺患者肺功能的进展，但仍缺乏足够的获益证据。

四、非药物干预

非药物干预是稳定期慢阻肺治疗的重要组成部分，与药物治疗起到协同作用，包括患者管理、呼吸康复治疗、家庭氧疗、家庭无创通气、疫苗、内科介入治疗、外科治疗等。

（一）呼吸康复治疗

呼吸康复的定义是"在全面评估的基础上，为患者提供个体化的综合干预措施，包括但不限于运动锻炼、教育和行为改变，目的是改善慢性呼吸疾病患者的生理及心理状况，并促进健康行为的长期保持"。呼吸康复可减轻患者呼吸困难症状、提高运动耐力、改善生活质量、减轻焦虑和抑郁症状、减少急性加重后 4 周内的再住院风险。对于有呼吸困难症状的患者，呼吸康复治疗应作为常规推荐。相对禁忌证包括：不稳定型心绞痛、严重的心律失常、心功能不全、未经控制的高血压等，影响运动的神经肌肉疾病、关节病变、周围血管疾病等，严重的认知功能或精神障碍等。规律的运动训练是呼吸康复治疗的核心内容。每个慢阻肺患者的运动训练计划应根据全面评估结果、康复目标、康复场所及可提供的仪器设备来决定。运动训练处方包括运动方式、频率、持续时间、运动强度和注意事项。运动方式分为有氧训练、阻抗训练、平衡柔韧性训练、呼吸功能训练等。

（1）有氧训练。又称耐力训练，指机体动用全身大肌群按照一定的负荷、维持长时间运动能力，常见的有氧训练包括快走、慢跑、游泳、打球等。

（2）阻抗训练。又称力量训练，是指通过克服一定量的负荷来训练局部肌肉群的一种运动方式。阻抗训练通常包括器械训练和徒手训练，器械训练主要包括使用哑铃、弹力带、各种阻抗训练器械的训练，徒手训练采用抗自身重力方式，如深蹲、俯卧撑等。

（3）平衡柔韧性训练。可以高患者柔韧性，对于预防运动损伤、扩大关节活动范围有重要作用，常见的柔韧性训练包括太极拳、段锦、瑜伽等。

（4）呼吸功能训练。呼吸肌功能下降是导致慢阻肺患者肺通气功能不足、气促的常见原因之一，呼吸功能训练主要包括缩唇呼吸、腹式呼吸及呼吸肌耐力训练。

呼吸康复治疗可以在医院、社区和居家场所等开展，如果康复的频次和强度一致，可以得到等效结果。然而，考虑到实际情况，仍然推荐以传统的医务人员监管的康复方案为首选。稳定期患者的康复疗程至少 6~8 周，医务人员监督下至少每周 2 次。急性加重住院期间何时开始康复尚有争议，有研究发现出院后 2 周内开始康复可以减少患者再住院死亡。

慢阻肺患者常存在营养不良及心理障碍。通过营养干预可改善患者营养状况、总体重、运动能力和一般健康状况；心理干预可显著改善慢阻肺患者焦虑抑郁症状，增加患者治疗依从性；健康教育可提高患者自我管理能力，并可改善预后。部分慢阻肺患者在行走、穿鞋、穿衣、洗漱等日常活动中会感觉气短、呼吸费力，无法完成日常生活，通过居家康复节能指导，如借助鞋拔子穿鞋、助行器行走、步行时控制吸呼比等可减少氧耗，减轻呼吸困难，可以减少患者日常生活对他人的依赖，提高生活质量。

（二）氧疗

慢性呼吸衰竭的患者进行长期氧疗（long-term oxygen therapy，LTOT）可以提高静息状态下严重低氧血症患者的生存率，对其血流动力学、血液学特征、运动能力、肺生理和精神状态都会产生有益的影响。LTOT 一般经鼻导管吸入，流量 $1.0~2.0$ L/min，>15 h/d。接受 LTOT 的 COPD 稳定期患者应有如下之一特征：

（1）$PaO_2 \leqslant 7.3$ kPa（55 mmHg），或 $SaO_2 \leqslant 88\%$，伴或不伴有 3 周发生 2 次高碳酸血症的情况。

（2）PaO_2 为 $7.3~8.0$ kPa（$55~60$ mmHg），患者出现肺动脉高压、外周水肿（有充血性心力衰竭迹象），或红细胞增多症（血细胞比容 $>55\%$）。开始 LTOT 后，在 $60~90$ 天内，应对患者的疗效进行重新评估，以判断氧疗是否有效及是否需要继续治疗。长期氧疗的目的是使患者在海平面水平，静息状态下，达到 $PaO_2 \geqslant 60$ mmHg 和（或）使 SaO_2 达到 90%，以维持重要器官的功能，保证周围组织的氧气供应。同时也有新的研究证实，患者从运动训练中获益并不需要补充氧气来纠正 SaO_2 降低。因此，对于慢阻肺患者，他们在休息时 SaO_2 正常，但在运动过程中出现 SaO_2 下降，可以在没有补充氧气的地方提供运动训练计划，便于在社区开展肺康复计划。

（三）家庭无创通气

家庭无创正压通气（hNPPV）治疗稳定期慢阻肺患者经历过一段时间的争论，近期大样本临床对照研究证实，对于存在严重二氧化碳潴留（$PaCO_2 \geqslant 52$ mmHg，pH 值 >7.30）的重度或极重度慢阻肺患者，hNPPV 可以改善症状、降低住院需求和病死率；尤其适合于合并阻塞性睡眠障碍的患者。合理设置 hNPPV 的参数对疗效有显著的影响。采用降低二氧化碳水平（如 $PaCO_2$ 降低至基础水平的 20%，或者 $PaCO_2$ 降低至 48 mmHg）的参数设置标准，或采用"高强度（high-intensity）"通气策略（吸气压滴定到 20~30 cmH$_2$O，1 cmH$_2$O=0.098 kPa），可以提高疗效。

（四）疫苗接种

疫苗接种是预防相应病原体感染的有效治疗手段。流行性感冒（流感）疫苗接种可降低慢阻肺患者的严重程度和病死率。

（五）内科介入治疗

慢阻肺的内科介入治疗是基于外科肺减容术的原理和患者获益分析，为减少外科肺减容术相关并发症及病死率，而开展的经支气管镜肺减容术（bronchoscopic lung volume reduction，BLVR）。目前在国际上应用最广且我国批准临床应用的是支气管内活瓣（endobronchialvalve，EBV）植入肺减容术。EBV 为一种单向活瓣，允许靶肺叶残存气体单向排出体外，从而造成肺不张，实现肺减容。探索不同 BLVR 技术的最佳适应人群，评价长期有效性及对预后影响因素，是未来关注的重点问题。

（六）外科治疗

（1）肺移植。慢阻肺患者经过积极充分的内科治疗（包括戒烟、充分的支气管舒张剂及糖皮质激素吸入、康复锻炼、长期氧疗等）无法阻止疾病进展，不适合肺减容术或肺减容术后疾病进展时，可考虑行肺移植手术。

（2）外科肺减容术（lung volume reduction surgery，LVRS）。是指通过手术切除部分气肿的肺组织来治疗慢阻肺的手段。

（七）双向转诊及分级管理

分级诊疗是我国医疗管理的发展方向。不同级别医疗机构在慢阻肺的分级诊疗中承担了不同任务。基层医疗卫生机构主要进行慢阻肺预防、高危及疑似患者的识别和筛查、患者教育、康复治疗和长期随访等。二级及以上医院主要进行慢阻肺确诊、患者综合评估、戒烟干预、稳定期规范管理和治疗方案制订、急性加重期诊治、疑难危重症诊治等。终末期患者可以在社区医院、医养结合的家庭病床治疗。

（八）姑息治疗及终末期管理

疾病终末期状态是指预计患者生存期少于 6 个月。姑息治疗和终末期管理是慢阻肺终末期治疗的基本要素，涵盖了症状控制、疾病终末期临终前关怀和临终关怀。姑息治疗需对慢阻肺患者身体、心理和精神状况等进行综合评估，选择康复训练、营养支持、氧疗、无创通气或其他药物等治疗，从而改善患者呼吸困难、疲劳、抑郁或焦虑等症状，减轻患者和家属痛苦。

第四节　慢性阻塞性肺疾病的康复治疗

一、物理治疗

（一）全身运动训练

适度的体育锻炼，有助于提高肌肉的血流量和氧利用率，增加肺活量。慢阻肺患者常因呼吸困难致长期运动不足，导致运动耐力下降，呼吸功能障碍更加明显。对慢阻肺患者进行体育运动训练，有较好的治疗作用。患者可以进行以下肢运动为主的有氧运动，包括慢跑、步行、登梯、踏车等。在开始锻炼时，以慢步行走为主，锻炼强度以出现轻微气促和心率升高为宜，每次坚持 5～10 分钟，每日 4～5 次。逐渐适应后，可将锻炼时间延长至每次 20～30 分钟，每日 3～4 次。

（二）呼吸功能训练

提高患者肺功能的主要方法是进行呼吸功能训练，主要是缩唇呼吸训练和腹式呼吸训练及全身性呼吸体操，这三种运动都可以提高患者的肺活量，加快肺泡新陈代谢，及时清除肺部产生的垃圾物质，从而提高肺功能。

1. 腹式呼吸训练

腹式呼吸训练可以缓解由于通气量不足而造成的缺氧，腹式呼吸可以通过增加腹肌的运动从而增大肺活量，以维持良好的呼吸功能。将左右手分别放在腹部和胸部，用鼻吸气，吸气的同时鼓腹，然后腹部的手轻轻施加压力，同时用口呼气。医生一开始要指导患者进行腹式呼吸训练，练习数次后患者将自己的双手放在肋弓下方进行练习，学会后每天练习2～3次，每次 10～20 分钟，7～8 次/分。练习时要注意放松全身肌群，特别是紧张的辅助呼吸肌群，包括肩带肌和颈肌；消除紧张情绪，减少不必要的氧消耗。呼气时要使腹部下陷，吸气时要鼓腹，不能在吸气时收缩腹肌。在病情允许的情况下，患者可在卧位、坐位或立位及行走时，随时随地进行训练，最终形成一种不自觉的习惯呼吸方式。

2. 缩唇呼吸训练

缩唇呼吸即用鼻吸气，呼气时将嘴唇缩紧呈口哨状，放松呼气，在 4～6 秒内将气体自口中缓慢呼出，呼气时间要比吸气时间长 1～2 倍，呼吸频率为每分钟 7～8 次，每次练习 10～20 分钟。每天最少以卧位、坐位、立位三种姿势各练习 5 分钟，并根据自身情况逐渐尽可能多地练习。

3. 全身性呼吸体操

全身性呼吸体操将缩唇呼吸、腹式呼吸与扩胸、弯腰及下蹲运动结合在一起。具体方法：双手上举时吸气，放下时呼气，每分钟重复10~20次；双肘屈曲握拳，交替向斜前方出拳，屈肘时吸气，伸肘时呼气；两前臂于腹部位置交叉，向前屈腰时呼气，上身直立同时两臂向双侧伸展时吸气，每分钟重复10~20次；双腿交替上抬呈90°屈膝，抬腿时呼气，放下时吸气。腹式呼吸能增大膈肌的运动范围，提高肺的伸缩性，增大肺通气量，而缩唇呼吸可以增加呼气出口的阻力，减慢呼吸道内压力下降的速度，防止呼气时气道陷闭，利于肺泡内气体排出，促进气体交换，改善肺功能。所以最好将缩唇呼吸和腹式呼吸训练结合起来，进行全身性的呼吸体操锻炼，进一步改善肺功能，增强体力。

（三）氧疗

缺氧可引起组织细胞损伤，是造成慢阻肺患者动脉高压的主要原因，所以慢阻肺患者应长期进行氧疗。长期氧疗能提高肺泡和动脉血氧分压，增加组织供氧能力，稳定和降低肺动脉压，降低血黏稠度，改善呼吸困难，而且还可阻断或延缓慢阻肺向肺心病发展的进程和速度。长期氧疗要求每天吸氧时间不少于15个小时，氧流量以1~3 L/min为宜，氧疗浓度是否恰当应根据患者的症状、体征、血红蛋白含量、红细胞计数、血细胞比容、肺功能检查等来判断。长期氧疗的目的是不管在患者休息、睡眠或运动时动脉氧分压均保持大于60 mmHg，或血氧饱和度大于90%。

（四）加强营养

慢阻肺患者因机体能量消耗增加、胃肠消化吸收功能障碍、分解代谢增强等原因，常发生营养不良，致使患者免疫功能低下，常易继发感染。营养不良、免疫功能低下和感染是慢阻肺患者的重要危险因素。慢阻肺患者进入稳定期后，食欲不振情况会因咳喘减轻而改善，在此期间，应积极加强营养，调整饮食习惯和饮食结构，增加蛋白质、脂肪的摄入，要采取低碳水化合物饮食，多吃蔬菜、水果。

二、作业治疗

作业治疗的目的在于减轻患者的临床症状及精神压力，缓解或阻止肺功能下降，改善患者日常生活活动能力，提高生活质量，促进工作能力恢复。

（1）戒烟。避免吸入粉尘、烟雾、有害气体等。

（2）秋冬季防寒保暖，预防感冒。保持室内空气新鲜，定时开窗通风。

（3）学会自我控制疾病的技巧。缓解期可进行全身性呼吸体操、腹式呼吸训练、缩唇呼吸训练、吹气球等，加强康复锻炼，如散步、踏车等。

（4）改善营养状态，在呼吸衰竭期避免摄入过多碳水化合物。

（5）抗菌药物不宜滥用，严格把握用药指征。

（6）注射流感疫苗和肺炎球菌疫苗可预防 COPD 患者并发流感及肺炎球菌感染，降低肺部感染的风险，减少因感染导致的死亡。

（7）掌握吸入剂的正确使用方法。

（8）排痰化痰，照顾者应鼓励患者咳嗽，帮助患者变换体位，轻拍背，痰干结者给予超声雾化或氧压雾化吸入化痰药，也可给予口服药物祛痰。

（9）有严重肺功能不全、精神不安者，慎用镇静药，因其能抑制呼吸，导致肺性脑病发生。必要时可用少量镇静剂，如水合氯醛，但禁用吗啡、可待因等药物。

三、传统康复治疗

COPD 在中医中称为肺胀。

（一）辨证论治

1. 急性加重期

（1）寒饮伏肺。

主症：咳嗽气急，甚则喘鸣有声，痰多易咯，色白清稀多泡沫，胸膈满闷，形寒背冷，喜热饮，咳多持续，时有轻重。舌淡，苔白滑，脉细弦或沉弦。

治法：温肺化痰，涤痰降逆。

方药：小青龙汤。

加减：咳甚者加紫菀、款冬花化痰止咳；痰鸣气促甚者可加地龙、僵蚕化痰解痉；气逆者加代赭石降气；便秘者加全瓜蒌通腑涤痰。无表证者可予以苓甘五味姜辛汤。

（2）痰浊阻肺。

主症：胸满，咳嗽痰多，咯痰白黏或带泡沫，气喘，劳则加重，怕风易汗，脘腹痞胀，便溏，倦怠乏力。舌体淡胖或紫黯，苔薄腻或浊腻，脉细滑。

治法：化痰，降逆，平喘。

方药：二陈汤合三子养亲汤

加减：痰浊壅盛、胸满、气喘难平者加葶苈子、杏仁；脾胃虚弱者加党参、黄芪、茯苓、白术等；痰浊夹瘀、唇甲紫暗、舌苔浊腻者予涤痰汤加丹参、地龙、桃红、赤芍、水蛭。

中成药：

①复方川贝止咳露（本院制剂）15 ml，每天 3 次，口服。

②橘红痰咳液 1 支，每天 3 次，口服。

（3）痰热壅肺。

主症：但热不寒，气急胀满，咳喘烦躁，痰黄黏稠，不易咯出，面红，口干但饮水不多。舌质红，苔黄腻，脉象浮数。

治法：清热，化痰，平喘。

方药：加味苇茎汤，麻杏石甘汤。

加减：内热较重者加黄芩、栀子、芦根；咳嗽重者加前胡、桑白皮；人便秘结者加大黄、芒硝。

中成药：

①5％葡萄糖注射液250 ml＋痰热清注射液20 ml，静脉滴注，每天1次。

②5％葡萄糖注射液250 ml＋清开灵注射液20 ml，静脉滴注，每天1次。

③鲜竹沥口服液，每次10 ml，口服，每天3次。

④蛇胆川贝液，每次10 ml，口服，每天3次。

（4）阳虚水泛。

主症：面浮足肿，腹满尿少，心悸喘咳不得卧，咳清稀痰，形寒，畏寒，气短、动则甚，面唇青紫。舌胖质暗，苔白滑，脉沉细数或结代。

治法：益气温阳，健脾利水。

方药：真武汤合五苓散。

加减：水寒射肺而咳者，加干姜、细辛温肺化饮，五味子敛肺止咳；阴盛阳衰而下利甚者，去白芍药之阴柔，加干姜以助温里散寒；水寒犯胃而呕者，加重生姜用量以和胃降逆，可更加吴茱萸、半夏以温胃止呕。

中成药：

①喘可治注射液，每次2～4 ml，肌注，每天2次。

②5％葡萄糖注射液250 ml＋参附注射液20～60 ml，静脉滴注，每天1次。

（5）痰蒙神窍。

主症：咳逆喘满不得卧，痰鸣声响，意识蒙眬，表情淡漠，或谵妄、烦躁不安、撮空理线；严重者昏迷，或肢体震颤、抽搐。舌质暗红或紫绛，苔白腻或黄腻，脉细滑数。

治法：涤痰，开窍，熄风。

方药：涤痰汤、安宫牛黄丸或至宝丹。

加减：痰热内盛者，加黄芩、桑白皮、葶苈子、天竺黄、竹沥；热结大肠者，用凉膈散或增液承气汤；肝风内动者，加钩藤、全蝎、羚羊角粉；热伤血络者，加水牛角、生地、牡丹皮、紫珠草、生大黄等。

中成药：

①安宫牛黄丸，每次1丸，口服或鼻饲，每6～8小时1次。

②5％葡萄糖注射液250 ml＋清开灵注射液20 ml，静脉滴注，每天1次。

③5％葡萄糖注射液250 ml＋醒脑静注射液20 ml，静脉滴注，每天1次。

2. 稳定期

（1）肺脾气虚。

主症：咳嗽，气喘，面白少华，少气懒言，乏力纳差，易感冒。舌淡胖，苔薄白或白腻，脉细弱或沉细。

治法：健脾益肺，培土生金。

方药：玉屏风散合六君子汤。

加减：怕冷畏风明显者，合桂枝汤以调和营卫；形寒肢冷、脉沉细迟，为阳虚甚者，加附子助黄芪以温阳益气；痰多色白、脘闷纳呆者，加橘红、砂仁、焦三仙以理气消食化痰。

中成药：

①玉屏风颗粒，开水冲服，每次 5g，每天 3 次。

②陈夏六君子丸，每次 6g，每天 3 次。

③5％葡萄糖注射液 250 ml＋黄芪注射液 20 ml，静脉滴注，每天 1 次。

（2）气阴两虚。

主症：咳喘时作，干咳声低，气短难续，无痰或少痰，痰夹血丝，口咽干燥，大便干结。舌红，少苔，脉细数。

治法：益气养阴。

方药：生脉散或百合固金汤加减。

加减：痰黏难咯者，加瓜蒌、杏仁、梨皮等润肺化痰；咳血者，加牡丹皮、赤芍、白及、藕节、仙鹤草等凉血止血；气短明显、呼吸浅促、不足以息者，加沉香、紫石英、灵磁石、胡桃肉等补肾纳气。

中成药：

①5％葡萄糖注射液 250 ml＋生脉注射液，20 ml 静脉滴注，每天 1 次。

②5％葡萄糖注射液 250 ml＋参麦注射液，20 ml 静脉滴注，每天 1 次。

（3）肺肾气虚。

主症：胸满气短，语声低怯，动则气喘，或见面色晦暗，或见面目浮肿。舌淡苔白，脉沉细。

治法：补肺益肾，止咳平喘。

方药：平喘固本汤。

加减：肾阳虚者可加附子、鹿角片、补骨脂、钟乳石。

中成药：

①百令胶囊，3~5 粒，每天 3 次。

②金水宝，2 粒，每天 3 次。

③喘可治注射液，每次 2~4 ml，肌注，每天 2 次。

（二）中医特色疗法

1. 体针

取穴：肺俞、膻中、大椎、足三里等。

手法：补法，每周 1~2 次，可加用艾灸，留针约 20 分钟。

2. 穴位注射

取穴：合谷、足三里、三阴交等。

操作：黄芪注射液 2 ml，或核酪注射液 2 ml，上述穴位局部皮肤消毒后常规注入。

三个穴位交替，每周 2 次。

3. 艾灸

取穴：实证、痰热证取定喘、尺泽、肺俞、丰隆，虚证、寒证取肺俞、肾俞、天突、膏肓。

操作：将艾灸治疗仪电极贴紧穴位，开启电源，调节热度，每天一次，每次 30 分钟。

4. 穴位敷贴

（1）穴位敷贴 1 号方。

药物组成：白芥子 15％、细辛 20％、甘遂 30％、延胡索 15％、黄芩 20％。

主治：肺胀痰热证、实证。

选穴：定喘、尺泽、肺俞、丰隆。

（2）穴位敷贴 2 号方。

药物组成：白芥子 50％、细辛 20％、甘遂 15％、延胡索 15％。

主治：肺胀寒证、虚证。

选穴：肺俞、肾俞、天突、膏肓。

用法：将药饼分别贴在所定穴位，以医用胶布固定，每次敷贴 3～4 小时，每周 2 次。

5. 仿生足疗仪

仿生足疗仪主要适用于脏腑功能失调引起的慢性疾病，如慢性阻塞性肺疾病、肺心病等多种慢性呼吸系统疾病，对脏腑病症有调节和平衡作用。用法：开通电源，调节至低档，设定时间，将双足裸露，足底充分接触足疗仪，逐渐调高档位，直到患者最大耐受强度，时间 40 分钟，每天 1～2 次。

6. 通腑灌肠

COPD 急性发作期还可予以中药灌肠治疗，肺与大肠相表里，腑气不通则肺气不降，腑气通有利于急性发作期病情缓解，对神志不清者有促醒作用。用法：复方大黄灌肠液 150 ml，保留灌肠 30 分钟，1～2 次/天。

（三）辨证调护

1. 情志调护

保持心情舒畅，避免情绪激动。

2. 休息、起居调护

适当卧床休息，避免劳累，以减轻心脏负担。可在床旁扶行。有气促、心悸应绝对卧床休息，取半坐卧位。有浮肿时抬高患肢。

3. 饮食调护

一般饮食：高热量、高蛋白、高维生素、易消化饮食。宜少量多餐，多吃高纤维食物，禁吃产气性食物，如豆子、土豆、藕等；禁止抽烟和饮烈性酒。

4. 辨证饮食

（1）寒饮伏肺：以清淡、富含营养的食物为主，少量多餐。可配食葱白姜豉汤、姜豉饴糖饮。忌食生冷瓜果、腌菜及肥甘厚腻之品。

（2）痰热壅肺：宜多吃新鲜蔬菜、水果，如梨，可生食或与贝母炖食，有润肺、化痰、止咳作用。忌辛辣、油腻、燥热之品。

（3）阳虚水泛：以高蛋白饮食为主，多吃新鲜蔬菜、水果、豆制品和香菇等。宜控制进水量，低盐饮食。忌食动物脂肪。

5. 特别指导

（1）预防呼吸道感染：清除口腔病灶，尽量少到人多的公共场所。
（2）保持大便通畅。
（3）戒烟，避免接触刺激性气体和过敏原。
（4）经常进行呼吸功能锻炼。
（5）需要时，按护士指导的方法进行吸氧及雾化。
（6）尽量多摄入富含营养的食物，增加体重。

6. 优化内容

由于肺胀是反复发作的肺系疾病，结合现代医学观点，可重新对其分期分型，按急性加重期和缓解期进行分型论治。急性加重期表现为邪实为主，治以祛邪为主；缓解期表现为本虚为主，治以固本为主，更符合临床实际。

四、康复护理

护理团队要为COPD患者提供优质且高效的护理服务，以促进患者康复，提高生存质量，减轻疾病造成的经济负担和社会负担。护理团队成员除具有扎实的基本功外，还需要吸收借鉴国内外先进的、权威的对慢性呼吸系统疾病的护理经验，不断优化护理工作。

（一）戒烟的宣教

吸入香烟烟雾导致的肺部炎症是COPD发生的重要原因。我国拥有规模最大的吸烟人群，因此戒烟应成为临床干预的基础。除了健康宣教，必要时可采用药物治疗和尼古丁替代疗法，以提高长期戒烟的成功率。护士在进行健康宣教的时候就应有针对性地对患者及家属深入讲解戒烟的知识，加深患者对吸烟危害的认知。

（二）降低急性加重风险

COPD急性加重是指患者呼吸道症状恶化，超出日常变异，并导致药物治疗方案的改变。COPD急性加重可由多种因素引起，最常见的原因是病毒性上呼吸道感染和气管支气管感染。COPD急性加重是可以预防的，患者应避免诱发疾病的危险因素，如戒烟、避免受凉感冒、避免与呼吸道感染患者接触等，同时科学合理地运动，增强抵抗力。

（三）吸入器的选择及使用指导

吸入性药物比口服药物更能直接到达患处，所以使用量较少。长效抗胆碱能药物是目前治疗COPD的主要推荐药物之一，目前研究比较多的是噻托溴铵。有报道称，使用面罩吸入溶液可导致急性青光眼，可能与溶液对眼睛的直接作用有关。金哲、林英、Jackson H等建议长期使用噻托溴铵的患者可选用Respimat软雾吸入器。护理人员需教会患者及家属使用Respimat软雾吸入器，避免药物浪费。尤其需要注意的是在首次使用时，要将前5个剂量喷出。护理人员在教会患者后，还需要再观察患者使用几次，确保没有问题才能放心让其自行使用，因为COPD患者多为老年人，记忆力不佳，易遗忘。同时，应要求家属一起学习，确保能正确使用。

（四）并发症的预防

COPD患者常存在并发症，包括心血管疾病、骨骼肌功能障碍、代谢综合征、肿瘤等，且在轻、中、重度COPD患者中均可出现，对患者住院率和死亡率有着独立的影响。因此，对于COPD患者，在维持COPD治疗的同时应积极发现并发症，并有针对性地给予相应治疗。骨质疏松症和抑郁症是COPD的重要并发症，常被漏诊和忽视。护理人员在做常规的疾病相关指导的时候，要注意患者的安全，防跌倒、跌伤，对疼痛进行护理，预防骨折的发生，嘱患者坚持进行适量运动。

（五）康复运动

国内指南指出，COPD的康复治疗包括呼吸生理治疗、肌肉训练、营养支持、精神治疗和教育等多方面内容。肌肉训练有全身性运动和呼吸肌，前者包括步行、登楼梯、踏车等；后者有腹式呼吸训练、缩唇呼吸训练、有效咳嗽等。运动可使气道压力增加，减少气道内陷，保持气道通畅，提高呼吸时肺的动态顺应性，增加肺泡通气量，有利于气体在肺内进行有效分布，从而改善气体交换，使通气/血流比例升高，缓解患者气促症状。此外，研究显示，为期12周的瑜伽运动能够改善一些与呼吸困难相关的检测指标并提高患者生活质量。需要注意的是，对于运动强度和时间一般不做硬性要求，要因人而异，制订不同的运动方案，并根据患者的体能和呼吸情况进行调整，循序渐进。

（六）心理护理

针对患者及家属对疾病的认知和态度及由此引起的心理、性格、生活方式等方面的改变，护理人员应与患者及其家属共同制订和实施康复计划。帮助患者进行呼吸肌锻炼，协助其坚持合理用药，可减轻其症状，增强其战胜疾病的信心和勇气。教会患者缓解焦虑的办法，如听音乐、下棋等，以分散注意力，减轻焦虑，使心理状态达到最佳，提高其对治疗及护理的依从性。加强对 COPD 患者的心理评估，鼓励患者表达自己的感情，严重者推荐就医，开展认知行为治疗，从而减轻焦虑抑郁障碍，减少 COPD 反复发作，改善疾病预后，提高生活质量。

（七）居家延续护理

1. 康复运动

根据患者实际身体状况、运动耐力及本人意愿，与患者共同制订个性化的康复运动方案，包括运动方式、频率、强度等。嘱咐患者运动过程中一旦发生头晕、胸闷、心悸等不适，应立即停止训练，静卧休息，必要时前往医院就诊。必须在确保患者安全的前提下保证训练效果。临床上常用运动后的目标心率作为衡量 COPD 患者运动强度的指标：目标心率＝（60％～70％）×（220－年龄）。同时也可依据患者的主观感受判断运动量是否适宜：运动后患者无持续疲劳感，症状和基础疾病未加重，饮食、睡眠、精神状态良好等。向患者发放运动日记，要求患者在家属的陪同及监督下认真记录。

2. 长期家庭氧疗

指导患者坚持长期规范的持续低流量吸氧，氧流量 1～2L/min，每天吸氧累计时间不少于 15 小时。根据患者日常活动习惯，协助患者合理分配氧疗时间。指导患者及家属进行家庭制氧机的使用及保养，强调家庭用氧的安全注意事项等。向患者发放吸氧日记，教会患者使用指氧饱和仪（制氧机佩戴），测量晨起血氧饱和度，要求患者在家属的陪同及监督下认真记录。

3. 营造家庭康复环境

评估患者家庭环境，增加安全保障措施，增加屋内色彩设置，改变屋内设施摆放位置，建议患者做康复运动时播放喜爱的音乐或视频，充分调动患者视觉、听觉，增加康复环境的安全性和新颖性，增加患者的康复信心和积极性。创建家庭无烟环境，如尽量避免油烟、二手烟、生物燃料燃烧等。在家庭经济条件允许范围内配置简单的锻炼用具，如阻力带、气球、筋膜球等，创造便利的家庭康复环境。

参考文献

[1] 金哲，王广发. 慢性阻塞性肺疾病全球倡议（2014 更新版）解读 [J]. 中国医学前沿杂志（电子版），2014，6（2）：94－97.

［2］ 陈亚红. 2021 年 GOLD 慢性阻塞性肺疾病诊断、治疗及预防全球策略解读［J］. 中国医学前沿杂志（电子版），2021，13（1）：6－7.

［3］ Blount B C，Karwowski M P，Shields P G，et al. Vitamin E acetate in bronchoalveolar-lavage fluid associated with EVALI［J］. N Engl J Med，2019，382（8）：697－705.

［4］ Gotts J E，Jordt S E，Mcconnell R，et al. What are the respiratory effects of e－cigarettes?［J］. BMJ，2019，366：l5275.

［5］ Halpin D M G，Celli B R，Criner G J，et al. The GOLD summit on chronic obstructive pulmonary disease in low and middle income countries［J］. Int J Tuberc Lung Dis，2019，23（11）：1131－1141.

［6］ 梁振宇，王凤燕，王凌伟，等. 2020 版慢性阻塞性肺疾病全球创议新引用文献与更新的亮点解读［J］. 中华结核和呼吸杂志，2020（04）：350－355.

［7］ 中华医学会呼吸病学分会慢性阻塞性肺疾病学组，中国医师协会呼吸医师分会慢性阻塞性肺疾病工作委员会. 慢性阻塞性肺疾病诊治指南（2021 年修订版）［J］. 中华结核和呼吸杂志，2021，44（3）：170－205.

［8］ 王小虎，詹丹婷，陈荣昌，等. 2020 年欧洲呼吸学会慢性阻塞性肺疾病撤除吸入糖皮质激素的指南要点解读［J］. 中华结核和呼吸杂志，2021，44（2）：147－150.

［9］ Halpin DMG，Celli BR，Criner GJ，et al. It is time forthe world to take COPD seriously：a statement from the GOLD board of directors［J］. Eur Respir J，2019，54（1）：1900914.

［10］ 蔡康华. 慢性阻塞性肺疾病急性加重期肺康复的临床研究进展［J］. 医学理论与实践，2020，33（15）：2444－2446.

［11］ 林江涛. 稳定期慢性阻塞性肺疾病的康复治疗［J］. 当代医学，2000（9）：24－28.

［12］ 吴京宁. 阶梯式呼吸肌训练对稳定期慢性阻塞性肺疾病患者的疗效观察［D］. 石家庄：河北医科大学，2020.

［13］ 刘莉琼，潘卫文，徐艳，等. 不同氧疗方式在慢性阻塞性肺疾病合并肺心病中的疗效研究［J］. 中国当代医药，2021，28（11）：4－7.

［14］ 段云卉，贾凯，宋新，等. 早期肠内营养干预对老年 COPD 患者营养状态和免疫功能的影响［J］. 中国老年学杂志，2021，41（6）：1204－1207.

［15］ 何成奇，吴毅. 内外科疾病康复学［M］. 3 版. 北京：人民卫生出版社，2020.

［16］ Jenkins SC，Heaton RW，Fulton TJ，et al. Comparison of domiciliary nebulized salbutamol and salbutamol from a meterd-dose inhaler in stable chronic airflow limitation［J］. Chest，1987，91（6）：804－807.

［17］ 侯维维，徐玲芬，陆永良，等. 蛋白质饮食支持治疗对稳定期 COPD 患者营养及其康复的影响［J］. 湖州师范学院学报，2013，35（6）：66－68，74.

［18］ O'Driscoll BR，Kay EA，Taylor RJ，et al. A long-term prospective assessment of home nebulizer treatment［J］. Respir Med，1992，86（4）：317－325.

［19］ 李芳，叶炯. 中医药治疗慢性阻塞性肺疾病临床研究进展［J］. 实用中医内科杂

志，2021，35（5）：120－122.

[20] 胡健，李泽庚，童佳兵，等. 中医外治法在慢性阻塞性肺疾病中的应用研究 [J].
江西中医药大学学报，2018，30（6）：110－115.

[21] 佚名.《慢性阻塞性肺疾病诊治指南（2021 年修订版）》诊断要点 [J]. 实用心脑
肺血管病杂志，2021，29（6）：134.

[22] 殷露艳，王明航，李素云，等. 中医特色疗法在慢性阻塞性肺疾病急性加重期的
运用 [J]. 中医研究，2019，32（12）：70－72.

[23] 郑路鑫，史阳琳，王海峰. 慢性阻塞性肺疾病急性加重期的中医治疗现状分析
[J]. 中医研究，2018，31（04）：68－73.

[24] 樊长征，苗青，樊茂蓉，等. 慢性阻塞性肺疾病稳定期中医临床实践指南（征求
意见稿）[J]. 中国中药杂志，2020，45（22）：5309－5322.

[25] 李艳君，周红. 慢性阻塞性肺疾病患者在戒烟中获益的相关研究进展 [J]. 2019，
（39）12：952－955.

[26] Mimae T，Hagiyama M，Inoue T，et al. Increased ectodomain shedding of lung
epithelial cell adhesion molecule 1 as a cause of increased alveolar cell apoptosis in
emphysema [J]. Thorax，2014，69（3）：223－331.

[27] 金哲，王广发. 慢性阻塞性肺疾病全球倡议（2014 更新版）解读 [J]. 中国医学
前沿杂志（电子版），2014，6（2）：94－97.

[28] 林英. 最新 COPD 国内外指南的临床护理应用 [J]. 当代护士（中旬刊），2015
（4）：165－167.

[29] 周灵，李庆云，时国朝. 呼吸肌锻炼在 COPD 肺康复治疗中的意义，临床肺科杂
志. 2007，（3）：271－273.

[30] 麻瑞瑞. 综合康复护理对改善老年 COPD 患者肺功能的影响 [J]. 首都食品与医
药，2020，27（1）：176.

[31] 石颖杰. 体育教学中运动处方教学的制定与实施 [J]. 现代营销（学苑版），2012
（6）：299.

[32] 李雪儿，杨雪凝，王琴，等. 慢性阻塞性肺疾病患者长期家庭氧疗的最佳证据总
结 [J]. 护理学杂志，2021，36（3）：42－46.

[33] 马小郦. 综合康复护理对慢性阻塞性肺疾病患者肺功能及生活质量的影响 [D].
宁夏：宁夏医科大学，2019.

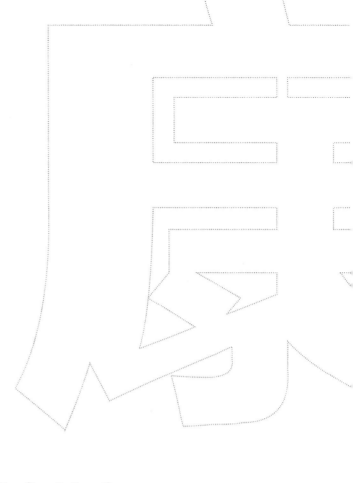

第 四 篇

其他疾病的康复诊疗

第十一章　烧伤康复诊疗规范

第一节　烧伤概述

一、定义

烧伤一般指热力，包括热液（水、汤、油等）、蒸汽、高温气体、火焰、炽热金属液体或固体（如钢水、钢锭）等所造成的组织损害，主要损伤皮肤和/或黏膜，严重者也可伤及皮下和/或黏膜下组织，如肌肉、骨、关节甚至内脏。由于热能、化学物质、放射线等所致的组织损坏与热力引起的一般病理变化、临床过程相近，因此临床上习惯也将这些引起的损伤称为烧伤。但由于各类烧伤在病理变化、全身影响、病程、转归、预后等方面各具有特殊性，因此在诊断、分类统计上应明确分为热力烧伤、电（流）烧伤、化学（性）烧伤和放射（性）烧伤。

由于烧伤可导致严重的残疾后果，包括功能、外形和心理等方面，因此需要进行烧伤康复治疗。烧伤康复学是研究烧伤残疾预防与治疗、功能与外形评定的一门学科，以预防残疾或最大限度地减少残疾影响、提高患者功能并使之回归社会为目标。

二、流行病学

2018 年 WHO 的数据表明，每年估计有 18 万人死于烧伤，其中绝大多数发生在低收入和中等收入国家。目前许多高收入国家的烧伤死亡率不断降低，而低收入和中等收入国家中死于烧伤的儿童比例是高收入国家的 7 倍以上。2004 年 WHO 的报告表明，全世界近 1100 万人被严重烧伤，需要就医。印度每年有 100 多万人遭受中度或严重烧伤。孟加拉国每年有近 17.3 万名儿童遭受中度或严重烧伤。在孟加拉国、哥伦比亚、埃及和巴基斯坦，17％的烧伤儿童有暂时性残疾，18％有永久性残疾。在尼泊尔农村，烧伤是第二大常见伤害原因，烧伤致残占残疾总数的 5％。2008 年，美国发生了 41 万多例烧伤，约 4 万人需要住院治疗。

我国的研究表明，住院烧伤患者中男女比例范围为（1.65∶1）～（5.23∶1）。0～14 岁烧伤患者占同期住院烧伤患者数的 23.17％～48.97％，其中 5 岁及以下患儿所占比例最高，为 21.90％～36.20％。中青年烧伤患者中 20～30 岁患者占总患者的 20.06％～36.40％。60 岁及以上的老年患者占同期住院烧伤患者的 5％以下。在中国大部分地区，夏季的烧伤患者占同期住院烧伤患者的 27.6％～53.8％。热力烧伤占患者致伤原因的 70.0％～94.6％，其中热液烫伤占 42.97％～82.47％。烧伤 10％总体表面积及以下者占烧伤患者的 34.16％～75.02％。不同地区烧伤患者的病死率在 0.34％～7.52％。由此可见烧伤的主要患者群是儿童和青壮年，男性发生率高于女性，夏季易发，其中 5—8 月为高发月份。

烧伤主要发生在家中和工作场所。发生烧伤的风险因素包括：容易受火焰灼伤的职业；贫困、过度拥挤和缺乏适当安全措施；安排儿童做家务，如烹调或照料幼童；患有基础疾病，如癫痫、周围神经病变、生理残疾和智力障碍等；酗酒和吸烟；容易接触到危险化学品（例如用硫酸浇泼他人）；用煤油作为非电动家用器具的燃料；液化气和电器安全措施不足等。

三、病理生理

中度以上或大面积烧伤的病程分为 3 期，3 期之间互相重叠，互相影响，不能截然分开。

（一）休克期

休克是烧伤后 48 小时内导致患者死亡的主要原因。大面积烧伤的热力作用使毛细血管通透性增加，导致大量血浆外渗至组织间隙及创面，引起有效循环血量锐减，从而引发低血容量性休克。一般在伤后 2～3 小时渗出最为急剧，8 小时达高峰，随后逐渐减缓，48 小时后组织间水肿液开始回收，血压逐渐恢复正常，尿液开始增多，因此，烧伤早期补液应遵循先快后慢的原则。

（二）感染期

严重烧伤患者经历休克期后，全身免疫力低下，对病原菌的易感性增高。伤后 48 小时开始创面及组织中渗液回吸收，此阶段细菌毒素和其他有害物质也可同时被吸收至血液中，引起烧伤早期的全身性感染。伤后 2～3 周，Ⅲ度烧伤的焦痂开始大片溶解脱落，创面暴露，细菌可侵入血液进入循环，是发生烧伤全身性感染的又一高峰期。大面积的侵入性感染，痂下组织菌量继续增多，可形成创面脓毒症。伤后 1 个月后，若较大创面经久不愈，加之患者抵抗力低下，也可发生全身性感染。感染是烧伤创面未愈合前始终存在的问题，也是烧伤患者死亡的主要原因。

（三）修复期

组织烧伤后，在发生炎症反应的同时，创面开始修复。浅度烧伤多能自行修复；深Ⅱ度烧伤依靠残存的上皮修复；Ⅲ度烧伤则靠皮肤移植修复。全身情况差、有并发症、创面处理不当及反复感染等，都可能影响创面愈合。

四、诊断

（一）烧伤面积的估算

目前国内常用的烧伤面积估算方法有两种：中国九分法和手掌法。这些方法均为国人实测大量人体数据所得。中国九分法与国外 Wallace 九分法相比的不同之处是后者将臀部划归躯干，且躯干不包括会阴，而中国九分法将臀部划归下肢，而躯干包含会阴。中国九分法适用于大面积烧伤的面积估计，手掌法适用于小面积烧伤的估计，临床上两种方法常相互配合使用。

1. 中国九分法

中国九分法详情见表 11-1。

表 11-1　中国九分法

部位			面积（成人）		面积（12 岁以下儿童）
头颈	发部	3%		1×9%＝9%	9%＋（12－年龄）%
	面部	3%			
	颈部	3%			
双上肢	双上臂	8%		2×9%＝18%	18%
	双前臂	6%			
	双手	4%			
躯干	躯干前面	13%		3×9%＝27%	27%
	躯干后面	13%			
	会阴	1%			
	双臂	5%			
双下肢	双大腿	21%		5×9%＋1%＝46%	46%－（12－年龄）%
	双小腿	13%			
	双足	7%			

2. 手掌法

手掌法适用于成人与小儿。将伤员手指并拢，手掌面积约为全身体表面积的 1%。若伤员手与医护人员手大小相似，也可用医护人员的手掌估计。这种方法对小面积烧伤的估计较为方便。手掌法的评估详见图 11-1。

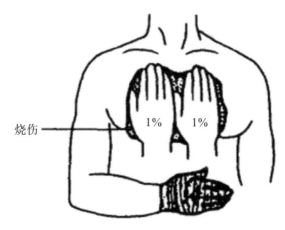

烧伤 ——— 1% 1%

图 11-1 手掌法示意图

（引自：中华医学会. 临床诊疗指南：烧伤外科学分册［M］. 北京：人民卫生出版社，2007）

3. 注意事项

估计烧伤面积时，应将Ⅰ度、浅Ⅱ度、深Ⅱ度及Ⅲ度烧伤面积分别估计，便于治疗参考。不论使用哪一种方法估计，应力求近似，并用整数记录，小数点后数字四舍五入。若烧伤面积过大，为便于计算，也可估计健康皮肤面积，然后在总体表面积（100%）中减去健康皮肤面积的百分数即可。

（二）烧伤深度的判定

烧伤深度判定是烧伤严重程度诊断的重要组成部分。一般以皮肤烧伤分三度为标准。影响较大的是在三度分法基础上发展出的三度四分法，普及面最广，在国际上得到认同，其使用已超过半个世纪。近年来国际上又对此法进行了修正，把超越皮肤和皮下的深度烧伤定位为四度，形成四度五分法。四度五分法的组织学划分如表11-2所示。

表 11-2 烧伤深度的组织学划分（四度五分法）

烧伤深度		受累部位	临床表现	预后
浅度烧伤	Ⅰ	表皮浅层（生发层健在）	表面红斑、干燥、烧灼感	3~7 天脱屑痊愈，短期内有色素沉着
	浅Ⅱ	表皮全层、真皮浅层，有残存附件	局部红肿，水疱形成，破溃后创面红润、潮湿，疼痛剧烈	1~2 周内愈合，一般不留瘢痕，多数有色素沉着
深度烧伤	深Ⅱ	真皮层	可有水疱，创面微湿、红白相间，痛觉迟钝	需 3~4 周或更长时间愈合，常有瘢痕增生，可能需要清创、植皮
	Ⅲ	真皮全层，皮下组织	无水疱、焦痂，痛觉消失，局部皮温低	需植皮愈合
	Ⅳ	皮下组织、筋膜、肌肉、肌腱、骨骼	皮肤全层损毁，骨骼、肌肉等外露	几乎不能自行愈合

（三）烧伤严重程度分类

影响烧伤严重程度的因素众多，如伤前健康状况、年龄、烧伤原因、烧伤部位、有无复合伤或中毒等，但目前仍以烧伤的体表面积和深度作为严重程度划分的主要依据。1970 年在上海召开的全国烧伤会议上提出烧伤分类标准，将成人烧伤严重程度按照烧伤面积和深度分为轻、中、重和特重四类，沿用至今。

1. 轻度烧伤

总面积在 10%（儿童为 5%）以下的 Ⅱ 度烧伤，表皮受损，局部红斑和轻度肿胀，痛感过敏。

2. 中度烧伤

总面积在 11%～30%（儿童为 6%～15%）的 Ⅱ 度或面积为 10% 以下（儿童为 5% 以下）的 Ⅲ 度烧伤，真皮浅层受损，局部渗出，有水疱、红肿、疼痛。

3. 重度烧伤

总面积在 31%～50% 或 Ⅲ 度面积在 11%～20%（儿童为 5%～25%）或 Ⅲ 度面积在 5%～10% 的真皮深层受损，浅红色，表面有红点，痛觉迟钝，愈合后有瘢痕。

有下列情况之一，虽烧伤总面积或深度、面积不足重度烧伤标准也属重度：全身情况较重或已有休克；复合伤（严重创伤、化学中毒）；中重度吸入性损伤（呼吸都损伤波及喉头以下者）。

4. 特重度烧伤

总面积>50%～80%（儿童>26%）或 Ⅲ 度面积>20%（儿童>11%），皮肤全层受损，无水疱，无痛觉，可形成焦痂。

（四）烧伤合并伤

应通过询问病史和查体了解伤员是否有合并损伤，如吸入性损伤、骨折、脑外伤、气胸或腹部脏器损伤等，以便会同有关专科进行相应处理。

第二节　烧伤的救治

一、烧伤急救

烧伤早期处理包括院前急救（现场急救和转运）和入院后的初期处理。一般情况下，正确的早期处理可以减轻烧伤程度，降低并发症的发生率和病死率，是烧伤患者后续治疗的基础，与烧伤患者治疗转归有着密切关系。烧伤院前急救包括现场急救和转运，现场急救是烧伤救治最早的环节，处理不当常导致烧伤加重或贻误抢救时机，给入院后的救治带来诸多不便。由于烧伤作用范围广则烧伤面积大，持续时间长则烧伤程度深，现场急救的基本要求是迅速终止热源致伤和进行应急处理。针对不同烧伤原因，采取相应急救措施。

（1）迅速去除致伤原因。尽快脱离致伤源，及时冷疗，防止热力继续加重创面损伤，减轻疼痛、渗出和水肿。

（2）妥善保护创面。确保创面不再受损伤及污染，避免使用有色药物涂抹而影响伤情判定。

（3）维持呼吸道通畅。一旦出现吸入性损伤，要及早进行气管切开。

（4）稳定生命体征。检查可危及伤员生命的一些情况，如大出血、窒息、开放性气胸、中毒等，一旦发现应迅速进行处理与抢救，不论任何原因引起的心跳、呼吸停止，应立即行胸外按压和人工呼吸，将患者撤离现场，待复苏后进行转运，或转送就近医疗单位进行处理。

（5）合理转运。转运原则以就地治疗为主，由于危重烧伤患者休克发生率高，发生时间早，在转送危重烧伤患者的问题上，烧伤专业学者达成基本共识，强调就地治疗，即使无救治经验，也需先抗休克后转院。

二、初期治疗

（一）早期清创

危重烧伤患者入院之初的治疗重点是液体复苏防治休克，紧急处理并发症。清创应于伤员全身情况稳定后，与复苏补液同步进行，也可待切（削）痂手术时彻底清创。清创的方法因清创后选用包扎或暴露疗法而定，前者应清创较为细致，后者则趋于简单。清创应包括以下内容：

（1）剪除创周毛发，若手足烧伤应剪除指（趾）甲。

（2）去除粘在创面的异物。

（3）创面污染较重者，应用清水轻擦及冲洗，再用 1∶1000 苯扎溴铵和生理盐水（0.9％氯化钠溶液）冲洗干净，用无菌纱布拭干创面。陷入创面的煤渣或砂土等不强求清除彻底，但面部的皮内异物应尽量去净。

（4）水疱皮的处理。若水疱已破、疱皮皱缩，应剪除皱缩的水疱皮。小水疱予以保留；大水疱应消毒表面，在低位剪小口引流。完整的水疱皮不可撕去。

（5）Ⅲ度烧伤创面表面的坏死表皮组织应除去。

（二）休克防治

烧伤休克防治的目标是使患者的有效循环血量和组织灌流始终保持良好状态，最大限度地降低患者全身各系统各脏器代谢和功能的紊乱，帮助患者平稳度过休克期。

成人Ⅱ度烧伤、面积<20％者，可给予正常饮食，根据需要饮水，口服一些含盐饮料。大面积烧伤患者易发生休克，且胃肠功能未恢复，应予以静脉补液。烧伤休克期的补液治疗应有可靠的静脉通道，并使用补液公式计算补液量，在补液过程中根据临床指标的变化随时调整补液量、补液速度和补入成分。

（三）感染防治

严重烧伤患者由于体表生理防御屏障的破坏、全身免疫功能下降、广泛坏死组织的存在和外界、自身菌群的侵袭，对感染的易感性增加。应注意尽早清除感染源、合理使用抗菌药物，必要时进行连续性血液净化，积极抗休克治疗，应用糖皮质激素和免疫调节剂等，充分进行对症支持治疗，预防全身性感染等出现。

（四）疼痛的治疗

对于疼痛剧烈者，可采用冷疗减轻疼痛，也可考虑酌情注射哌替啶、地西泮等药物缓解疼痛。

三、创面处理

创面处理是烧伤的根本问题，尽早有效修复烧伤创面是烧伤治疗的主要任务。烧伤创面治疗结果的好坏影响患者的病程及预后，更直接影响着烧伤部位的功能结局。因此，烧伤创面处理是烧伤患者治疗中最重要的部分。

由于烧伤原因、烧伤部位、烧伤面积、烧伤深度及患者的一般情况等不同，烧伤创面的处理不可一概而论。创面的早期处理主要包括防止创面再损伤和创面加深、清创、创面切开减张等。待患者病情稳定或许可后，根据烧伤创面及患者的具体情况进行后续治疗。烧伤创面治疗可分为非手术保守治疗与手术治疗两种方式。保守治疗包括包扎疗法、半暴露疗法、暴露疗法、湿敷、浸浴及创面负压吸引治疗等。烧伤创面手术治疗包括两个方面，一是通过削痂、切痂、磨痂、剥痂、肉芽清创等方式去除创面坏死、失活组织，二是通过各种不同形式的皮片、皮瓣移植覆盖封闭创面。随着科学技术的发展，现代创面敷料、干细胞移植、组织工程皮肤等先进技术与产品越来越多地应用于烧伤创面治疗，取得了显著成效。

四、烧伤创面的功能结局

与其他创伤相比，烧伤尤其是深度烧伤创面的结局有其特殊性。各种烧伤创面的功能结局主要包括四种类型，一是愈合后色泽改变，包括色素缺失与减退，或色素增加或加深；二是愈合后瘢痕形成，影响患者外观与容貌；三是肥厚或增生性瘢痕及瘢痕挛缩影响患处功能；四是其他类型的结局，如严重损伤导致的肢体缺失，局部组织量不足导致的体表凹陷畸形等。

烧伤创面的功能结局主要与损伤程度、患者个体差异及治疗情况三个方面密切相关。治疗情况涉及于术方式的选择和手术时机、换药方式的选择、康复治疗的时机和方式等。其中，康复治疗贯穿创面治疗乃至烧伤治疗的全程。创面处理过程中及创面愈合后的康复治疗对烧伤创面的功能结局影响甚大。因此，应从患者入院开始有计划有目的地实施康复治疗，有利于在防治并发症的同时尽可能恢复患者的功能，提高患者生活质量。

第三节 烧伤的康复目标、评估及治疗

烧伤康复的开展应根据烧伤后不同阶段采取分阶段的治疗策略，在此过程中，医生（包括烧伤科医生和康复医生）、护士（包括烧伤科护士和康复护士）、治疗师、假肢矫形器师、社工等应进行跨学科合作，开展一站式康复服务。具体专业分工如表 11-3 所示。

表 11-3 烧伤康复不同阶段跨学科专业人员的角色

急性期	康复期	长期
目标： 　抢救生命； 　促进伤口愈合； 　最大可能减少烧伤后引起的并发症	目标： 　减少并发症； 　预防瘢痕增生引起的关节挛缩造成肢体功能和心理障碍； 　尽全力保持和提高患者功能活动	目标： 　帮助患者重新融入社区并重返工作岗位
烧伤外科医生： 　补液； 　手术； 　伤口管理	康复医生： 　康复资源分配与管理	康复医生： 　康复资源分配与管理
烧伤科护士： 　常规护理和管理； 　伤口护理； 　敷料的选择与运用	物理治疗师： 　关节活动训练； 　物理因子治疗	物理治疗师： 　痛症处理； 　关节活动训练； 　物理因子治疗
康复医生： 　康复资源分配与管理	作业治疗师： 　压力治疗； 　日常功能活动训练； 　工作能力评估和训练	作业治疗师： 　压力治疗； 　职业康复训练； 　社区康复训练； 　居家环境改造
物理治疗师： 　早期运动； 　呼吸训练； 　伤口观察	社会工作者： 　面谈； 　小组活动	社会工作者： 　寻找资源； 　未来生计指导

续表11-3

急性期	康复期	长期
作业治疗师： 早期良肢位摆放； 矫形器制作； 早期功能活动训练； 压力治疗	心理治疗师： 心理辅导（患者和家属）	心理治疗师： 心理辅导（患者和家属）
—	假肢矫形器师： 矫形器制作； 假肢制作及适配	假肢矫形器师： 矫形器制作； 假肢制作及适配

一、急性期康复目标、评估及治疗

（一）康复目标

最大可能减少烧伤后引起的并发症，维持未受伤关节活动范围，促进受伤部位关节活动度的恢复，减轻水肿、疼痛，改善肌力、耐力，促进创面愈合，预防瘢痕增生和挛缩，使用改良的方法或辅具完成日常自我照顾活动。

（二）评估

（1）瘢痕评估：温哥华瘢痕评估量表（VSS）。

（2）关节活动度、肌围度评估。

（3）肌力评估：徒手肌力检查（MMT）。

（4）感觉评估：浅感觉、深感觉、复合感觉。

（5）平衡功能［三级分法、Fugl-Meyer 平衡量表、Berg 平衡量表（BBS）］和步行（Hoffer 步行功能分级、Holden 步行功能分级）的评定。

（6）对于长期卧床患者需进行心肺功能评估。

（7）日常生活活动能力评估：自我照顾活动评估（改良的 Barthel 指数）。

（8）手功能评估。

（三）康复治疗

（1）康复宣教：创面及瘢痕护理，包括创面清洁方法、瘢痕的保湿、瘢痕的防晒、预防色素沉着。

（2）体位摆放：体位摆放的设计应达成以下目标。①减轻肢体或伤处的水肿；②保持关节对位、对线；③保持组织被拉长；④预防挛缩发生；⑤保持关节活动度；⑥促进创面愈合；⑦减轻局部压力；⑧保护关节、外露肌腱、新移植物及皮瓣。

（3）使用矫形器：预防挛缩。

（4）关节被动活动及主动活动、功能锻炼：在病情许可的情况下，视受累关节及皮肤和创面情况进行关节主动或被动活动，轻柔活动受累关节，保持关节活动度，预防挛缩及僵硬。对于非受累的邻近关节也要进行全范围的关节活动训练。功能锻炼应遵循少量多次的原则。这些活动有助于改善血液循环、减轻水肿，对预防关节僵硬、提高关节活动度和保持肌肉力量有重要作用。

（5）关节松动及瘢痕牵伸：可预防烧伤后组织粘连和关节囊的紧缩，有助于保持关节活动范围。对已有挛缩的肢体，通过牵张训练可逐步延长挛缩粘连的纤维组织，增加关节活动度。

（6）呼吸训练：通过胸廓的活动，协调各呼吸肌的功能，增大肺活量、吸氧量，改善全身情况，配合体位引流，促进排痰，以保持肺活量、提高呼吸的有效性、预防或减少呼吸系统并发症。

（7）日常生活活动训练：包括日常活动指导及辅具配备。

（8）压力治疗：目的是控制水肿、预防瘢痕增生等。这个时期的加压方式主要是通过自粘绷带、氨纶套等有弹力的织物进行加压。由于刚愈合的伤口皮肤较脆弱，加压时可在皮肤上加一层纱布，避免加压时材料与皮肤间的摩擦损伤愈合的皮肤。使用绷带时由远端向近端缠绕，露出肢体末端，以便观察血运情况。缠绕时第二圈应压在第一圈绷带一半的位置，避免两圈绷带完全重叠，压力过大影响血液循环。

（9）物理因子治疗：主要包括红外线、紫外线、微波治疗。

二、康复期康复目标、评估及治疗

（一）康复目标

最大可能减少烧伤引起的并发症，促进受伤部位关节活动度的恢复，减轻水肿、疼痛，改善肌力、耐力，预防瘢痕增生和挛缩，独立完成日常自我照顾和家居社区活动。

（二）评估

（1）瘢痕评估：VSS。

（2）关节活动度、肌围度评估。

（3）肌力评估：MMT。

（4）感觉评估：浅感觉、深感觉、复合感觉。

（5）平衡功能（三级分法、Fugl-Meyer 平衡量表、BBS）和步行（Hoffer 步行功能分级、Holden 步行功能分级）的评定。

（6）对于长期卧床患者需进行心肺功能评估。

（7）日常生活活动能力：自我照顾活动评估（MBI），日常家居及社区活动能力评估［Lawton 工具性日常生活活动能力（Lawton IADL）评估量表］。

（8）手功能评估。

（9）生活质量评估：SF-36。

（10）职业能力评估。

（三）康复治疗

（1）使用支具：预防挛缩。

（2）关节被动活动及主动活动、功能锻炼：进行手功能及肢体功能活动强化训练。

（3）关节松动及瘢痕牵伸：可预防烧伤后组织粘连和关节囊的紧缩，有助于保持关节活动范围。对已有挛缩的肢体，通过牵张训练可逐步延长挛缩粘连的纤维组织，增加关节活动度。

（4）日常自我照顾活动和家居社区活动训练。

（5）职业能力训练。

（6）压力治疗：使用压力衣及压力垫进行压力治疗。

（7）物理因子疗法：主要包括超声波、水、红外线、紫外线、微波、超短波、高压氧治疗。

三、长期康复目标、评估及治疗

（一）康复目标

控制瘢痕增生和挛缩，独立完成日常自我照顾和家居社区活动，回归工作。

（二）评估

（1）瘢痕评估：VSS。

（2）关节活动度、肌围度评估。

（3）肌力评估：MMT。

（4）感觉评估：浅感觉、深感觉、复合感觉。

（5）平衡功能（三级分法、Fugl-Meyer 平衡量表、BBS）和步行（Hoffer 步行功能分级、Holden 步行功能分级）的评定。

（6）对于长期卧床患者需进行心肺功能评估。

（7）日常生活活动能力：自我照顾活动评估（MBI），日常家居及社区活动能力评估量表（Lawton IADL 评估量表）。

（8）手功能评估。

（9）生活质量评估：SF-36。

（10）职业能力评估。

（三）康复治疗

（1）使用矫形器：预防挛缩。

（2）功能活动：进行手功能及肢体功能活动强化训练。

（3）关节松动及瘢痕牵伸：维持关节活动度。对已有挛缩的肢体，通过牵伸训练增加关节活动度。

（4）日常自我照顾活动和家居社区活动训练。

（5）职业能力训练。

（6）压力治疗：使用压力衣及压力垫进行压力治疗。

（7）物理因子治疗：主要包括超声波、水、微波治疗。

四、其他治疗

（一）瘢痕的有创治疗

（1）手术治疗。瘢痕成熟需要 2~3 年时间，在瘢痕成熟之前应避免进行手术治疗，除非已发生了瘢痕挛缩、明显影响肢体功能，如睑外翻和颈部、手部、肘窝、腘窝及会阴区域的挛缩等。

（2）对散在小面积增生性瘢痕的有创治疗。对散在的小瘢痕，可选的有创治疗很多。常用方法包括注射激素（如曲安奈德）、注射抗肿瘤药物（如 5-FU、博莱霉素）、注射钙通道阻滞剂（如维拉帕米）、微针冷冻疗法，以及激光治疗（脉冲染料激光）。

（二）瘙痒的处理

瘙痒是烧伤后增生性瘢痕常见的并发症之一，是影响患者恢复、降低生活质量的常见原因，在出院时及创面完全愈合后最为明显，后期随时间推移逐渐减轻。应对瘙痒的程度、持续时间和对于日常生活活动（如睡眠、工作、上学、娱乐等）造成的影响进行评估。目前常用的评估工具有五种，均为英文评估工具，包括五维瘙痒评分、数字评分量表（NRS）和视觉模拟评分量表（VAS）。

国际烧伤学会指南推荐在创面再上皮化之后，一天多次使用皮肤保湿剂来缓解皮肤干燥以减轻瘙痒，包括保湿剂和抗组胺药物的联合使用、每日使用润肤霜和/或保湿剂等，但应注意避免诱发过敏反应。

药物治疗方面，应根据瘙痒对患者的日常生活、生活质量的影响程度来指导药物使用。局部用药包括组胺受体拮抗剂、蛋白水解酶、麻醉剂等，系统用药包括口服抗组胺药物、加巴喷丁、阿片类激动剂或拮抗剂。

非药物治疗可与药物治疗同步进行，包括冷敷治疗、瘢痕按摩（结合皮肤补水剂）、局部加压、电疗（如经皮神经电刺激）等。

参考文献

［1］中华医学会. 临床诊疗指南：烧伤外科学分册［M］. 北京：人民卫生出版社，2007.

［2］World Health Organization. WHO｜Burns［M］. Geneva：WHO press，2014.

［3］WHO. The global burden of disease：2004 update［M］. Geneva：WHO press，2008 .

［4］Peck M D. Epidemiology of burns throughout the world. Part Ⅰ：Distribution and risk factors［J］. Burns，2011，37（7）：1087－1100.

［5］ 程文凤. 中国烧伤流行病学研究现状及多中心大面积烧伤患者流行病学调查分析［D］. 北京：中国人民解放军医学院，2017.

［6］ 吴军，唐丹，李曾慧平. 烧伤康复治疗学［M］. 北京：人民卫生出版社，2015.

［7］ ISBI Practice Guidelines Committee, Steering Subcommittee RB, Advisory Subcommittee N, et al. ISBI Practice Guidelines for Burn Care［J］. Burns, 2016, 42（5）：953−1021.

［8］ 中华医学会烧伤外科学分会. 烧伤康复治疗指南（2013 版）［J］. 中华烧伤杂志，29（6）：497−504.

［9］ Esselman P C. Burn rehabilitation：an overview［J］. Archives of Physical Medicine & Rehabilitation, 2007, 88（12），S3−S6.

［10］ Kamolz L P, Huang T. Reconstruction of burn deformities：an overview. In：Herndon DN, editor. Total burn care［M］. New York：Elsevier Saunders, 2012：572−573.

［11］ Ahuja R B, Chatterjee P. Comparative efficacy of intralesional verapamil hydrochloride and triamcinolone acetonide in hypertrophic scars and keloids［J］. Burns, 2014, 40：583−588.

［12］ Cheng B, Lui H W, Fu X B. Update on pruritic mechanisms of hypertrophic scars in postburn patient：the role of opioids and their receptors［J］. J Burn Care Res, 2011, 32：e118−125.

［13］ Kuipers H C, Bremer M, Braem L, et al. Itch in burn areas after skin transplantation：patient characteristics, influencing factors and therapy［J］. Acta Derm Venereol, 2015（95）：451−456.

［14］ Carrougher G J, Martinez E M, Mcmullen K S, et al. Pruritus in adult burn survivors：post-burn prevalence and risk factors associated with increased intensity［J］. J Burn Care Res, 2013, 34：94−101.

［15］ Schneider J C, Nadler D L, Herndon D N, et al. Pruritus in pediatric burn survivors：defining the clinical course［J］. J Burn Care Res, 2015, 36：151−158.

［16］ Nedelec B, Rachelska G, Parnell LK. Double blind, randomized, pilot study assessing the resolution of postburn pruritus［J］. J Burn Care Res, 2012, 33：398−406.

［17］ Demling R, Desanti L. Topical doxepin significantly decreases itching and erythema in the healed burn wound［J］. Wounds, 2002, 14：334−339.

［18］ Ahuja R B, Gupta G K. A four arm, double blind, randomized and placebo controlled study of Pregabalin in the management of post-burn pruritus［J］. Burns, 2013, 39：24−29.

［19］ Lasalle L, Rachelska G, Nedelec B. Naltrexone for the management of post-burn pruritus：a preliminary report［J］. Burns, 2008, 34：797−802.

［20］ Field T, Peck M, Hernandez−Reif M, et al. Postburn itching, pain, and psychological symptoms are reduced with massage therapy [J]. J Burn Care Rehabil，2000，21：189－193.

[21] Roh Y S，Cho H，Oh J O. Effects of skin rehabilitation massage therapy on pruritus，skin status，and depression in burn survivors [J]. Taehan Kanho Hakhoe Chi，2007，37：221－226.

[22] Shin T M，Bordeaux J S. The role of massage in scar management：a literature review [J]. Dermatol Surg，2012，38：414－423.

第十二章　儿童孤独症谱系障碍
康复诊疗规范

第一节　儿童孤独症谱系障碍概述

一、定义

孤独症谱系障碍（autism spectrum disorder，ASD）简称孤独症，与自闭症同义，是一组以社交沟通障碍、兴趣或活动范围狭窄及重复刻板行为为主要特征的神经发育性障碍。自 1943 年 Leo Kanner 医生首次报道儿童孤独症以来，有关孤独症及其相关障碍的名称和诊断标准不断更新。2013 年 5 月 18 日，美国精神病学会发布《精神疾病诊断统计手册（第五版）》（*Diagnosis and Statistical Manual of Mental Disorders-fifth edition*，DSM－5）正式提出 ASD 的概念。

二、病因

目前 ASD 病因不明，一般认为 ASD 的发病与遗传学、神经生物学以及环境风险因素等密切相关。

（一）遗传因素

多数研究认为，ASD 与遗传或基因异常有关，且认为多基因遗传可能性较大。

（二）环境风险因素

引起孤独症的环境方面的各种风险因素，涉及从怀孕到出生期间的子宫环境，需要进一步的研究来准确地找出这些环境因素影响的本质及其对大脑早期发育的影响方式。

（三）其他因素

其他因素包括炎症标志物因素、神经递质因素、感染和免疫因素、脑部功能和结构异常因素、心理社会因素等。

三、流行病学

近年来的流行病调查数据显示，全球范围内 ASD 患病率均呈上升趋势，已经成为世界上患病人数增长最快的严重疾病。2020 年 3 月 26 日，美国疾病控制和预防中心（CDC）发布的最新美国孤独症谱系障碍的患病率为 1/54。复旦大学儿科医院牵头我国多个地区完成的流行病学调查显示，我国儿童 ASD 发病率约为 0.7/100，WHO 根据我国现有总人口数量估计我国患 ASD 儿童总数超过百万。

四、临床表现

儿童 ASD 起病于 3 岁前，其中约 2/3 的患儿出生后逐渐起病，约 1/4 的患儿经历了 1~2 年正常发育后退行性起病。临床表现在儿童发育的不同时期有所不同。

（一）社会交往障碍

患儿在社会交往方面存在质的缺陷，其不同程度地缺乏与人交往的兴趣，也缺乏正常的交往方式和技巧。具体表现随年龄和疾病严重程度的不同而不同，以与同龄儿童的交往障碍最为突出。

1. 婴儿期

缺乏目光对视，或对他人的呼唤及逗弄缺少兴趣和反应，没有期待被抱起的姿势或抱起时身体僵硬、不愿与人贴近，缺少社交性微笑，不观察和模仿他人的简单动作。

2. 幼儿期

仍缺乏目光接触或目光对视时间短，呼之常常不理，对主要抚养者缺乏依恋，对陌生人缺少应有的警惕，缺乏与同龄儿童交往和玩耍的兴趣，交往方式和技巧欠缺或异常。患儿不会通过目光、声音、姿势动作表达需求或引起他人对其所指事物的注意，不会与他人分享快乐，不会寻求安慰，不会对他人的身体不适或不愉快表示安慰和关心，常常不会玩想象性和角色扮演性游戏。

3. 学龄期

随着年龄增长和能力提高，患儿对父母、同胞可能变得友好而有感情，但仍然不同程度地缺乏与他人主动交往的兴趣和行为。虽然也有部分患儿愿意主动与人交往，但交往方式和技巧仍然存在问题。他们常常自娱自乐，独来独往，我行我素，不理解也很难学会和遵循一般的社会规则。

4. 青少年期或成年期

患者缺乏社会交往的兴趣和技能，或对社交规则的理解与变通能力欠缺，虽然部分患者渴望结交朋友，对异性也可能产生兴趣，但是因为对社交情景缺乏应有的理解，对他人的兴趣、情感等缺乏适当的反应，难以理解幽默和隐喻等，较难建立友谊、爱和婚姻关系。

（二）交流障碍

ASD 患儿在言语交流和非言语交流方面均存在障碍，其中以言语交流障碍表现突出，通常是患儿就诊的主要原因。

1. 言语交流障碍

（1）言语发育迟缓或不发育：常常表现为言语发育较同龄儿晚，甚至不发育，有些儿童可有相对正常的言语发育阶段，后又逐渐减少直至完全消失。

（2）言语理解能力不同程度受损，常答非所问或鹦鹉学舌。

（3）言语形式及内容异常：最大的问题是"语用"障碍，即不会恰当地用言语进行沟通，常见人称代词混淆，话题跳跃或滔滔不绝，有刻板的言语方式，常说与情景不切合的语言。

（4）语调、语速、节律、重音等异常。

2. 非言语交流障碍

缺乏用于沟通的姿势动作，如食指指物表达需求或兴趣，不会点头、摇头示意等，也不能理解他人的姿势、面部表情的意义。有"工具手"行为，即常用别人的手作为自己身体的延伸去做事。

（三）兴趣狭窄和刻板重复的行为方式

ASD 患儿兴趣狭窄及重复刻板行为的表现千差万别，总的来说即沉迷于狭窄的兴趣之中而缺乏对人际交往的兴趣，倾向于使用僵化刻板的方式应付日常生活。

1. 兴趣范围狭窄和不寻常的依恋行为

常表现为迷恋看电视广告、固定的一部或几部动画片、天气预报、新闻片头，或某一类性质相似的物品；旋转物品、排列物品或听某段音乐、某种单调重复的声音等；对非生命物品可能产生强烈依恋或爱不释手，随时携带。

2. 动作、行为方式刻板重复

常出现刻板重复、怪异的身体动作，或坚持用同一种方式做事，拒绝生活规律或环境的变化。

3. 仪式性或强迫性行为及不寻常的感官兴趣

强调事物固定的顺序，包括物品放置的特定地点、空间位置或对事件设定顺序；对物品或人的观看、触感、声响、味道及质地有不寻常的反应。

4. 因社交功能障碍而出现的问题行为

因社交功能障碍而出现的问题行为包括婴儿期、幼儿期、青少年期及成年期因缺乏正常社交技巧出现的不适当的社交行为及因社交受挫导致的愤怒、急躁及攻击行为等。

（四）其他表现

ASD 患儿常伴有智力障碍、睡眠障碍、注意障碍，以及自笑、情绪不稳定、多动、冲动、攻击、自伤等行为；认知发展多不平衡，音乐、机械记忆、计算能力相对较好甚至超常；还有一部分儿童伴有抽动秽语综合征、癫痫、脑瘫、感觉系统损害、巨头症等。

五、辅助检查

ASD 的诊断目前为症状学诊断，缺乏客观的实验室或辅助检查结果作为诊断的依据。但选择适当的辅助检查可帮助排除器质性病变，或协助明确诊断。

（一）遗传学检测

从病因学角度，目前多认为 ASD 受遗传和环境两方面影响，其中遗传因素占重要地位。从大部分临床病例中可以看出，ASD 有家族聚集现象，目前研究认为最有可能与 ASD 相关的遗传学基础是单核苷酸变异和拷贝数变异（CNVs）。

1. 染色体微阵列芯片分析

染色体微阵列芯片分析（chromosomal microarray analysis，CMA）具有高分辨率、高通量、操作简单、结果稳定快速等优点，在全基因组范围内检测基因组片段的 CNVs，能检测到大量常规方法未能检测到的微小变异。国外广泛将 CMA 用于临床诊断，目前已替代 G－显带核型分析，成为辨别 ASD 患儿有无遗传学异常的首选方法。

2. 高通量测序

高通量测序（next-generation sequencing，NGS）是高通量的平行测序，能在短时间内完成上百亿碱基的测序。到目前为止，发现有上千个与 ASD 发病有关的基因，但尚未发现与 ASD 相关的特异性基因。该方法灵敏度和准确度都很高，但特异度不够。

3. 聚合酶链反应

聚合酶链反应（polymerase chain reaction，PCR）技术具有特异性强、灵敏度高、操作简便、省时等特点，其临床应用较广泛，可从分子学水平发现基因转录异常。研究发现与 ASD 有关的基因较多，如 *FMR1*、*MECP2*、*FOXP2*、*SHANK3* 基因等，其中研究最多的是 *FMR1* 基因突变。

4. 染色体核型分析

染色体核型分析是细胞遗传学研究的基本方法，目前在我国应用广泛。该方法分辨率低，无法对致病性染色体亚显微结构变异——染色体微缺失或微扩增进行检测，检测阳性率低。ASD 的遗传因素比较复杂，目前研究尚未找到与该病有关的特异性染色体或基因。就目前而言，该方法临床应用价值不大。

（二）影像学检测

ASD 患者的认知、言语和情感交流障碍表现使研究者们一开始就怀疑其存在解剖结构异常，影像学检测为此观点提供了客观证据。

1. 单光子发射计算机断层扫描

单光子发射计算机断层扫描（SPECT）脑血流灌注断层显像放射性分布减低的部位提示该区域存在局部脑血流灌注障碍和功能异常。有研究显示，ASD 局部脑血流灌注减低区主要集中在额叶、颞叶、边缘系统、小脑，而这部分脑区域正好与记忆、情绪、行为表现、认知功能相关，可以解释 ASD 患儿出现的部分异常行为。

2. 功能性磁共振成像与扩散张量成像

功能性磁共振成像（fMRI）可检测在解剖学上完整的大脑区域功能性改变，通过刺激特定感觉器官，可激活相应功能区。以往研究发现：在执行与情绪表达相关的任务时，ASD 患儿杏仁体激活减弱；在执行面孔识别任务时，ASD 患儿与面孔识别功能有关的梭状回激活减弱。扩散张量成像（DTI）通过添加方向磁场来测定水分子向各个方向的扩散程度，从而用来测量脑白质中神经纤维束的走向。已有多项研究发现 ASD 患者各向异性分数（FA）值相对于正常对照组减小，考虑与 ASD 患者神经纤维束组织化被破坏、连贯性降低有关。由于 fMRI 和 DTI 研究结果相似，临床上推荐从二者中选择一项进行检查。

3. MRI

颅脑 MRI 是发现先天或创伤等后天因素所致大脑结构改变的重要检查方法，被认为在鉴别器质性脑病变上有一定价值，常规 MRI 是对大脑结构进行成像，由于 ASD 患儿主要表现为大脑皮质区血流灌注异常，很少引起大脑结构改变，因此 MRI 检查常为阴性。所以单就 ASD 诊断而言，MRI 临床应用价值不大。

（三）神经电生理检测

1. 脑电图

脑电图（EEG）可以显示不同区域脑活动异常，同时可显示各电极之间脑部连接功能有无异常，理论上，ASD 患儿脑连接功能异常在 EEG 上可以显示。因 EEG 具有无创、时间上同步的特点，临床应用非常普遍。目前关于 EEG 对 ASD 的诊断价值学界并未达成共识，但由于 ASD 患儿中同时合并癫痫者占 7%～35%，而 EEG 是癫痫的常规检查，具有诊断及初步定位的价值，所以 EEG 在诊断共患病方面有一定价值。

2. 脑干听觉诱发电位和多频稳态听觉诱发反应

正常脑干听觉诱发电位（BAEP）以Ⅰ~Ⅴ波最稳定，有研究发现，与正常儿童相比，ASD患儿存在脑干听觉诱发电位异常，提示脑干功能障碍导致信息向大脑传递通路损害，这可能是造成孤独症患儿认知、社交及语言能力等方面异常发育的原因之一。但目前尚缺乏循证医学证据，需进一步研究。

ASD患儿通过听觉来获得语言信息的能力差，Beers等建议对疑诊为ASD的患儿行听力筛查。纯音听阈测试是确定不同频率听阈的金标准，但ASD患儿通常无法配合完成纯音听阈这项主观听力测试。多频稳态听觉诱发反应（ASSR）是由调制声音信号引起的反应相位与刺激信号的相位具有稳定关系的听觉诱发电位。其具有频率特异性好、刺激强度较大、客观分析结果的特点，对于不能配合纯音测听的患儿，ASSR是一种较为客观准确的评估方法。

六、诊断及分级标准

（一）孤独症谱系障碍诊断标准

根据DSM-5，ASD患者必须符合以下四项标准：

其一，在各种情景下持续存在的社会交流和社会交往缺陷，不能用一般的发育迟缓解释，且符合以下三项。

（1）社会—情感互动缺陷：轻者表现为异常的社交接触和不能进行对话；中度表现为缺乏分享、兴趣、情绪和情感，社交应答减少；重者表现为完全不能发起社会交往。

（2）用于社会交往的非言语交流行为缺陷：轻者表现为言语和非言语交流整合困难；中者表现为目光接触和肢体言语异常，或在理解和使用非言语交流方面存在缺陷；重者表现为完全缺乏面部表情或手势。

（3）建立或维持与其发育水平相符的人际关系缺陷（与抚养者的除外）：轻者表现为难以调整自身行为以适应不同社交场景；中者表现为在玩想象性游戏和结交朋友上存在困难；重者表现为明显对他人没有兴趣。

其二，行为方式、兴趣或活动内容狭隘、重复（至少符合以下两项）。

（1）语言、运动或物体运用刻板或重复（例如简单的刻板动作、回声语言、反复使用物体、怪异语句）。

（2）过分坚持某些常规以及言语或非言语行为的仪式，或对改变过分抵抗。

（3）高度狭隘、固定的兴趣，其强度和关注度异常，如对不寻常的物品强烈依恋或沉迷，过度局限或持续的兴趣。

（4）对感觉刺激反应低下或反应过度，对环境中的感觉刺激表现出异常的兴趣，如对疼痛、热、冷等感觉麻木，对某些特定的声音或物料出现负面反应，过多地嗅或触摸某些物体，沉迷于光线或旋转物体。

其三，症状必须在儿童早期出现（但是由于儿童早期社交需求不高，症状可能不会完全显现）。

其四，所有症状共同限制和损害了日常功能。

此外，这些失调都不能用智力障碍/智力发育障碍或全面性发育迟缓更好地解释。智力残疾和 ASD 经常共同发生。

（二）孤独症谱系障碍分级标准

DSM-5 诊断标准还提出了一个基于社会和（或）交流障碍和狭隘兴趣与刻板行为严重程度进行分级的标准，将 ASD 分为轻、中、重度，ASD 患儿不同程度分级的临床表现见表 12-1。

表 12-1 ASD 患儿不同程度分级的临床表现

严重程度	社会交流	狭隘兴趣和重复刻板
三级（需要非常高强度的帮助）	严重的言语和非言语社会交流技能缺陷导致严重功能受损；极少发起社交互动，对他人的社交示意反应低下	迷恋、固定的仪式和（或）重复行为，显著影响各方面功能；当这些行为被中断时表现明显的痛苦反应；很难从其狭隘的兴趣中转移出来或很快又回到原有兴趣中去
二级（需要高强度的帮助）	明显的言语和非言语社会交流技巧缺陷；即使给予现场支持也表现出明显社交受损；较少发起社交互动，对他人的社交示意反应较低或异常	重复刻板行为和（或）迷恋或固定的仪式频繁出现，通过观察也可明显发现；在很多场合下影响患者的功能；当这些行为被中断时表现明显的痛苦反应或挫折反应；较难从其狭隘兴趣中转移出来
一级（需要帮助）	当现场缺乏支持，社会交流缺陷引起可察觉到的功能受损；发起社交困难；对他人的社交示意的反应显得不正常或不成功；可能表现出社交兴趣降低	仪式和重复行为在某一个或多个场合中显著影响患者功能；若他人试图中断其重复刻板行为或将其从狭隘兴趣中转移出来，会表现出抵抗

第二节　儿童孤独症的评定

对 ASD 患儿的全面评定是有针对性地指导家长和专业机构对 ASD 患儿进行干预和训练的依据。专业人员须对 ASD 患儿进行多侧面、多角度评定。一方面要注意对患儿可能具有的发育迟缓进行评定，另一方面又要注意对其具有的发育异常进行评定，同时，还要将患儿在个别领域的功能放到其整体功能中去分析理解。评定的方法很多，各有其独特的优点，也有其局限性，使用时必须谨慎，不可盲目。一次评定反映的只是患儿当时、当地的表现，不能根据一次评定结果预测患儿将来甚至终身的发展情况。

一、发育评定

发育评定主要应用于 5 岁以下的婴幼儿。可用于发育评定的量表有丹佛发育筛查测验、发展诊断量表、贝利婴儿发育量表、Gesell 发育量表等。

二、心理学评定

心理学评定主要包括智力发育评定、适应能力评定等，可为康复干预计划的制订提供依据。

（一）智力发育评定

常用的智力发育评定工具有韦氏幼儿智力量表、斯坦福－比内智力量表、Peabody 图片词汇测验、瑞文渐进模型测验等。

（二）适应能力评定

适应能力评定不仅是 ASD 患儿诊断的依据，还可为教育训练及训练效果评价提供基础。常用评定工具有文莱适应能力量表、婴儿－初中生社会生活能力评定。

三、ASD 评定

ASD 评定的目的主要是检查受试儿童是否具有 ASD 症状，主要使用工具有 ASD 筛查量表、ASD 诊断量表。美国儿科学会（AAP）早期筛查指南提出三级筛查程序：初级保健筛查、一级筛查、二级筛查。ASD 诊断量表的评定结果也仅作为儿童 ASD 诊断的参考依据，不能替代临床医师综合病史、精神检查并依据诊断标准做出的诊断。

（一）初级保健筛查

1. 警示指标

6 个月后，不能被逗乐，眼睛很少注视人；10 个月左右，对自己名字没有反应（听力正常）；12 个月，对于言语指令没有反应，没有咿呀学语，没有动作手势语言，不能进行目光跟随，对动作模仿不感兴趣；16 个月，不说任何词汇，对言语反应少，不理睬别人说话；18 个月，不能用手指指物或用眼睛追随他人手指指向，没有给予行为；24 个月，没有自发说出的双词短语；任何年龄段出现语言功能倒退或社交技能倒退。

2. 录像分析方法

录像分析方法用于分析 18～24 个月 ASD 儿童、发育迟缓儿童及健康儿童的行为，区分 ASD 儿童和其他两组儿童的 9 个危险信号：①缺乏适当的目光注视；②不能通过眼神交流来表达喜悦的情绪；③不与他人分享高兴和感兴趣的事；④听到自己名字无反应；⑤缺乏适当的眼神交流、面部表情、手势及语调；⑥不喜欢向他人展示自己感兴趣的东西；⑦特别的说话方式；⑧刻板重复的肢体运动；⑨刻板重复的运用物体的方式。

其中前 6 个危险信号包含了 ASD 儿童缺少的正常行为，后 3 个危险信号是 ASD 儿童所表现出的特殊异常行为，72％～100％的 ASD 儿童存在前 6 个危险信号，50％的 ASD 儿童表现出特别的说话方式和刻板重复的肢体运动，75％的 ASD 儿童表现出刻板重复的运用物体的方式。发育迟缓儿童则很少表现出上述 3 种特殊异常行为。

3. 儿童心理行为发育问题预警征象筛查

儿童心理问题的检出率为 1.2％～29％，其中有 1500 万发生在中国，儿童心理行为发育问题已成为当前影响儿童健康的重要公共卫生问题。为了满足社会需要，解决我国缺乏适用于基层的心理行为发育筛查工具的现状，国内专家共同编制了儿童心理行为发育问题预警征象（以下简称预警征），用于 0～6 岁 11 个关键年龄点的心理行为发育监测。有发育偏倚可能的儿童绝大部分通过预警征筛查能够实现早期识别、早期发现。

（二）一级筛查

1. 改良版简易幼儿 ASD 筛查量表

改良版简易幼儿 ASD 筛查量表（M-CHAT）23 项中至少 3 项或 6 项关键项目中至少 2 项未通过提示 ASD 高风险，需进一步评估。

2. 幼儿 ASD 量表

幼儿 ASD 量表（CHAT-23）A 部分的 23 项中至少 6 项阳性或 7 项关键项目中至少 2 项阳性，以及 B 部分中前 4 项有 2 项阳性为筛查阳性标准。

3. ASD 特征早期筛查问卷（EAST）

EAST 3 项未通过判定为有 ASD 风险。

4. ASD 行为量表（ABC）

总分≥31 分提示存在可疑 ASD 样症状，总分≥67 分提示存在 ASD 样症状。

（三）二级筛查

用于排除 ASD 可疑人群中的其他发育障碍，协助诊断，使用工具如儿童 ASD 评定量表（CARS）。

四、ASD 诊断与评估量表

目前应用于 ASD 诊断的量表较多，国外使用 ASD 诊断访谈量表修订版（ADI-R）、ASD 诊断观察量表（ADOS）作为诊断的"金标准"。国内现普遍使用香港协康会标准化的由美国北卡大学编制的《自闭症儿童心理教育评估第三版》（PEP-3）作为全面了解 ASD 儿童认知、社交能力及行为表现的评估量表。

第三节 儿童孤独症的康复治疗

儿童孤独症的治疗以教育和训练为主，其他治疗为辅。

一、教育和训练

教育训练以社交互动为核心，强调早期长程、科学系统、个体训练、家庭参与。

（一）应用行为分析疗法

应用行为分析疗法（ABA）是迄今为止少数几个通过随机对照研究证实对儿童孤独症有效的治疗方法之一，能增加患儿的适应行为，减少不良行为，对改善患儿的预后有明显的效果，尤其在认知、语言、适应行为等方面。其核心是行为回合训练法（DTT）。

（二）结构化教学法

结构化教学法（TEACCH）是以特别的环境布置、视觉安排、时间程序表、常规和个人工作系统为核心要素，增进儿童孤独症患儿对环境、训练内容的理解和服从的训练方法，已在世界各地广泛应用并取得良好效果。

（三）人际关系发展干预

人际关系发展干预（relationship development intervention，RDI）着眼于儿童孤独症患儿人际交往和适应能力发展，强调父母的"引导式参与"，在评估患儿当前发展水平的基础上，采用系统的方法循序渐进地触发儿童孤独症患儿产生运用社会性技能的动机，进而使其将习得的技能运用在不同的情境中，最终让患儿发展出与他人分享经验、享受交往乐趣及建立长久友谊关系的能力。

（四）图片交换沟通系统

图片交换沟通系统（picture exchange communication system，PECS）是让言语能力缺乏或不足的孤独症患儿通过使用图片进行沟通的一种学习系统，适合老师与家庭成员在各种场合下使用。

（五）地板时光训练

地板时光训练以患儿为主导，成人作为引导者，其目标是帮助患儿达到对情感和认知发展有重要作用的里程碑。在训练中，引导者根据患儿的能力、兴趣与活动类型参与其中，并制造变化、惊喜、困难等，引导患儿进行更高难度的社交活动，从而培养、发展其社会交往能力。

（六）早期丹佛模式

早期丹佛模式（early start Denver model，ESDM）是一种发展的、以关系为基础的儿童孤独症干预方法，适用于 12 月龄至学龄前期的患儿。该法充分利用了 ABA 技术，目标是促进儿童孤独症患儿的社交、交流、认知、言语能力，减少儿童孤独症行为。

（七）社交故事

社交故事是一种应用于儿童孤独症患者的教学策略，通过文字表达、漫画式对话、社交读物等方式提升患者的社交技巧的训练方法。

（八）社交沟通—情绪调控—交往支持模式

社交沟通—情绪调控—交往支持（SCERTS）模式整合、改良自上述多种训练方法，强调社会交流、情绪调节与全面支持，适合在融合教育的环境中由经培训的特教老师或言语治疗师实施。

二、药物治疗

对于儿童孤独症核心症状的改善与治疗目前无特异性药物，但对于部分儿童孤独症患儿的某些异常行为及情绪问题，一些精神类药物可以起到很好的辅助治疗作用。如哌甲酯、托莫西汀可应用于改善患儿的注意缺陷、多动行为；利培酮可用于改善患儿的情绪问题、攻击行为等。但需要注意的是，儿童孤独症患儿的药物治疗必须在专科医生的处方和监测下使用，且不主张单纯用药，而是建议在干预训练的基础上合理使用。

三、其他治疗

其他治疗包括中医治疗、膳食治疗、海豚疗法等，目前均存在争议，建议结合具体情况谨慎使用。

四、预防与预后

ASD 目前尚无特殊预防方法，做好孕产指导，孕期保健、检查，早期发现、早期干预可显著改善 ASD 预后。ASD 预后范围极大，从保持无语言状态到 ASD 症状消失能够独立生活工作不等。在 3 岁时就取得言语进步，且肢体言语达到平均水平的患儿在成年后有更好的预后；在 5 岁前言语能力有快速追赶，可能包括轨迹上更大的变化，最后赶上整个年龄组的平均水平者有更好的预后；5 岁赶上同年龄组的平均值，未达到平均值的患儿可被认定为智力残疾；5 岁以后的言语能力变化成线性发展，在 9 岁时与同龄人的互动情况和学校课程的参与程度可以预测成年后的独立程度、症状减轻程度及适应技能水平。因此，对于孤独症做到早发现、早干预将会对患儿及家庭、社会带来极深远的影响。

参考文献

[1] 李晓捷. 儿童康复学［M］. 北京：人民卫生出版社，2019.

[2] 中华医学会儿科学分会发育行为学组，中国医师协会儿科分会儿童保健专业委员会，儿童孤独症诊断与防治技术和标准研究项目专家组. 孤独症谱系障碍儿童早期识别筛查和早期干预专家共识［J］. 中华儿科杂志，2017，55（12）：890－897.

[3] 中华医学会儿科学分会发育行为学组，中国医师协会儿科分会儿童保健专业委员会，儿童孤独症诊断与防治技术和标准研究项目专家组. 孤独症谱系障碍患儿常见共患问题的识别与处理原则［J］. 中华儿科杂志，2018，56（3）：174－178.

[4] 李廷玉. 提高儿科医师对孤独症谱系障碍的识别和管理能力［J］. 中华儿科杂志，2017，55（12）：881－883.

[5] 邹小兵，邓红珠. 美国精神疾病诊断分类手册第5版"孤独症谱系障碍诊断标准"解读［J］. 中国实用儿科杂志，2013，28（8）：561－563.

[6] 邹小兵. 孤独症谱系障碍干预的现状与发展［J］. 中国儿童保健杂志，2008（2）：126－128.

[7] 静进. 孤独症谱系障碍诊疗现状与展望［J］. 中山大学学报（医学科学版），2015，36（4）：481－488.

[8] 刘芸，李志斌，徐开寿. 2019年加拿大儿科学会立场声明《孤独症谱系障碍诊断性评估标准》解读［J］. 中国全科医学，2020，23（8）：893－900.

[9] 杨友，金星明. 美国精神障碍诊断和统计手册第五版对儿童孤独症谱系障碍诊治的影响［J］. 中国儿童保健杂志，2015，23（12）：1278－1280，1283.

[10] 邓明昱，劳世艳. 自闭症谱系障碍的临床研究新进展（DSM－5新标准）［J］. 中国健康心理学杂志，2016，24（4）：481－490.

[11] Hafizi S, Tabatabaei D, Lai M C. Review of clinical studies targeting inflammatory pathways for individuals with autism［J］. Frontiers in psychiatry, 2019, 10：849.

[12] Mandic-Maravic V, Pejovic-Milovancevic M, Mitkovic-Voncina M, et al. Sex differences in autism spectrum disorders：does sex moderate the pathway from clinical symptoms to adaptive behavior? ［J］. Scientific reports, 2015, 5：10418.

[13] Gulati S, Kaushik J S, Saini L, et al. Development and validation of DSM－5 based diagnostic tool for children with autism spectrum disorder ［J］. PloS one, 2019, 14（3）：e0213242.

[14] 骆名进，宋海东，刘健，等. 儿童孤独症社区早期综合干预现况及可行模式探讨［J］. 中国康复医学杂志，2017，32（1）：82－84.

[15] 瞿玲玲，程茜. 辅助检查在孤独症谱系障碍诊断中的价值［J］. 中国实用儿科杂志，2016，31（4）：311－314.